T. Noack, H. Fangerau, J. Vögele

Querschnitt Geschichte, Theorie und Ethik der Medizin

Thorsten Noack, Heiner Fangerau,
Jörg Vögele

Querschnitt Geschichte, Theorie und Ethik der Medizin

1. Auflage

ELSEVIER
URBAN & FISCHER

URBAN & FISCHER
München · Jena

Zuschriften und Kritik an:
Elsevier GmbH, Urban & Fischer Verlag, Lektorat Medizinstudium, Karlstraße 45, 80333 München
E-Mail: Medizinstudium@elsevier.de

Wichtiger Hinweis für den Benutzer
Die Erkenntnisse in der Medizin unterliegen laufendem Wandel durch Forschung und klinische Erfahrungen. Herausgeber und Autoren dieses Werkes haben große Sorgfalt darauf verwendet, dass die in diesem Werk gemachten therapeutischen Angaben (insbesondere hinsichtlich Indikation, Dosierung und unerwünschter Wirkungen) dem derzeitigen Wissensstand entsprechen. Das entbindet den Nutzer dieses Werkes aber nicht von der Verpflichtung, anhand der Beipackzettel zu verschreibender Präparate zu überprüfen, ob die dort gemachten Angaben von denen in diesem Buch abweichen, und seine Verordnung in eigener Verantwortung zu treffen.

Bibliografische Information der Deutschen Nationalbibliothek
Die Deutsche Nationalbibliothek verzeichnet diese Publikation in der Deutschen Nationalbibliografie; detaillierte bibliografische Daten sind im Internet unter http://dnb.ddb.de abrufbar.

1. Auflage 2007

Der Urban & Fischer Verlag ist ein Imprint der Elsevier GmbH.

08 09 10 11 5 4 3 2 1

Um den Textfluss nicht zu stören, wurde bei Patienten und Berufsbezeichnungen die grammatikalisch maskuline Form gewählt. Selbstverständlich sind in diesen Fällen immer Frauen und Männer gemeint.

Programmleitung: Dr. Dorothea Hennessen
Lektorat: Inga Dopatka
Redaktion: Text + Design Jutta Cram, Augsburg
Herstellung: Cornelia Reiter
Satz: Mitterweger & Partner, Plankstadt
Druck und Bindung: LegoPrint, Italien
Umschlaggestaltung: SpieszDesign, Büro für Gestaltung, Neu-Ulm

ISBN 978-3-437-41392-6

Inhaltsverzeichnis

Wissenschaftliche und medikale Kulturen

Die Autoren

Heiner Fangerau
Institut für Geschichte der Medizin
Heinrich-Heine-Universität Düsseldorf
Universitätsstraße 1
40225 Düsseldorf

Thorsten Halling
Institut für Geschichte der Medizin
Heinrich-Heine-Universität Düsseldorf
Universitätsstraße 1
40225 Düsseldorf

Uwe Heyll
Institut für Geschichte der Medizin
Heinrich-Heine-Universität Düsseldorf
Universitätsstraße 1
40225 Düsseldorf

Michael Knipper
Institut für Geschichte der Medizin
Justus-Liebig-Universität Gießen
Iheringstraße 6
35392 Gießen

Ulrich Koppitz
Institut für Geschichte der Medizin
Heinrich-Heine-Universität Düsseldorf
Universitätsstraße 1
40225 Düsseldorf

Thorsten Noack
Institut für Geschichte der Medizin
Heinrich-Heine-Universität Düsseldorf
Universitätsstraße 1
40225 Düsseldorf

Philipp Osten
Institut für Geschichte der Medizin
der Robert Bosch Stiftung,
Straußweg 17
70184 Stuttgart

Michael C. Schneider
Institut für Geschichte der Medizin
Heinrich-Heine-Universität Düsseldorf
Universitätsstraße 1
40225 Düsseldorf

Anja Schonlau
Institut für Geschichte der Medizin
Heinrich-Heine-Universität Düsseldorf
Universitätsstraße 1
40225 Düsseldorf

Stefan Schulz
Institut für Ethik und Geschichte der Medizin
Ruhr-Universität Bochum
Markstraße 258a
44799 Bochum

Jörg Vögele
Institut für Geschichte der Medizin
Heinrich-Heine-Universität Düsseldorf
Universitätsstraße 1
40225 Düsseldorf

Warum und wozu GTE?

Warum und wozu Geschichte, Theorie und Ethik der Medizin?

Liebe Studierende,

Querschnittsfach „Geschichte, Theorie und Ethik der Medizin“ – was verbirgt sich hinter dieser seltsamen Kombination von Fächern?

Dass Medizinstudenten und Ärzte Grundkenntnisse in ethischen Fragen besitzen sollen, ist Ihnen vermutlich sofort einsichtig. Sie beschäftigen sich mit anderen Menschen, mit deren Krankheiten und psychosozialen Problemen. Dabei ist es unerlässlich, dass Sie Moral- und Wertvorstellungen dieser Mitmenschen kennen und in ihrem Handeln berücksichtigen.

Wozu aber Geschichte und Theorie der Medizin, wenn Sie später einmal als Internist, Grundlagenforscher oder ärztlicher Berater von Krankenkassen arbeiten werden? Bloß um einem Bildungsideal zu genügen und am Kaminfeuer Anekdoten erzählen zu können („Non scholae sed vitae discimus“)? Etwa um zu wissen, wer wann welche Therapie erfunden hat? Sicherlich nicht! Heutige Themen der Medizin, Fragen ihrer Einbettung in die Gesellschaft und ihre ethischen Implikationen sind keineswegs voraussetzungslos und aus sich heraus zu verstehen. Sie sind nur aus ihrer Geschichte heraus nachvollziehbar und nur eine theoretische Auseinandersetzung mit ihnen ermöglicht ihre sinnvolle Durchdringung. Unsere Hochschulmedizin wird aus öffentlichen Mitteln finanziert. Was mit diesen Geldern in Patientenversorgung, Lehre und Forschung geschieht, wie und warum, basiert auf einem gesellschaftlichen Konsens, der nur historisch verstanden werden kann. Vergangene Entscheidungen und Entwicklungen haben die gegenwärtige Medizin hervorgebracht. Die Geschichte der Medizin ist die Archäologie ihrer Gegenwart.

Unser Anliegen

Die Ärztliche Approbationsordnung verlangt aus diesen Gründen an zentraler Stelle in § 1 (1) die „Vermittlung der geistigen, historischen und ethischen Grundlagen ärztlichen Verhaltens“. Dies schließt als übergeordnetes Lehrziel diejenigen geistes- und kulturwissenschaftlichen Fähigkeiten ein, die für das ärztliche Handeln unerlässlich sind. Diesem allgemeinen Ausbildungsziel dienen die Lehrveranstaltungen im Querschnittsfach „Geschichte, Theorie und Ethik der Medizin“ (GTE). An den meisten medizinischen Fakultäten werden in Seminaren und Vorlesungen zentrale Aspekte der drei Spezialfächer Medizingeschichte, Medizinethik und Theorie der Medizin anhand ausgewählter Themen vermittelt. Dadurch soll gemäß den Empfehlungen des Fachverbands Medizingeschichte und der Akademie für Ethik in der Medizin unter anderem

- für die historischen, ethischen und kulturellen Dimensionen ärztlichen Handelns sensibilisiert werden,
- das ärztliche Selbstverständnis als historisch geprägt und veränderbar erkannt werden,
- die Begrenztheit wissenschaftlicher Prinzipien, wie z. B. Objektivität und Wertfreiheit, bewusst werden,
- Krankheit als individueller und mehrdimensionaler Prozess erkannt werden,
- die Wechselwirkung von Bewertung, Deutung und Umgang mit Krankheit mit gesellschaftlichen, wirtschaftlichen und politischen Interessen erkannt werden,
- verdeutlicht werden, dass „Gesundheit" und „Krankheit" keine naturwissenschaftlichen Begriffe und Konstanten sind,
- die Funktionalisierung und Funktionalisierbarkeit von Geschichte, Theorie und Ethik der Medizin sowie der dahinter stehenden Absichten erkannt werden,
- das Verhältnis zwischen Moral, Ethik, Politik und Recht einschließlich ihrer historischen und gesellschaftlichen Dimensionen verstanden werden,
- Sensibilität für die moralischen Dimensionen ärztlichen Handelns entwickelt werden.

Zum Buch

Das Buch beruht in seiner Themenauswahl und in seiner Konzeption in erster Linie auf den Lehrveranstaltungen an der Heinrich-Heine-Universität Düsseldorf, die dort seit 2002 im Querschnittsfach „Geschichte, Theorie und Ethik der Medizin" angeboten werden. Zusätzlich bringen externe Autoren Erfahrungen aus den Medizinischen Fakultäten in Bochum und Gießen sowie aus dem Institut für Geschichte der Medizin der Robert-Bosch-Stiftung in Stuttgart ein. Es handelt sich hier also nicht um ein klassisches, umfassendes, das ganze Themengebiet abdeckendes Lehrbuch; dieses Buch trägt eher den Charakter eines Arbeitsbuchs. Es soll Lehrenden wie Studierenden zur Vorlesungsbegleitung und zur Arbeit in Seminaren dienen. Es stellt eine Einführung in ausgewählte Themen dar, die bei tiefer gehendem Interesse um eine weiterführende Lektüre ergänzt werden sollte (s. u. Literaturhinweise). Die drei Einzelfächer Geschichte, Theorie und Ethik der Medizin werden in den einzelnen Kapiteln möglichst integriert behandelt, sodass die jeweiligen Quervernetzungen deutlich werden.

Jedes Kapitel beginnt mit medizinethischen Fallbeispielen oder historischen Quellen („Zum Üben und Diskutieren"). Sie sollen in die jeweils behandelte Problematik einführen, einen Eindruck von der Praxisrelevanz des jeweiligen Themas vermitteln und zum Nachdenken anregen. Das Buch enthält keine Auflösung der Fallbeispiele oder eine Interpretation der Quelle(n). Vielmehr sollen Sie nach der Lektüre des jeweiligen Kapitels zum Ausgangspunkt zurückkehren und die Texte vor dem Hintergrund Ihres durch die Lektüre erworbenen Wissens überdenken, problematisieren und im besten Fall mit Ihren Kommilitonen diskutieren. Bei der Fallanalyse geht es nicht darum, den einen, „richtigen" Lösungsweg zu finden, wie er in der medizinischen Diagnostik und Therapie meist existiert (z. B. kardiopulmonale Reanimation bei einem Herz-Kreislauf-Stillstand). Auch bei der Diskussion der historischen Quellen geht es weniger darum, sie historisch korrekt einzuordnen. Vielmehr sollen Sie die in Kapitel 3 behandelten humanwissenschaftlichen Arbeitsmethoden üben und die in den Quellen behandelte Problematik in Bezug auf ihre heutige Relevanz diskutieren. Das Lernen anhand einer fallorientierten Vorgehensweise beinhaltet außerdem weitaus mehr Aspekte:

1. Lernziele auf kognitiver Ebene

In Auseinandersetzung mit dem jeweiligen Beispiel und den medizinhistorischen und -ethischen Ausführungen lässt sich ein eigener Standpunkt zu einem Thema entwickeln und zugleich kritisch reflektieren, z. B. bezüglich des eigenen Menschenbildes.

Sie erwerben die Fertigkeit bzw. Kompetenz, einen medizinethischen Konflikt und eine medizinhistorische Quelle systematisch zu bearbeiten.

2. Lernziele auf sozialer Ebene

In der Gruppe üben Sie sich in der Argumentation und Diskussion – Dinge, die im Studium eher kurz kommen und etwa für Ihre Arbeit in einem Stationsteam später wichtig sind.

3. Lernziele auf emotionaler Ebene

Offenheit und Toleranz gegenüber anderen Positionen werden gefördert. Vor allem durch einen Perspektivenwechsel (z. B. wie lässt sich eine andere Position sinnvoll begründen?) wird der eigene Standpunkt relativiert. Im Vergleich mit einem erfahrenen Kliniker haben Sie den Vorteil, dass Sie gegenüber der ärztlichen Rolle und dem ärztlichen Alltag noch eine gewisse Distanz besitzen, die Sie kritisch nutzen können. Denn ein Wechsel der Perspektive fällt Ihnen noch verhältnismäßig leicht.

Am Ende jedes Kapitels finden Sie eine Reihe von Fragen, mit denen Sie Ihr Verständnis der behandelten Inhalte überprüfen können. Außerdem sollen diese Fragen Sie zum Transfer des gelernten Stoffes auf neue Probleme und zu weiteren Diskussionen anregen. Literaturhinweise zur Vertiefung der behandelten Themen finden Sie ebenfalls jeweils am Ende der Kapitel.

Unser Dank

Ohne die engagierte Mitarbeit von Alexandra Wallner, Arnim Thakkar-Scholz, Stephanie Hammer, Luisa Rittershaus und Jessica Rauch in Düsseldorf sowie Michael Teut, Muna Abu Sin und Igor Sutej in Berlin wäre dieses Buch in dieser Form nicht zustande gekommen. Jutta Cram danken wir für ihr kompetentes Lektorat, Christina Nussbaum und Inga Dopatka vom Verlag Urban + Fischer/Elsevier für ihre hervorragende Unterstützung.

Wir freuen uns selbstverständlich sehr über Ihr Feedback und Ihre Veränderungsvorschläge. Mailen Sie uns doch einfach (heiner.fangerau@uni-duesseldorf.de, thorsten.noack@uni-duesseldorf.de, voegele@uni-duesseldorf.de). Vielen Dank und viel Spaß beim Lesen!

Ausgewählte Literaturhinweise zur Geschichte, Theorie und Ethik der Medizin

- Eckart, Wolfgang U.: Geschichte der Medizin, Springer: Berlin, Heidelberg 2005.
- Hick, Christian: Klinische Ethik. Mit Fällen, Springer: Berlin, Heidelberg 2006.
- Jütte, Robert; Eckart, Wolfgang U.: Medizingeschichte: Eine Einführung, Böhlau: Köln, Weimar 2007.
- Kahlke, Winfried; Reiter-Theil, Stella (Hg.): Ethik in der Medizin, Enke: Stuttgart 1995.
- Pöltner, Günther: Grundkurs Medizin-Ethik, Facultas: Wien 2006.
- Schott, Heinz: Chronik der Medizin, Bechtermünz: Augsburg 1997.
- Schulz, Stefan; Steigleder, Klaus; Fangerau, Heiner; Paul, Norbert (Hg.): Geschichte, Theorie und Ethik der Medizin, Suhrkamp: Frankfurt a. M. 2006.
- Seidler, Eduard; Leven, Karl-Heinz: Geschichte der Medizin und der Krankenpflege, Kohlhammer: Stuttgart 2003.
- Steigleder, Klaus; Düwell, Marcus (Hg.): Bioethik. Eine Einführung, Suhrkamp: Frankfurt a. M. 2003.
- Wiesing, Urban (Hg.): Ethik in der Medizin. Ein Studienbuch, Reclam: Stuttgart 2004.
- Wiesemann, Claudia; Biller-Andorno, Nikola; Frewer, Andreas (Hg.): Medizinethik. Für die neue AO, Thieme: Stuttgart 2004.

Diese Bücher stellen wesentliche Vorlagen für dieses Buch dar. Sie werden in den einzelnen Kapiteln allerdings nicht mehr in den Literaturlisten aufgeführt.

Abkürzungsverzeichnis

AIDS	Acquired Immune Deficiency Syndrome
AO	Approbationsordnung
AVB	Allgemeine Versicherungsbedingungen
BGH	Bundesgerichtshof
BMG	Bundesministerium für Gesundheit
CT	Computertomografie
DSO	Deutsche Stiftung Organtransplantation
EBM	Evidence Based Medicine
EEG	Elektroenzephalogramm
EKG	Elektrokardiogramm
G-BA	Gemeinsamer Bundesausschuss
GKV	Gesetzliche Krankenversicherung
GTE	Geschichte, Theorie und Ethik der Medizin
HTA	Health Technology Assessment
IBZ	Internationale Bibliografie der Zeitschriftenliteratur
ICD	International Classification of Diseases
ICIS	Intracytoplasmatische Spermieninjektion
IGeL	Individuelle Gesundheitsleistung
IQWIG	Institut für Qualität und Wirtschaftlichkeit im Gesundheitswesen
IVF	In-vitro-Fertilisation
KBV	Kassenärztliche Bundesvereinigung
KV	Kassenärztliche Vereinigungen
KVD	Kassenärztliche Vereinigung Deutschland
KWI	Kaiser-Wilhelm-Institut
MeSH	Medical Subject Headings
MRSA	Methicillin-resistenter Staphylococcus aureus
MRT	Magnetresonanztomografie
MVZ	Medizinisches Versorgungszentrum
NS	Nationalsozialismus
NSDAP	Nationalsozialistische Deutsche Arbeiterpartei
OP	Operation/Operationssaal
PEF	Partizipative Entscheidungsfindung
PGO	Peinliche Gerichtsordnung
PID	Präimplantationsdiagnostik
PKV	Private Krankenversicherung

PND	Pränatale Diagnostik
QUALY	Quality-Adjusted Life Years
RKS	Randomisierte klinische Studien
RVO	Reichsversicherungsordnung
SDM	Shared Decision Making
SGB	Sozialgesetzbuch
SPV	Soziale Pflegeversicherung
SS	Schutzstaffel
SSW	Schwangerschaftswoche
StGB	Strafgesetzbuch
TPG	Transplantationsgesetz
UNESCO	United Nations Educational, Scientific and Cultural Organization
WHO	World Health Organization
ZNS	Zentrales Nervensystem

1 Ethik – eine Einführung

HEINER FANGERAU

„... Er ist ein guter Mensch ... Er hat keine Moral! Moral, das ist, wenn man moralisch ist, versteht Er. Es ist ein gutes Wort."

(Georg Büchner, Woyzeck, 1. Szene)

1.1 Ethik und Moral

Die Fragen: „Was ist Moral?", „Was ist moralisch?", „Wie verhalte ich mich ethisch richtig?" und „Was ist Ethik?" spielen in der Medizin eine besondere Rolle. Denn hier hat man es immer mit Menschen zu tun. Das bedeutet aber nicht, dass in der Medizin eine besondere Ethik gepflegt wird, die sich von übrigen gesellschaftlichen ethischen Debatten vollständig abhebt. Die Ethik der Medizin ist eine Ethik der Gesellschaft, in die sie eingebettet ist.

Jeder Medizinstudent weiß aus seinem alltäglichen beruflichen (und studentischen) Leben, dass es nur äußerst selten einheitliche ethische Standpunkte zu medizinischen Fallbeispielen gibt. Meistens werfen ethische Fallbeurteilungen so viele Positionen auf, wie Personen an der Beurteilung beteiligt sind. Vielfach enden ethische Diskussionen dann in einer scheinbaren Ausweglosigkeit, einer sogenannten „Aporie" oder einem Dilemma. Gelegentlich scheinen Gesetze ein Entkommen aus solchen pluralistischen Wertedebatten zu ermöglichen. Recht und Ethik jedoch sind unterschiedliche Teilbereiche menschlichen Zusammenlebens, die nicht ohne Weiteres gegeneinander ausgetauscht werden können. Ein Verhalten, das dem Gesetz nach legal ist, muss nicht gleichzeitig moralisch legitim sein. Folglich sollte der Versuch unternommen werden, medizinethische Dilemmata ethisch zu lösen, da juristische Lösungen zwar auch aus der Aporie herausführen können, den ethischen Grundkonflikt aber nicht entlasten.

Ziel des Kapitels ist es, den Unterschied zwischen Ethik der Medizin und Recht darzulegen und unterschiedliche ethische Positionen vorzustellen. Es wird kein Kodex für ethisches Verhalten in der Medizin präsentiert. Stattdessen werden verschiedene, in medizinethischen Fragestellungen häufig vorgefundene **moralische Grundüberzeugungen** geschildert. Eine Kenntnis dieser Positionen hilft bei der Einordnung eigener moralischer „Bauchentscheidungen" in eine Theorie. Sie erleichtert es Ihnen, moralische Probleme theoriegeleitet zu analysieren und eigene Entscheidungen ethisch zu begründen.

Normalerweise bewegt sich die Regelung menschlichen, gesellschaftlichen Zusammenlebens in einem Umfeld, das als Überschneidungsbereich aus **„Moral"**, **„Recht"** und **„Brauchtum"** (Sitten und Gebräuche) charakterisiert werden kann (s. Abb. 1.1). Medizinische Entscheidungen und Handlungen bewegen sich in diesem Rahmen,

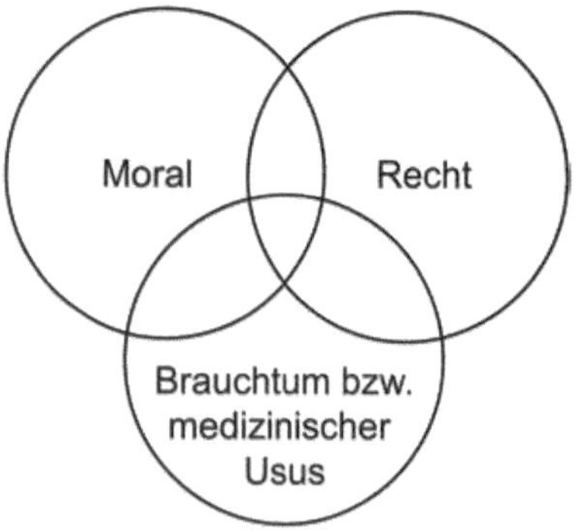

Abb. 1.1: Verhältnis zwischen Moral, Recht und Brauchtum.

wobei sie alle drei Bereiche oder auch zwei oder nur einen einzigen betreffen können.

Die Aufklärung des Patienten über eine Therapie beispielsweise ist moralisch geboten (aus der Arztrolle heraus), rechtliche Pflicht und entspricht (zumindest idealtypisch) den Sitten und Gebräuchen in Arztpraxen. In anderen Fällen kann eine Handlung moralisch sein, die nicht durch rechtliche oder sittliche Normen geregelt ist. Auch muss eine rechtlich korrekte Handlung nicht gleichzeitig moralisch sein oder den Sitten und Gebräuchen entsprechen. Eine nach bestem medizinischen Wissen getroffene oder gemeinhin gebräuchliche Handlung kann zwar moralisch geboten, dabei aber ohne Rechtsgrundlage sein etc. Ein nichtmedizinisches Beispiel hierfür ist die Frage, ob es moralisch vertretbar ist, nachts um fünf als Fußgänger eine rote Ampel zu missachten, und wie es sich hier mit dem rechtlichen Standpunkt und dem „Brauchtum", also dem, was üblich ist, verhält.

Unter „Recht" fallen im medizinischen wie in anderen Kontexten alle juristischen Regelungen, die einen oft umstrittenen, schematischen Rechtsrahmen für medizinische (und andere) Handlungen darstellen.

Die Unterscheidung zwischen „Brauchtum" und „Moral" ist nicht ganz einfach zu treffen, versteht man unter Moral doch die Gesamtheit von sittlichen Werten und Grundsätzen, die Verhalten regulieren. Auch sprachlich leitet sich Moral vom lateinischen Begriff für „Sitte" ab (mos). Die „Moral" verfügt aber noch über eine weitere Komponente. Anders als Sitten und Gebräuche (gemeint sind „Brauchtum" oder „Volkssitte"), die eher das praktische Tun im Alltag betreffen, bezieht sich die „Moral" auf den Bereich des menschlichen Handelns, der sich von dem rein Rationalen (Logik) und dem Natürlichen (Physik) abhebt. Es geht um eine innere Haltung bestimmten Handlungen gegenüber. Während beispielsweise das Essen mit Messer und Gabel zum zentraleuropäischen Brauchtum gehört und weniger nach einer moralischen Beurteilung verlangt, ist die Frage des Verkaufs von Gebrauchtwagen unter Verschweigen vorhandener Mängel auch eine moralische.

Unter „Brauchtum" wären nach dem hier vorgeschlagenen Schema im medizinischen Kontext auch „medizinische Standardbehandlungen" nach derzeitiger Praxis (**„Best Practice"**) zu fassen. Die Beurteilung der Frage, inwieweit von diesen „Sitten" abgewichen werden kann, fällt hingegen in den Bereich der Moral.

Die **„Ethik"** schließlich untersucht als **„Theorie von Moral"** systematisch die rationalen Begründungen für Handlungen, die als „moralisch" aufgefasst werden.

Merke!

Ethik ist nicht dasselbe wie Moral, sondern die Theorie von Moral. Sie liefert die Begründung dafür, weswegen eine Handlung für moralisch erachtet wird oder nicht.

1.2 Formen der Ethik

Ethik als Theorie von Moral reflektiert systematisch die Kriterien der Moral, die einer Handlung oder Entscheidung zugrunde gelegt wird. Da diese Reflexion auf verschiedene Weisen in unterschiedlichen Kontexten erfolgen kann, unterscheidet man einige Subformen der Ethik (s. Abb. 1.2):

Die **normative Ethik** versucht herauszufinden, welche moralischen Normen, Handlungsanweisungen oder Urteile richtig oder falsch sind. Der **Fundamentalethik** obliegt die Suche nach den grundlegenden Normen menschlichen Verhaltens und der Versuch, diese rational zu begründen. Die Anwendung der normativen Ethik auf spezifische moralische Problemstellungen würde man als „angewandte normative Ethik" bezeichnen. Da sich

1

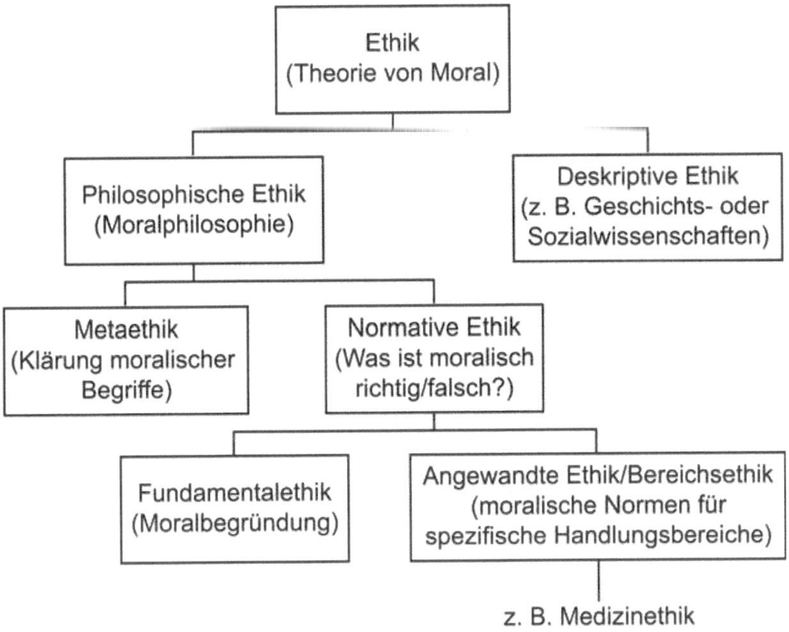

Abb. 1.2: Einteilung der Ethik (modifiziert nach Steigleder 2006).

aber auch die philosophische Disziplin der normativen Ethik mit der praktischen Frage nach konkretem moralisch richtigen Handeln beschäftigt und damit auch „angewandte" Ethik ist, wird in solchen spezifischen Fällen gelegentlich besser von **„Bereichsethik"** gesprochen. Die Medizinethik stellt mit den sich aus der Medizin ergebenden spezifischen Problemstellungen eine solche angewandte oder Bereichsethik dar.

Weitere Formen der Ethik sind die Metaethik und die deskriptive Ethik. Die **Metaethik** versucht, moralische Grundbegriffe wie „gut" oder „böse" zu klären, beschreibt und vergleicht normativ-ethische Systeme und untersucht deren Voraussetzungen. Die **deskriptive Ethik** erklärt – z. B. in einer historischen Analyse – moralische Phänomene, ohne sie zwangsläufig moralisch zu bewerten.

1.3 Medizinethik

In der Medizinethik als angewandter Ethik gibt es verschiedene Theorien und/oder Grundüberzeugungen, nach denen moralische Entscheidungen und Handlungen begründet werden. Im Groben unterscheidet man vor allem teleologische und deontologische Ansätze.

Teleologische Theorien beurteilen eine Handlung nach deren Folgen bzw. Ziel (griech.: telos = das Ziel). Die angewandte Moral findet ihre Begründung in dem, was der Handelnde zu bewirken beabsichtigt (vereinfachend: „Der Zweck heiligt die Mittel").

Deontologische Theorien beurteilen eine Handlung auf der Grundlage von anerkannten moralischen Normen, Regeln oder Prinzipien (griech. deon = das Gesollte). Die jeweils angewandte Moral beruft sich auf normative Handlungsmaßstäbe, die von einer göttlichen Instanz, der Gesellschaft, der Vernunft o. Ä. festgelegt worden sein können. Im Gegensatz zu einer teleologischen Theorie wird hier Wert darauf gelegt, dass die Handlung selbst im Einklang mit den jeweiligen Moralvorstellungen steht. Da in einer ethischen Frage normalerweise je nach Gesichtspunkt mehrere Regeln zur Anwendung gebracht werden können, unterscheidet man ein Vorgehen, das besagt: „Befolge die in diesem Fall gültige Regel XY, egal was dabei herauskommt!" von einer „Prima-facie"-Deontologie, die in jeder Entscheidungssituation abwägt, welche Regeln zutreffen und welchen im Fall von Widersprüchen Vorrang einzuräumen ist.

Unter diese Ansätze können eine Reihe von moralischen Grundüberzeugungen oder Moralprinzipien subsumiert werden, mit denen Handeln und Entscheiden erklärt werden können bzw. die als theoretische Erklärungsmodelle in der Ethik gelten.

1.4 Theorien und Prinzipien

Handlungsprinzipien können grundsätzlich auf drei Ebenen lokalisiert sein:

1. einer **Ebene der obersten Prinzipien**, die **nicht verhandelbare Grundprinzipien** darstellen (z. B. „Die Befolgung des Willens Gottes ist immer richtig"),
2. einer **mittleren Ebene**, auf der **praktische Grundsätze** anzusiedeln sind, die sich aus den obersten Prinzipien ableiten (z. B. die Zehn Gebote),
3. einer **unteren Ebene** der **konkreten Handlungssituationen**, auf der sich Entscheidungssätze bewegen, die aus den Grundsätzen der mittleren oder oberen Ebene formuliert werden (z. B. „Wenn dich jemand ärgert, ist es nicht richtig, ihn zu töten").

Normative Vorstellungen lassen sich unterschiedlich begründen. Ein Sollen kann jedoch nicht aus dem Sein abgeleitet werden (**naturalistischer Fehlschluss**). Anders formuliert: Von deskriptiven Aussagen kann nicht auf normative geschlossen werden. So lässt die Feststellung „Ein gesundes Leben gewährt in der Regel ein langes und zufriedenes Leben" nicht die Folgerung „Wir sollten alle gesund leben" zu.

Die im Folgenden skizzierten Prinzipien sind eine Auswahl von Grundprinzipien der ersten Ebene (es gibt noch viel mehr!). Aus ihnen abgeleitete Sätze der zweiten Ebene werden, wenn es sich anbietet, beispielhaft genannt. Entscheidungssätze für konkrete Situationen erfordern praktische Beispiele und werden an geeigneter Stelle in den folgenden Kapiteln vorgestellt.

Divine Command Theories gehen davon aus, dass diejenige Handlung „gut" oder moralisch richtig ist, die durch religiöse Schriften wie Bibel oder Koran vorgegeben wird. „Moralisch richtig" ist in diesem Fall das, „was Gott sagt". Grundsätze, die sich aus diesem Prinzip ableiten, sind z. B. die Zehn Gebote (s. o.).

Der **ethische Egoismus** sieht als moralische Handlungsleitlinie vor, dass man das tun soll, was für einen selbst kurz- oder langfristig am besten ist. Das heißt nicht zwangsläufig, dass jede dieser Handlungen in jeder Situation rücksichtslos sein muss, da eben auch langfristige Effekte in Überlegungen des Handelns eingeschlossen werden.

In der **Pflichtethik** ist (stark verkürzt) das einzige ethische Handlungskriterium das unabhängige reine moralische Sollen. Es wird als moralisch richtig angesehen, eine Pflicht um der Pflicht willen und ohne eigenes Wollen oder Berücksichtigung der Konsequenzen der Handlung zu befolgen. Die „Pflicht" selbst kann z. B. determiniert sein durch

- die **Vernunft** (z. B. der kategorische Imperativ Immanuel Kants (1724 – 1804): „Handle nur nach derjenigen Maxime, durch die du zugleich wollen kannst, dass sie ein allgemeines Gesetz werde."),
- die **professionelle Rolle** (z. B. die Rolle als Arzt oder Ärztin, die verlangt, pünktlich zum Dienst zu erscheinen),
- die **soziale Rolle** (z. B. die Pflicht der Eltern, für ihre Kinder zu sorgen, indem sie ihnen beispielsweise ein Abendbrot bereiten).

Eine **an Menschenwürde und Grundrechten orientierte Ethik** stellt den Respekt vor anderen Personen in den Mittelpunkt aller Überlegungen und wird gelegentlich als Teil der Pflichtethik gesehen. Dabei wird jede Person stets als ein Zweck an sich und niemals als Mittel zum Zweck angesehen (I. Kant). Allein durch seine Existenz besitzt jeder Mensch bestimmte Rechte und einen in jeder Gesellschaft zu schützenden Wert. So ist zum Beispiel seine körperliche Integrität zu wahren.

Der **Konsequentialismus** bezeichnet eine Gruppe ethischer Theorien, bei denen sich die moralische Bewertung einer Handlung an ihren Folgen orientiert. Besonders einflussreich sind utilitaristische Theorien (**Utilitarismus**). Sie bewerten diejenige

Handlung als gut und richtig, bei der der größte Nutzen für eine möglichst große Zahl an Menschen erzielt wird. „Nutzen" wird in den utilitaristischen Theorien unterschiedlich definiert, z. B. als subjektives Wohlbefinden, als Erfüllung von Wünschen und Vorlieben („Präferenzen") oder als objektives und quantifizierbares Wohlergehen. Gegen utilitaristische Theorien wird vor allem eingewendet, dass sie nur die Summe des Nutzens berücksichtigen und nicht seine (wie auch immer definierte: gerechte) Verteilung.

Die **Fürsorgeethik** geht von einer Moral aus, die besonders menschliche Beziehungen, das Sorgen um leidende Personen und das Mitgefühl mit diesen zur Handlungsrichtschnur macht. Dürstenden ist zum Beispiel etwas zu trinken zu geben.

Die **Gerechtigkeitsethik** orientiert sich daran, dass im Ergebnis alle Beteiligten gerecht behandelt worden sein müssen. Dabei wird die Entscheidung als „gerecht" gewertet, die in einem gesellschaftlichen Urzustand ohne Klassen-, Rassen- oder Standesunterschiede getroffen worden wäre (John Rawls).

Tugendethiken orientieren sich an der „Tugend" als moralischer Maßstab. Sie gehen davon aus, dass „tugendhafte", „gute" Personen „richtige" Entscheidungen treffen. Dabei ist der individuelle Charakter entscheidend. Die klassischen griechischen Tugenden sind Klugheit, Gerechtigkeit, Tapferkeit und Mäßigung (Aristoteles, Platon). In der christlichen Tradition finden sich noch Glaube, Liebe und Hoffnung.

1.5 Pluralismus und das Georgetown-Mantra

Die gerade besprochenen und andere Theorien stehen in unserer pluralistischen Gesellschaft oft neben- oder gegeneinander, wenn konkrete Entscheidungen zu fällen sind. Im medizinischen Kontext ist man sich oft dieses **Wertepluralismus** nicht bewusst, da das spezifische, relativ uniforme medizinische Umfeld, die klassische Rollenverteilung von Arzt und Patient sowie daran geknüpfte individuelle und gesellschaftliche Erwartungshaltungen den Pluralismus der Werte überdecken. Sich stets wandelnde, immer weiter oder neu entwickelnde Erkenntnisse und Techniken in der Medizin lassen darüber hinaus eine Besinnung auf Grundüberzeugungen und eine Debatte derselben als zu global erscheinen, als dass sich aus ihnen konkrete Handlungsrichtlinien ableiten ließen. Hier hat sich ein pragmatischer – jedoch nicht ganz unproblematischer – Ansatz der Medizinethiker **Tom I. Beauchamp** und **James F. Childress** durchgesetzt, der für die Medizin spezifisch vier Prinzipien mittlerer Ebene benennt, deren Befolgung Handlungen im Kontext der Medizin als moralisch richtig erscheinen lassen. Dieser Ansatz ist inzwischen so populär, dass er gelegentlich etwas despektierlich als „**Georgetown-Mantra**" (Beauchamp and Childress entwickelten ihre Theorie an der Georgetown University) bezeichnet wird.

Nach Beauchamp und Childress bestimmen folgende vier Prinzipien ethisches Handeln in der Medizin:

- die selbst bestimmte Entscheidung des Patienten (**Autonomie**/autonomy),
- das Gebot an den Arzt, nicht zu schaden (**Nicht-Schaden**/nonmaleficence),
- das Gebot an den Arzt, zum Wohl des Patienten zu handeln (**Wohltun**/beneficence),
- das Gebot an den Arzt, gerecht zu handeln (**Gerechtigkeit**/justice). Gemeint ist meistens die gerechte Allokation von Ressourcen (Verteilungsgerechtigkeit).

Der Arzt hat also die Selbstbestimmungsrechte seiner Patienten zu akzeptieren, ihnen keinen Schaden zuzufügen, alles für ihr Wohl zu tun und möglichst alle Patienten gerecht zu behandeln.

Die Probleme dieses Ansatzes liegen auf der Hand. Sich nur auf diese vier Prinzipien zu beziehen, greift gelegentlich zu kurz, die einzelnen Prinzipien sind ihrerseits wieder zu diskutieren und fallweise können massive Spannungen zwischen den Prinzipien eintreten. Die oft nötige Behandlung mit einem Medikament, das neben erwünschten auch starke unerwünschte Wirkungen aufweist, verstößt zum Beispiel gegen das Gebot des Nicht-Schadens bei gleichzeitiger Beachtung des Gebotes wohlzutun. In jeder neuen, individuellen Situation ist also eine Abwägung der Prinzipien vonnöten.

Letztendlich sind konkrete Entscheidungssituationen systematisch aufzuarbeiten und mithilfe ethischer Überlegungen zu analysieren, wobei eine Orientierung der eigenen Meinung an ethischen Grundbegriffen hilft. Das Vorgehen bei einer systematischen Fallanalyse und die möglichen Rückgriffe auf die hier vorgestellten Überlegungen werden im Folgenden geschildert.

Das geht Sie an!

Im klinischen Alltag werden Sie nicht nur mit ethischen Problemen konfrontiert, sondern auch mit verschiedenen Ansätzen, diese zu lösen. Ihr Verständnis für zunächst fremde Lösungsansätze steigt, wenn Sie sich die jeweils zugrunde liegende Moraltheorie verdeutlichen.

Zusätzliche Lesehinweise

- Steigleder, Klaus: Moral, Ethik, Medizintechnik, in Schulz, S., Steigleder, K., Fangerau, H., Paul, N. (Hrsg.): Geschichte, Theorie und Ethik der Medizin. Eine Einführung. Frankfurt: Suhrkamp 2006, S. 15–45.
- Hinman, Lawrence: Ethics: A Pluralistic Approach to Moral Theory, 3. Auflage, Thomson: Belmont 2003.

2 Fallanalyse – ein Vorschlag

THORSTEN NOACK

Um **medizinethische Konfliktsituationen** zu analysieren, wie sie etwa die Fallbeispiele in den (meisten) Kapiteln dieses Buchs schildern, bietet sich ein Vorgehen in mehreren Schritten an. Dabei existiert kein starres Schema, Sie können Punkte ergänzen oder streichen:

Beschreiben Sie die medizinischen Fakten des Falls

„Good ethic starts with good facts." Im ersten Schritt werden die **medizinischen Sachverhalte geklärt**, die in Bezug auf die ethische Dimension des Falls relevant sind. Das ist unter Umständen schwieriger, als zunächst gedacht. Stellen Sie sich etwa einen komatösen 77-jährigen Patienten vor, der eine schwere Hirnblutung erlitten hat und dessen Symptomatik in den vergangenen acht Wochen unverändert geblieben ist. Der Kranke hat zwei Monate zuvor in einer Patientenverfügung festgelegt, dass im Fall einer irreversiblen schweren Krankheit lebensverlängernde und -erhaltende Maßnahmen unterbleiben sollen. Liegt im konkreten Fall überhaupt eine solche irreversible schwere Erkrankung vor? Wie ist die medizinische Prognose zu beurteilen? Sie haben bei der Beantwortung dieser oder ähnlicher Fragen im Wesentlichen zwei Aspekte zu bedenken:

- Studien, auf die Sie in einem solchen Fall zurückgreifen sollten, können nur Wahrscheinlichkeitsaussagen treffen (z. B. „Bei x Prozent der untersuchten Patienten mit einer schweren Hirnblutung kam es im Verlauf zu keiner relevanten Besserung der klinischen Symptomatik mehr.").
- Leider unterscheiden sich mitunter die in der Fachliteratur gegebenen Antworten – vor allem in Abhängigkeit von der statistischen Methodik.

Die durch diese beiden Unsicherheitsfaktoren fehlende Eindeutigkeit medizinischer Fakten muss in die medizinethische Beurteilung der jeweiligen Kasuistik einbezogen werden.

Welche Interessen, Werte und Ziele hat welcher Akteur?

Die Frage ist häufig nicht einfach zu beantworten: Welche Interessen und Werte besitzen beispielsweise ein komatöser oder ein schwer dementer Patient? Inwiefern ist es in einem solchen Fall zulässig, von einer vergangenen Äußerung des (damals noch entscheidungsfähigen) Kranken auf seinen aktuellen Willen zu schließen? Diese Problematik wird vor allem im Zusammenhang mit der passiven Sterbehilfe diskutiert (s. Kap. 9).

Wo liegen die medizinethischen Konflikte?

Die Formulierung der medizinethischen Konflikte kann etwa mithilfe des Vier-Prinzipien-Modells nach Beauchamp/Childress geschehen. Sie bereitet unter Umständen erhebliche Schwierigkeiten: Handelt es sich z. B. bei der medizinethischen Problematik des Schwangerschaftsabbruchs um einen intra- oder um einen interpersonellen Konflikt

(s. Kap. 8)? Inwiefern gilt das Autonomieprinzip für einen schwer kranken Schizophrenen oder einen Suchtkranken (s. Kap. 5)?

Welche Handlungsoptionen gibt es? Wo liegen die jeweiligen Vor- und Nachteile?

Formulieren Sie möglichst neutral und distanziert. Achten Sie besonders auf die von Ihnen benutzte Sprache und vermeiden Sie wertende Begriffe, die den Fall implizit präjudizieren. Bei komplizierten medizinethischen Konflikten kann es sinnvoll sein, einen Entscheidungsbaum in Form eines Flussdiagramms zu entwerfen.

Versuchen Sie, ein für alle Beteiligten konsensfähiges Vorgehen zu entwickeln

Unter Umständen lässt sich ein mehrstufiges Verfahren entwickeln, von dem denkbar ist, dass ihm alle beteiligten Akteure zustimmen können. Im Alltag (und erst recht im medizinischen) kommt es eher selten zu dichotomen Entscheidungen im Sinne eines ausschließenden Entweder-oder. Meist lassen sich pragmatische Kompromisse finden.

Wählen Sie eine Handlungsoption und begründen Sie diese Entscheidung

Falls Sie die Gelegenheit haben, ein Fallbeispiel mit Kommilitonen zu diskutieren, nehmen Sie bitte auch einmal einen Standpunkt ein, der nicht der Ihrige ist. Versuchen Sie, sich in ihn hineinzudenken und ihn in der Diskussion gegenüber anderen Positionen zu rechtfertigen.

3 Humanwissenschaftliche Arbeitsmethoden – eine Anleitung

ULRICH KOPPITZ

3.1 Einleitung

Für das Arbeiten in einem humanwissenschaftlich orientierten (d. h. auf den Menschen ausgerichteten) Fach wie der Medizin sind vielseitige geistes-, sozial- und naturwissenschaftliche Arbeits- und Recherchetechniken erforderlich. Dieses Kapitel soll Sie mit einigen Grundlagen humanwissenschaftlicher Methoden bekannt machen. In Ihrem bisherigen Studium haben Sie fast ausschließlich naturwissenschaftliche Methoden kennen gelernt. Nun werden Ihnen in aller Kürze Arbeits- und Recherchetechniken am Beispiel des Querschnittsbereichs „Geschichte, Theorie und Ethik der Medizin" vorgestellt, der drei unterschiedliche geisteswissenschaftlich orientierte Fächer unter einem Dach vereint.

3.2 Humanwissenschaftliche Forschung: Suchen, Lesen, Denken

Als Grundprinzip der humanwissenschaftlichen Forschung gilt der **hermeneutische Zirkel** (Hermeneutik, griech. „Deutung", „Erklärung", abgeleitet vom Götterboten Hermes), ein systematischer Dreischritt, dessen vertiefende Wiederholung wesentlich zur Gesamtstrategie gehört:

1. Fragestellung (Forschungsstand)
2. Quellensuche („Heuristik")
3. Interpretation und Kritik (Text, Kontext, Ideologie, Theorie)

Es folgen verbesserte Fragestellung, erneute Heuristik, erneute Kritik etc. (daher „hermeneutischer Zirkel").

3.2.1 Fragestellung, Forschungsstand

Ausgangspunkt ist die Formulierung einer Fragestellung – als **These** oder als **Gegenüberstellung von These und Antithese (Dilemma).** Dabei sollte sich der Bearbeiter sein eigenes „vorwissenschaftliches" Verständnis sowie dessen Hintergründe bewusst machen. Denn bereits bei der Formulierung der Fragestellung werden Begrifflichkeiten gebraucht, die meist im Rahmen spezifischer Theorien geprägt wurden. Hier könnte man eine Analogie mit einem rechtlichen Fall bilden: Verdachtsmomente werden formuliert, die infrage kommenden Gesetze werden eingegrenzt und ggf. werden erste Gegenreden in Betracht gezogen.

Die Fragestellung ist dann zu konkretisieren, um den zweiten hermeneutischen Schritt vorzubereiten, die Recherche. Hierbei werden traditionell zwei Strategien entwickelt: Die eine ist das aus den Rechtswissenschaften bekannte Prinzip, es sei auch die Gegenpartei anzuhören, d. h. These und Antithese sind gleichermaßen zu verfolgen.

Die andere Strategie spielt eine entscheidende Rolle, seit die Humanisten („Humanities" – Humanwissenschaften) die Forderung „Zu den Quellen!" propagierten. In der Renaissance, der Wiederentdeckung der Antike, war mit dieser Quellen-Metapher das Zurückverfolgen des Stroms schriftlicher Überlieferung zum Ursprung hin gemeint, um diesen unverfälscht von späteren Hinzufügungen herauszuarbeiten und insbesondere die Autorschaft zu klären. Das Autorschaftsprinzip ist für den Wissenschaftsbetrieb bis heute wesentlich, weil damit die Voraussetzung zu konstruktiver Kritik an Methoden und Ergebnissen geschaffen wird.

Die Geschichtswissenschaft unterscheidet grundsätzlich zwischen Primärliteratur bzw. „Quellen" einerseits, die in der Regel aus der zu untersuchenden Epoche stammen, und der später von der historischen Forschung dazu veröffentlichten Sekundärliteratur andererseits.

Merke!

Primärliteratur: Text, der Gegenstand einer Untersuchung ist. **Sekundärliteratur:** Text über einen Primärtext.

3.2.2 Heuristik, Informationsbeschaffung

In der Regel werden zweierlei Arten von Information benötigt: sowohl empirisches Material (z. B. Statistiken) als auch Theorien oder normative Texte. Diese können einerseits als miteinander unvereinbar, andererseits aber auch als voneinander abhängig erscheinen.

In der Heuristik (gr. „Heureka! – Ich hab's!"), der Suche nach Informationsquellen, unterscheidet man zwei Grundprinzipien:

- das **Pertinenzprinzip** (Betreff, d. h. Thema der Texte) und
- das **Provenienzprinzip** (Herkunft der Texte, Autorschaft im Kontext).

Während das Pertinenzprinzip zur ersten Orientierung auch über Suchmaschinen oder Datenbanken dienen kann, ist es sinnvoll, bereits zur qualitativen Selektion der Ergebnisse das Provenienzprinzip anzuwenden. Wenn dann eine einschlägige Provenienz, z. B. ein zentrales Forschungsinstitut oder eine zuständige Behörde, ausgemacht ist, wäre eine Recherche innerhalb dieser Provenienz sowohl thematisch als auch nach Autoren etc. möglich. Das Provenienzprinzip ist nicht nur für die Suche nach unpubliziertem Material unverzichtbar, z. B. bei Nachlässen oder Akten von Institutionen in Archiven, es ist auch ganz allgemein zur Informationsgewichtung von Nutzen, z. B. im Internet.

Obwohl mittlerweile ein Großteil der neueren Informationen im Internet abrufbar ist, erfassen die gängigen Suchmaschinen Inhalte nur auf der vordergründigen Ebene selbstständiger Seiten und sind nicht in der Lage, beispielsweise den Inhalt von Literaturdatenbanken oder Bibliothekskatalogen mitzurecherchieren, auch wenn diese online im Internet verfügbar sind.

Um Veröffentlichungen wissenschaftlich zu recherchieren, sind also besondere Findmittel notwendig. Sinnvoll ist eine Unterscheidung zwischen **Bibliothekskatalogen** und **Aufsatzdatenbanken**.

- Bibliothekskataloge verzeichnen nur die dort tatsächlich zur Verfügung stehenden Werke – in der Regel auf der Basis buchbinderischer Einheiten. Nicht berücksichtigt werden die darin enthaltenen Einzelbeiträge, dafür aber der Standort der buchbinderischen Einheit (Signatur, die zum jeweiligen Regal führt).
- Aufsatzdatenbanken enthalten hingegen Angaben zu solchen Einzelbeiträgen, sind aber erst im Internetzeitalter gelegentlich in der Lage, die Texte selbst anzubieten. Das hängt mit urheber- bzw. verlagsrechtlichen Lizenzen zusammen. Im Gegensatz zu Bibliotheks- und den besonders hervorzuhebenden Bibliotheksverbundkatalogen sind die meisten Aufsatzdatenbanken fachspezifisch und bieten gelegentlich kurze Inhaltsangaben der Aufsätze **(Abstracts).**

So sehr der Trend zu begrüßen ist, dass Institutionen oder Verlage ihre Veröffentlichungen im Internet recherchierbar und zum Herunterladen anbieten, so wenig darf dieses Angebot darüber hinwegtäuschen, dass sich der Nutzer dort in einem geschlossenen System befindet, das prinzipiell nicht viele Alternativen, Widersprüche und Diskussionen zulässt – was dem humanwissenschaftlichen Forschungsinteresse grundsätzlich widerspricht.

Bis heute kann keine Bibliothek, kein Bibliotheksverbundkatalog und auch keine Literaturdatenbank der Welt sämtliche Veröffentlichungen bibliografisch erfassen. Als Nutzer muss man sich der jeweiligen Grenzen, der Vorzüge und Schwächen der genutzten Ressourcen bewusst sein. Es kommt darauf an, die jeweils angemessenen Findmittel zu nutzen und zielbewusst verschiedene Ressourcen und Suchstrategien zu kombinieren. Zentral sind deshalb die Fragestellung, die Eingrenzung des Themas in Raum und Zeit und ggf. weitere Kategorien.

Bei der Suche ist zwischen Stichworten, die im Titel vorkommen, und Schlagworten zu unterscheiden. Letztere werden bei der Erfassung gesondert vergeben und meist aus einem feststehenden Wortschatz, dem sogenannten **Thesaurus**, gewählt (z. B. Medical Subject Headings (MeSH) der amerikanischen National Library of Medicine).

Entscheidend ist die Sprache, in der gesucht wird, wobei sich Stichworte nach der Sprache der Veröffentlichung und Schlagworte bzw. Thesauri nach Nationalität und Anspruch der Bibliothek richten. Stichworte können zudem in jeglicher grammatischen Form vorkommen. Daher sind zweckmäßige **Trunkierungen**, d. h. Kürzungen auf den Wortstamm mithilfe eines je nach Katalogprogramm spezifischen Sonderzeichens (meist * oder ?), hilfreich. Als häufig sehr dankbare Suchobjekte erweisen sich Eigennamen, wobei zwischen Autor- bzw. Herausgeberschaften und Titelstichworten zu unterscheiden ist. Schon bei der Recherche können die **logischen Operatoren** UND, ODER und NICHT in vielen Fällen sinnvoll zum Filtern eingesetzt werden.

Wenn nicht allzu aufwendig systematisch bibliografiert werden soll, entspricht das Vorgehen meist dem „Schneeballsystem". Dabei wird von der gefundenen Literatur und ihren Zitationen ausgehend recherchiert, wodurch allerdings über die Vorläufer der gerade greifbaren Veröffentlichungen hinaus keine weiterführenden Hinweise ermittelt werden können.

Nach diesen grundlegenden Ausführungen seien in Tab. 3.1 einige wenige derzeit einschlägige Findmittel im Internet vorgestellt. Je nach Thema empfiehlt es sich, weitere Erkundigungen vorzunehmen.

Für die Suche nach Literatur aus der Zeit vor 1950 muss auf die seinerzeit laufenden Bibliografien zurückgegriffen werden, etwa den **Index medicus**, der seit 1879 vom Anspruch her die wesentlichen Publikationen der westlichen Medizin erfasst hat, oder die **Internationale Bibliografie der Zeitschriftenliteratur** (IBZ, hg. v. Reinhard Dietrich, Leipzig 1896 ff.). Eine weitere Quelle sind die zahlreichen abgeschlossenen Spezialbibliografien. Die Aufsatzdatenbanken reichen systematisch selten weiter zurück als in die 1960er-Jahre. Nur Bücher, sowohl Quellen als auch Sekundärliteratur, sind durch die Bibliotheks(verbund)kataloge auch für die Zeit vor 1950 elektronisch recherchierbar.

Doch selbst in der Kombination aller verfügbaren Findmittel wird etwa das Publikationsverzeichnis eines ausgewiesenen Wissenschaftlers meist nicht in der Vollständigkeit erreicht werden können, wie es in dessen Personalakte oder auf seiner Internetseite zu finden ist. Dort werden auch abgelegene Publikationsorgane wie Nachrichtenblätter oder Konferenzbände sowie meist nicht erfasste Textgattungen wie Lexikonartikel oder Sammelrezensionen dokumentiert.

Für Behördenschriftgut und unpubliziertes Material sind gänzlich andere Findmittel und Suchstrategien anzuwenden. Hier müssen Sie vor allem die zeitgenössischen Zuständigkeiten klären. Anschließend können Sie einschlägige graue Literatur suchen oder bei vermuteten Aktenbeständen deren Verbleib in zuständigen Archiven bzw. ihr Überlieferungsschicksal durch schriftliche Voranfragen und Findbucheinsicht etc. ermitteln. Ähnliches gilt auch für Nachlässe natürlicher Personen.

3.2.3 Kritik, Interpretation

Wesentlich an der Hermeneutik ist, dass Sie sich weder mit Lehrbuchwissen und quasi dem „neuesten Stand des Irrtums" zufriedengeben noch sich in unendlichem Suchen verlieren. Stattdessen verarbeiten Sie in einem dritten Schritt die Ergebnisse der Literatursuche kritisch und steigen in die Diskussion ein: Wer hat was auf welcher Basis wann und in welchem Zusammenhang geschrieben? Auch hier greift das Provenienzprinzip. Denn die Wissenschaftlichkeit eines Textes ist durch den Inhalt ebenso wie durch seine Nachprüfbarkeit und

3

Tab. 3.1: Findmittel im Internet.

Bezeichnung und Internet-Adresse	*Provenienz*	*Pertinenz*	*Bemerkungen*
Medpilot [www.medpilot.de]	Dt. Zentralbibliothek f. Medizin	Medizin, Gesundheitswissenschaften, wiss. Literatur, Richtlinien, prakt. Anleitungen	Zugriff auf mehrere Datenbanken, u. a. Medline, Verlagsdatenbanken
Medline/Pubmed [www.pubmed.gov]	National Library of Medicine (USA)	Medizin, Gesundheitswissenschaften, wiss. Literatur	
Wellcome Bibliothek [http://library.wellcome.ac.uk]	Bibliothek der Wellcome-Foundation, UK	Medizingeschichte	Bibliothekskatalog und Bibliografie zugleich
DRZ-Aufsatzdatenbank [www.drze.de/BELIT]	Deutsches Referenzzentrum für Ethik in den Biowissenschaften	Bioethik	
Eurethnet [www.eureth.net]	EU-Verbundprojekt	Med. Ethik	Auch Behörden-Schriftgut, v. a. der EU-Staaten
Karlsruher Virtueller Katalog [www.ubka.uni-karlsruhe.de/kvk.html]	Bibliotheksverbund, Univ.-Bibl. Karlsruhe	Buchbinderische Einheiten aller Art und Epochen (keine Aufsätze)	Meta-Katalog, gleichzeitiger Zugriff auf zahlreiche Nationalbibliotheken weltweit, Buchhandel, dt. Bibliotheksverbünde
Digitale Bibliothek der jeweiligen Hochschulbibliothek/des Bibliotheksverbundes [z. B. www.hbz-nrw.de/recherche/digibib]	Zum Beispiel Hochschulbibliothekszentrum Nordrhein-Westfalen	Gleichzeitiger Zugriff auf Bibliotheks-Verbund-Kataloge und Aufsatzdatenbanken inkl. Verlagsangebote mit Abstracts/Volltext	Wegen des parallelen Zugriffs führen Zeitlimits oft zu suboptimalen Ergebnissen, unzählige Mehrfachnennungen
Google [www.google.de, http://books.google.de, http://scholar.google.de]	Google	Internet-Dokumente; G.-Books für online zugängliche Bücher, d. h. z. T. wiss. Sammelbände; G.-Scholar für Zeitschriftenbeiträge oder Dissertationen, soweit online	Google für Institutionen u. v. a. persönliche Internetseiten; Scholar und Books finden zahlreiche Hinweise in derzeit noch eher zufällig online verfügbaren Volltexten; unpräzise, Mehrfachnennungen; Hauptvorteil: rascher Textzugriff

Autorschaft definiert. Während in der Belletristik die Beziehung von Autor und Werk umstritten ist, da Textgattung und Vorbilder gegenüber dem Umfeld des Autors nicht zu unterschätzen sind, spielen für nichtfiktionale (z. B. wissenschaftliche) Literatur die Autoren in ihrer Zeit eine zentrale Rolle für die Aussagekraft und Reichweite der Texte. Texte müssen datiert und auf Hinzufügungen geprüft (**Textkritik**) und anschließend in den Kontext und Wissensstand ihrer jeweiligen Epoche eingeordnet werden (**weltanschauliche Kritik**).

Zur Interpretation ist ferner die Textgattung maßgeblich. Bei der Sekundärliteratur kann in vielen Wissenschaftskulturen „Zeitschriftenwissen“ von „(Hand-)Buchwissen“ unterschieden werden.

Merke!

Zeitschriftenwissen

Adressaten: innerer Forscherkreis
positiv: aktuell, schnell verfügbar, neuester Stand
negativ: schnelllebig, widersprüchlich, „Ballast"

(Hand-)Buchwissen

Adressaten: äußerer Forscherkreis
positiv: etabliertes Wissen, didaktisch aufbereitet, „Essentials"
negativ: langsam, evtl. bei Erscheinen veraltet, unkontrovers

Im Vergleich zum Zeitschriften- und erst recht zum Buchwissen erscheint das **unpublizierte Wissen** (z. B. in Laborbüchern oder Patientenakten) auf den ersten Blick meist widersprüchlich. Gegenüber den zum selben Gegenstand verfassten Veröffentlichungen kann der Wert solcher Primärquellen allerdings weitaus höher sein und weitergehende Interpretationen ermöglichen. Von besonderem Wert sind aufeinander Bezug nehmende konträre Aussagen, etwa in Briefwechseln oder Gerichtsakten.

Ein Charakteristikum der Humanwissenschaften ist die betont **freie Auswahl von Theorien und Erklärungsansätzen,** die nachvollziehbar begründet, korrekt durchgeführt und kritisch reflektiert werden müssen. Für die Auseinandersetzung mit der Sekundärliteratur ist bislang ein weniger intensives Vorgehen üblich. Zur Orientierung in der Forschungslandschaft stehen indes zahlreiche Hilfsmittel zur Verfügung, deren Ansätze auch für die Primärliteratur genutzt werden können.

Ein zeitlich weit zurückreichendes Hilfsmittel sind **Buchbesprechungen bzw. Rezensionen** in Fachzeitschriften, die seit dem 20. Jahrhundert ebenfalls bibliografisch nachgewiesen sind und zunehmend durch die zahlreichen wissenschaftlichen Diskussionslisten im Internet ergänzt werden [z. B. für die Humanwissenschaften (Humanities) H-Net: www.h-net.msu.edu]. Sammelrezensionen bzw. Übersichtsarbeiten (Review-Artikel), kommentierte Bibliografien oder Darstellungen des Forschungsstands in einschlägigen Qualifikationsarbeiten sind besonders aufschlussreich.

Zur Bewertung wissenschaftlicher Literatur entwickelte der amerikanische Wissenschaftler Eugene Garfield in der zweiten Hälfte des 20. Jahrhunderts **bibliometrische Methoden** und einen **Zitationsindex**, der heute als **„Web of Science"** bekannt ist. Hier werden vorwiegend medizinische und naturwissenschaftliche Fachzeitschriften mit doppelt verblindetem Gutachterverfahren („Peer Review") systematisch ausgewertet. Jeder Zeitschrift wird ein **„Impact-Faktor"** zugeordnet. Dieser soll die Zitierhäufigkeit einer Zeitschrift widerspiegeln. Je häufiger eine Zeitschrift zitiert wird, desto höher ist ihr Impact-Faktor und damit – der Theorie nach – auch die Reputation der Zeitschrift sowie die der Autoren, denen eine Publikation in ihr gelingt. Wesentliche Kritikpunkte am System der „Impact-Faktoren" sind:

- Kleine Fächer und nicht englischsprachige Zeitschriften werden benachteiligt,
- der „Impact-Faktor" spiegelt eine nichtexistente Objektivität vor,
- er wird verabsolutiert und zum alleinigen Maßstab wissenschaftlicher Qualität.

3.2.4 Verbesserte Fragestellung, erneute Heuristik und Kritik

Typisch für eine hermeneutische Vorgehensweise ist das mehrfache Durchlaufen der geschilderten drei Schritte. Im Anschluss an die kritische Interpretation wird das Thema aufgrund der Literatur- und Quellenlage präzisiert, d. h. meist leicht verändert und auf besonders erfolgversprechende Gegenstände und Methoden eingegrenzt. Nun wird sehr viel intensiver, meist entlang verschiedener Suchwege, recherchiert, bevor die Suchergebnisse einer kenntnisreicheren Kritik unterzogen und mit den begründet gewählten Methoden interpretiert werden können.

Bei der Online-Literaturrecherche sollte der enorme Zeitgewinn durch Datenbanken und Meta-Bibliothekskataloge nicht dazu führen, sich zu rasch mit einem quantitativ überwältigenden Ergebnis zufriedenzugeben. Vielmehr können die Erkenntnisse als erste Orientierung in der Forschungslandschaft dienen, um dann spezifisch weiterzusuchen.

3.2.5 Exkurs: Risiken und Nebenwirkungen

Mit intensiven wissenschaftlichen Arbeiten sind generell Risiken für Psyche und Sozialverhalten verbunden. Darüber hinaus muss an dieser Stelle darauf hingewiesen werden, dass bei intensiven humanwissenschaftlichen Forschungen Persönlichkeitsveränderungen recht häufig auftreten, und zwar nicht nur als Nebenwirkungen, sondern im Sinne von Humanismus und Aufklärung durchaus beabsichtigt: Zunächst scheinen das Einarbeiten in fremde Gedankenwelten und Subjekte sowie die hierbei immunologisch hilfreiche notorische Infragestellung der Fragestellungen zu einer skeptischen Grundhaltung und „Zweifelsucht" auch gegenüber dem eigenen Subjekt zu führen. Dabei kann das klassische Wissen um das eigene Nichtwissen in Fragestellungen bzw. Debatten durchaus konstruktiv umgesetzt werden (Sokrates). Zudem muss vor Unverträglichkeiten gewarnt werden. Gegenüber den hier betonten Gemeinsamkeiten humanwissenschaftlicher Methoden sind Denkstile in diesen Disziplinen meist besonders ausgeprägt.

3.3 Humanwissenschaftliche Darstellung: Denken und Schreiben

3.3.1 Ziele des Denkens und Schreibens

Wer in der Wissenschaft den Seitenwechsel vom reinen Konsumenten zum Produzenten und Konsumenten vornimmt, muss nicht nur das Gelesene wiedergeben, sondern für das Fachpublikum eine Leistung erbringen. Diese beinhaltet meist zahlreiche Zusammenfassungen und vergleichsweise wenig intensive Analysen ausgewählter Details. Darauf folgen die Einordnung der Methoden und Ergebnisse der Zusammenfassung in den aktuellen Forschungsstand sowie die Benennung weiterer Desiderate. Besonders aufschlussreich wären etwa das Aufgreifen einer Kontroverse und das Bemühen um eine konsensfähige dialektische Synthese.

Mit zunehmend evidenzbasierter Medizin wird sich der Trend zur regelmäßigen Durchführung und Dokumentation eigener Recherchen nicht nur in leitenden Positionen, sondern bei der ärztlichen Berufsausübung allgemein verstärken. Dies gilt insbesondere für die Begründung ethischer Entscheidungen (vgl. Kap. 17.5).

Schon heute besteht ärztliches Handeln zu einem nicht unwesentlichen Teil aus **schriftlicher Kommunikation** mit Patienten, Kostenträgern, Kollegen und Behörden. Inhaltlich ist eine Übereinstimmung solcher unpublizierten Texte mit gesundheitswissenschaftlichen Publikationen unverzichtbar. Vielfach werden aus dem Forschungsstand generierte Formulare verwendet. Auch hier sollten Urheberschaften, soweit möglich, geklärt bzw. dokumentiert werden. Über die in ethischer Hinsicht (Datenschutz) gebotene Nichtveröffentlichung hinaus unterscheiden sich Patientenakten oder Gutachten von der Forschungsliteratur allerdings grundlegend – wie medizinische Theorie von klinischer Praxis – durch Ergebnisoffenheit, Individualität und Pluralität. Durch den Handlungsaspekt der Mitteilung von Information an ausgewählte Personen – bezeichnet mit dem sprachwissenschaftlichen Begriff **„Pragmatik"** – können Verantwortlichkeiten, Wissen und Fakten geschaffen werden (z. B. jemanden „krankschreiben"), deren schriftliche Überlieferung (Aufbewahrungs- und Sperrfristen beachten) bei hinreichend kritischer Interpretation besonders aussagekräftig wirkt. Auch hier zählen die Beglaubigungsmittel der Provenienz, d. h. Autorschaft, Unterschrift, Datum und Ort.

Wesentlich bei jedem Beitrag ist die **Gliederung**, die vom Forschungsablauf abweicht und vor allem auf **Nachvollziehbarkeit** abzielt. Nach Ansicht der amerikanischen Historikerin Haydn White folgt die Erzählstruktur weniger den Fakten, sondern arbeitet diese erst aus der unendlichen Gesamtheit des Geschehens künstlich heraus und gleicht sie literarischen Gattungen wie z. B. der Tragödie (!) an. Diese nicht unbegründete Auffassung gilt indes für jegliche Realitätsabbildung. So bedeutet auch die Reduzierung einer Punktwolke auf eine Kurve ein Übergehen von Abweichungen und die Wahl eines Ausschnitts. Auch Heraushebungen oder ästhetischer Anspruch sind z. B. bei bildgebenden

Verfahren und insbesondere bei ihrer farblichen Aufbereitung üblich. Um jedoch eine gewisse Transparenz und Nachvollziehbarkeit der erbrachten Forschungsleistung zu gewährleisten, dürfen als unpassend empfundene Ergebnisse nicht verschwiegen werden. Darüber hinaus müssen präzise Verweise auf Ergebnisse anderer erfolgen (**Good Scientific Practice**). Wenn Sie beispielsweise elektronisch verfügbare Texte kopieren, dann bitte unbedingt mit genauer Herkunftsangabe, damit Sie nicht wissenschaftlich disqualifizierende oder gar strafbare Plagiate riskieren.

Das geht Sie an!

Im klinischen Alltag werden Sie zunehmend darauf angewiesen sein, sich in kurzer Zeit Informationen über die neuesten und besten Therapieverfahren zu verschaffen und diese kritisch zu bewerten. Auch im Rahmen Ihrer Doktorarbeit ist eine gute Recherchetechnik unerlässlich.

3.3.2 Darstellung, insbesondere das Zitieren

Das Wort „zitieren" wird in zweierlei Hinsicht verwendet. Einerseits kann ein Quellentext wörtlich wiedergegeben werden, wenn die entsprechende **Textstelle** von besonderer Bedeutung erscheint und nachfolgend interpretiert wird. Die Textstelle wird durch Anführungszeichen markiert. Wenn aus Platzgründen Auslassungen sinnvoll erscheinen, ist das Fehlen mehrerer Worte durch drei Punkte in eckigen Klammern [...] anzugeben. Wichtig ist dabei vor allem die genaue Angabe der **Herkunft des Zitats.** Andererseits wird der Begriff „zitieren" für die nachvollziehbare Angabe der Belegstellen verwendet, wofür es je nach Publikationsorgan unterschiedliche „Zitiervorschriften" gibt. Dabei sind grundsätzlich Bücher, Zeitschriften, Internetseiten und unpublizierte Schriften zu unterscheiden (s. Tab. 3.2).

Tab. 3.2: Grundmuster für bibliografische Angaben.

Selbstständige Bücher	Autoren oder Herausgeber, Titel, evtl. Untertitel, Verlagsort und Druckjahr. Gelegentlich Angabe des Verlags, seltener der Publikationsreihe (bei Nachdrucken bzw. Mehrfachauflagen oder Übersetzungen sind diese Angaben für das vorliegende Buch aufzuführen, am besten ergänzt durch die entsprechenden Angaben für die Erstauflage; eine Vermischung ist missverständlich und daher zu vermeiden). Beispiel: Koppitz, Hans-Joachim: Grundzüge der Bibliografie, Verlag Dokumentation: München 1977.
Beiträge in Sammelbänden und Nachschlagewerken	Zusätzlich zu den oben aufgeführten Angaben zum Gesamtwerk vorab die Autoren, der Titel und die Seitenangaben des Einzelbeitrags. Beispiel: Elkeles, Barbara: Die schweigsame Welt von Arzt und Patient. Einwilligung und Aufklärung in der Arzt-Patient-Beziehung des 19. und frühen 20. Jahrhunderts, in: Jütte, Robert (Hg.): Medizin, Gesellschaft und Geschichte (MedGG), Band 8, Steiner: Stuttgart 1989, 63–91.
Aufsätze in Zeitschriften	Autoren, Titel, Name der Zeitschrift, Jahrgang (nominelles Erscheinungsjahr) und Seitenangaben des Einzelaufsatzes. Beispiel: Fangerau, Heiner; Raphael, Susanne; Simon, Alfred: Bericht aus der Werkstatt, Teil 2: Bioethische Infrastruktur zur Literaturbeschaffung über das Internet, in: Zeitschrift für Medizinische Ethik 51 (2005), 378–387.
Internetseiten	Bei Internetseiten ist die komplette Adresse anzugeben und zusätzlich das Tagesdatum, an dem diese Seite aufgesucht worden ist, sowie ggf. der Autor; hilfreich sind Informationen zur institutionellen Anbindung der Internetseite. Beispiel: www.bioskop-forum.de (vom 30.6.2007)
Nicht im Verlag erschienene Literatur, Quellen	Bei sämtlichem „unpublizierten" Schrifttum sind zusätzlich zu Angaben über Verfasser, Titel, Ort, Jahr und Seitenangaben des Schriftstücks unbedingt der Aufbewahrungsort (Stadt, Archiv/Bibliothek, Bestands- und Aktenbezeichnung bzw. Signatur) anzugeben. Beispiel: Schreiben des Generalstaatsanwalts beim OLG München an das Reichsjustizministerium vom 3.8.1938, Bundesarchiv Berlin R3001(alt R22)/1478, fol. 28.

Das Zitierverhalten richtet sich in der Praxis nach Gewohnheiten und Bräuchen des jeweiligen Fachpublikums. Angesichts des Platzmangels und mit Rücksicht auf die Lesbarkeit werden zahlreiche Hinweise gewöhnlich nicht aufgeführt. Wenn eine wissenschaftliche Arbeit letztlich etwa auf Robert Koch oder Louis Pasteur – zwei berühmte Bakteriologen des 19. Jahrhunderts – basiert, werden deren Originalarbeiten meist nicht zitiert. Häufig ist zu beobachten, dass anerkannte Autoritäten, wenn sie im Text zitiert werden, die Funktion von Schutzheiligen übernehmen. Sie sollen dann die Wissenschaftlichkeit und Gelehrsamkeit des Autors belegen. Und schließlich positionieren sie auch (ebenso wie Anmerkungen und ein Literaturverzeichnis dies tun) die eigene Arbeit in der Forschungslandschaft. Abschließend muss allerdings darauf hingewiesen werden, dass Handbuch- und vor allem Lehrbuchtexte – wie dieser hier – ein denkbar schlechtes Beispiel für wissenschaftliches Arbeiten abgeben. Die anschließenden Literaturhinweise können den eigentlich notwendigen Anmerkungsapparat nur zu einem geringen Bruchteil abdecken.

Zusätzliche Lesehinweise

- Bereuter, Wolfgang; Schobel, Dietmar: www.medizin.2005, Krenn: Wien 2005.
- Eder, Franz X. u. a. (Hg.): Geschichte online, Universitäts-Taschenbuchverlag: Stuttgart u. a. 2006.
- Fangerau, Heiner; Raphael, Susanne; Simon, Alfred: Bericht aus der Werkstatt, Teil 2: Bioethische Infrastruktur zur Literaturbeschaffung über das Internet, in: Zeitschrift für Medizinische Ethik 51 (2005), 378–387.
- Kleining, Gerhard: Lehrbuch Entdeckende Sozialforschung, Bd. 1: Von der Hermeneutik zur qualitativen Heuristik, Beltz: Weinheim 1995.
- Koppitz, Hans-Joachim: Grundzüge der Bibliografie, Verlag Dokumentation: München 1977.

4 Ärztliche Identität

HEINER FANGERAU

Zum Üben und Diskutieren

Quelle 1:

„(Muster-)Berufsordnung für die deutschen Ärztinnen und Ärzte (Stand 2006; Auszug)

A. Präambel

Die auf der Grundlage der Kammer- und Heilberufsgesetze beschlossene Berufsordnung stellt die Überzeugung der Ärzteschaft zum Verhalten von Ärztinnen und Ärzten gegenüber den Patientinnen und Patienten, den Kolleginnen und Kollegen, den anderen Partnerinnen und Partnern im Gesundheitswesen sowie zum Verhalten in der Öffentlichkeit dar. Dafür geben sich die deutschen Ärztinnen und Ärzte die nachstehende Berufsordnung. Mit der Festlegung von Berufspflichten der Ärztinnen und Ärzte dient die Berufsordnung zugleich dem Ziel,

- das Vertrauen zwischen Ärztinnen und Ärzten und Patientinnen und Patienten zu erhalten und zu fördern;
- die Qualität der ärztlichen Tätigkeit im Interesse der Gesundheit der Bevölkerung sicherzustellen;
- die Freiheit und das Ansehen des Arztberufes zu wahren;
- berufswürdiges Verhalten zu fördern und berufsunwürdiges Verhalten zu verhindern.

B. Regeln zur Berufsausübung

I. Grundsätze

§ 1 Aufgaben der Ärztinnen und Ärzte

(1) Ärztinnen und Ärzte dienen der Gesundheit des einzelnen Menschen und der Bevölkerung. Der ärztliche Beruf ist kein Gewerbe. Er ist seiner Natur nach ein freier Beruf.

(2) Aufgabe der Ärztinnen und Ärzte ist es, das Leben zu erhalten, die Gesundheit zu schützen und wiederherzustellen, Leiden zu lindern, Sterbenden Beistand zu leisten und an der Erhaltung der natürlichen Lebensgrundlagen im Hinblick auf ihre Bedeutung für die Gesundheit der Menschen mitzuwirken.

§ 2 Allgemeine ärztliche Berufspflichten

(1) Ärztinnen und Ärzte üben ihren Beruf nach ihrem Gewissen, den Geboten der ärztlichen Ethik und der Menschlichkeit aus. Sie dürfen keine Grundsätze anerkennen und keine Vorschriften oder Anweisungen beachten, die mit ihren Aufgaben nicht vereinbar sind oder deren Befolgung sie nicht verantworten können.

(2) Ärztinnen und Ärzte haben ihren Beruf gewissenhaft auszuüben und dem ihnen bei ihrer Be-

rufsausübung entgegengebrachten Vertrauen zu entsprechen.

[...]

(4) Ärztinnen und Ärzte dürfen hinsichtlich ihrer ärztlichen Entscheidungen keine Weisungen von Nichtärzten entgegennehmen.

(5) Ärztinnen und Ärzte sind verpflichtet, sich über die für die Berufsausübung geltenden Vorschriften unterrichtet zu halten.

(6) Unbeschadet der in den nachfolgenden Vorschriften geregelten besonderen Auskunfts- und Anzeigepflichten haben Ärztinnen und Ärzte auf Anfragen der Ärztekammer, welche diese zur Erfüllung ihrer gesetzlichen Aufgaben bei der Berufsaufsicht an die Ärztinnen und Ärzte richtet, in angemessener Frist zu antworten.

§ 3 Unvereinbarkeiten

(1) Ärztinnen und Ärzten ist neben der Ausübung ihres Berufs die Ausübung einer anderen Tätigkeit untersagt, welche mit den ethischen Grundsätzen des ärztlichen Berufs nicht vereinbar ist. Ärztinnen und Ärzten ist auch verboten, ihren Namen in Verbindung mit einer ärztlichen Berufsbezeichnung in unlauterer Weise für gewerbliche Zwecke herzugeben. Ebenso wenig dürfen sie zulassen, dass von ihrem Namen oder vom beruflichen Ansehen der Ärztinnen und Ärzte in solcher Weise Gebrauch gemacht wird.

(2) Ärztinnen und Ärzten ist untersagt, im Zusammenhang mit der Ausübung ihrer ärztlichen Tätigkeit Waren und andere Gegenstände abzugeben oder unter ihrer Mitwirkung abgeben zu lassen sowie gewerbliche Dienstleistungen zu erbringen oder erbringen zu lassen, soweit nicht die Abgabe des Produkts oder die Dienstleistung wegen ihrer Besonderheiten notwendiger Bestandteil der ärztlichen Therapie sind.

§ 4 Fortbildung

(1) Ärztinnen und Ärzte, die ihren Beruf ausüben, sind verpflichtet, sich in dem Umfange beruflich fortzubilden, wie es zur Erhaltung und Entwicklung der zu ihrer Berufsausübung erforderlichen Fachkenntnisse notwendig ist.

(2) Auf Verlangen müssen Ärztinnen und Ärzte ihre Fortbildung nach Absatz 1 gegenüber der Ärztekammer durch ein Fortbildungszertifikat einer Ärztekammer nachweisen.

§ 5 Qualitätssicherung

Ärztinnen und Ärzte sind verpflichtet, an den von der Ärztekammer eingeführten Maßnahmen zur Sicherung der Qualität der ärztlichen Tätigkeit teilzunehmen und der Ärztekammer die hierzu erforderlichen Auskünfte zu erteilen.

§ 6 Mitteilung von unerwünschten Arzneimittelwirkungen

Ärztinnen und Ärzte sind verpflichtet, die ihnen aus ihrer ärztlichen Behandlungstätigkeit bekannt werdenden unerwünschten Arzneimittelwirkungen der Arzneimittelkommission der deutschen Ärzteschaft mitzuteilen (Fachausschuss der Bundesärztekammer)."

Quelle 2:

Scrubs – die Anfänger, US-Fernsehserie, Episode: Meine Beziehung

Originaltitel: My Bed Banter & Beyond; deutsche Erstausstrahlung: 2. Dezember 2003, US-Erstausstrahlung: 5. Februar 2002.

Monolog: Dr. Perry Cox im Gespräch mit einem Psychologen, der fragt, warum er Arzt geworden sei: „Tja, also ich bin Arzt geworden, weil ich seit meiner frühesten Kindheit den Menschen helfen wollte. Ich erzähle diese Geschichte ziemlich selten, aber als ich sieben Jahre alt war, habe ich mal einen kleinen Vogel gefunden, der aus dem Nest gefallen war, und hab das arme Tier mit nach Hause genommen und er durfte in einem leeren Schuhkarton wohnen und ach, hahaha, oh Gott, hehehe (Kopfschütteln, lautes Gelächter, einige Sekunden Pause). Ich bin aus den gleichen vier Gründen Arzt geworden wie alle anderen auch: Frauen, Macht, Geld und Frauen, aber die verfluchte Gebührenordnung macht es völlig unmöglich, in dem Job wirklich Geld zu verdienen, was direkte Auswirkungen auf die Zahl der Frauen hat, die man flachlegen kann, und fragen Sie mich nicht, an was für Typen die sich jetzt ranschmeißen, weil ich's nicht kapiere. Und was die Macht betrifft, tja, ich muss mir hier in meiner Freizeit von einem 13-jährigen Psychologieidioten, der ein seriöses Medizinstudium nicht geschafft hat, Fragen über mein Privatleben gefallen lassen, also schlage ich Folgendes vor, Blödmann: (tiefes Einatmen) Wieso erzählen Sie mir nichts über Macht?"

1. Welche Aussagen über den Arztberuf von Perry Cox finden eine Entsprechung in der Berufsordnung?
2. Welches Bild von der ärztlichen Identität vertritt Perry Cox? Was kennzeichnet die ärztliche Identität nach der Berufsordnung?
3. Was frustriert Perry Cox? Bitte versuchen Sie diese Frage nach der Lektüre des Kapitels noch einmal zu beantworten.

4.1 Einführung

Der Begriff der ärztlichen Identität wirkt in unseren postmodernen Gesellschaften etwas verstaubt. Er klingt entweder idealisierend oder romantisierend, auf keinen Fall aber wissenschaftlich, zielstrebig oder „erfolgsorientiert". Und doch erleben die meisten Medizinstudenten so etwas wie Identitätsbildung auf dem Weg zu ihrem Berufsziel.

Der Präparierkurs stellt ein erstes wichtiges Moment in der Stiftung und Formung ärztlicher Identität dar. Zum ersten Mal in ihrem Studium betreten Medizinstudenten ein Gebiet, das Studierenden anderer Fächer nicht offensteht: Sie tragen eine einheitliche Kleidung und machen als Kollektiv eine Grenzerfahrung, indem sie (viele zum ersten Mal in ihrem Leben) tote Menschen sehen, berühren und präparieren. Ärztliche Identität jedoch ist mehr als dieses Gemeinschaftserlebnis. Sie setzt sich aus verschiedenen Elementen zusammen, die zum Teil aus der Ärzteschaft selbst generiert sind, zum anderen Teil aber durch die Gesellschaft auf die Ärzte projiziert werden. Dabei ist sie – wie die Gesellschaften, ihre Strukturen und die Ärzteschaft selbst – einem historischen Wandel unterworfen. Das Arztbild des 16. Jahrhunderts unterscheidet sich fundamental von dem des frühen 20. Jahrhunderts. Eine Konstante allerdings ist der Nutzen der ärztlichen Identität als berufliches Leitbild sowie als Mittel zur Einbeziehung, zur Abgrenzung und zur Werbung. Durch das Bindeglied ihrer ärztlichen Identität fühlen sich Ärzte als Gemeinschaft, grenzen sich als Gruppe gegenüber anderen Heilern und Berufsbildern ab und werben für sich um Patienten.

Arzt- und Heilerbilder bzw. -identitäten sind in verschiedenen Kulturen unterschiedlich. In diesem Kapitel wird nur das in den westlichen Industrienationen vorherrschende Arztbild dargestellt.

In Phasen gesellschaftlichen Wandels, der die traditionellen sozialen Rollen infrage stellt und häufig als Krisenzeit wahrgenommen wird, erlebt auch die Rückbesinnung auf die ärztliche Identität bei Ärzten eine Konjunktur. In der Medizingeschichte gibt es eine Fülle von Phasen, in der Ärzte Sorge um ihre soziale Lage, ihr Ansehen oder die Medizin als Wissenschaft und/oder Praxis empfanden. Spätestens seit Mitte des 18. Jahrhunderts scheint jede zweite Ärztegeneration solche „Krisen" zu durchlaufen. Ein aktuelles Beispiel sind die Entwicklungen im deutschen Gesundheitswesen der letzten 15 Jahre, die u. a. mit einer Mehrbelastung der Ärzte bei geringeren Verdienstmöglichkeiten einhergingen und im Jahr 2006 in einem Ärztestreik gipfelten. Deutsche Krankenhausärzte gehören zum Beispiel zu den am schlechtesten bezahlten der westlichen Industrienationen.

Als Reaktion auf diese „Krise" wurde auf dem 108. Deutschen Ärztetag 2005 ein Antrag diskutiert, der forderte, das in den Berufsordnungen der Ärztekammern implizit enthaltene Gelöbnis auch tatsächlich feierlich ableisten zu lassen, um auf diese Weise eine gemeinsame ärztliche Identität zu stärken.

Doch was ist überhaupt die ärztliche Identität, wenn es sie denn gibt, und was unterscheidet sie von der beruflichen Identität von Verwaltungsangestellten, Bäckern und Autoverkäufern?

4.2 Identität – Rolle

Unter „Identität“ wird im Allgemeinen das Bild oder „Image“ verstanden, das man von sich selbst und der eigenen Persönlichkeit hat. Dabei ist „Identität“ keine feste Instanz, sondern die Bezeichnung für einen offenen Prozess, der sich anhand von drei Verarbeitungsebenen beschreiben lässt. Neben der Identität als **situativer Wahrnehmung** (Wie sehe ich mich im Moment?) stehen die Identität als **übersituative Verarbeitung** (Welches Konzept habe ich von meinem Selbst?) und die Identität als **motivationale Quelle** (Wie will ich sein?).

Das **Konzept der Identität** eignet sich nicht nur für die Charakterisierung von Personen, sondern lässt sich auch auf Berufe und Berufsgruppen übertragen. Für den Beruf des Arztes oder der Ärztin stellen sich hier folgende Fragen:

- Wie war oder ist der Arztberuf beschaffen, damit bei seinen Trägern ein Identitätsgefühl aufkommt?
- Wie sollte der Arztberuf am besten beschaffen sein, damit von externer Seite eine „Identität“ anerkannt wird?
- Welche Antworten auf diese Fragen ergeben sich aus einer internen (Wer sind wir?) oder einer externen (Wer sind die?) Perspektive? Dazu gehört auch: Wer hat wie und warum mit welchem Interesse welche Bilder auf den Arztberuf projiziert? Inwiefern unterscheiden sich die ärztliche Binnen- und die gesellschaftliche Außenperspektive?

Dabei müssen sich das interne Selbstverständnis und die externe Beschreibung in keinem Fall decken. Vielfach führen gerade Unterschiede in diesen Wahrnehmungen zu Spannungen und Missverständnissen. Oft ist der Grad der Identifikation mit dem Arztberuf an Diskrepanzen in der Eigen- und Fremdwahrnehmung geknüpft. Zum Beispiel liegt das Sozialprestige, das der Arztberuf genießt, auch wenn es seit Jahren kontinuierlich sinkt, immer noch erheblich über dem aller anderen Berufe. Gleichzeitig jedoch sinkt die Berufszufriedenheit der Ärzte und ihre Beurteilung der Darstellung ihres Berufs in den Medien fällt eher negativ aus. Hier tut sich also eine Diskrepanz zwischen der Außen- und Innenwahrnehmung des Berufs auf. Während die von außen betrachtete Berufsidentität ein hohes Ansehen genießt, nimmt sie nach innen Schaden. Oder aber es muss gemutmaßt werden, dass die Unzufriedenheit zur inneren Identität dazugehört (s. Tab. 4.1 und 4.2).

Auf Berufe übertragen, ist die Identität mehr als eine Rolle. Während eine Einzelperson in ihrem Leben unterschiedliche Rollen spielt (Vater, Ehemann, Sohn, Freund, Arzt bzw. Mutter, Ehefrau, Tochter, Freundin, Ärztin etc.), ist die einem Beruf zugeordnete Identität übersituativ für den Zeitpunkt der Betrachtung konstant. Das heißt, dass die Identität unabhängig von zu spielenden Rollen in jeder Situation erhalten bleibt.

Die ärztliche Identität speist sich aus vielfältigen Quellen. Unter anderen lassen sich drei entscheidende Bezugsgrößen ausmachen, deren Beschreibung die aufgeworfenen Fragen nach dem Wie und dem Woher der Identität beantworten helfen:

Tab. 4.1: Allensbacher Berufsprestigeskala 2005, deutsche Bevölkerung ab 16 Jahren. Häufigkeit der Nennung von Berufen auf die Frage: „Hier sind einige Berufe aufgeschrieben. Könnten Sie bitte die fünf davon heraussuchen, die Sie am meisten schätzen, vor denen Sie am meisten Achtung haben?“

Arzt	71 %
Krankenschwester	56 %
Polizist	40 %
Hochschulprofessor	36 %
Pfarrer, Geistlicher	34 %
Lehrer	31 %
Rechtsanwalt	25 %
Ingenieur	24 %
Botschafter, Diplomat	23 %
Apotheker	22 %
...	
Politiker	6 %
Fernsehmoderator	6 %
Gewerkschaftsführer	5 %

Tab. 4.2: Antworten von niedergelassenen Ärzten auf die Frage, wie zufrieden sie mit dem Arztbild in den Publikumsmedien seien. (Berufsreport 2003; B. Bestmann et al., Deutsches Ärzteblatt 101, Heft 1–2, 5. Januar 2004)

Voll und ganz zufrieden	0,5 %
↑	2,4 %
	8,2 %
	10,3 %
	11,5 %
	12,7 %
↓	12,7 %
Überhaupt nicht zufrieden	18,3 %
	9,4 %
	14,0 %

- die **Identität als Orientierung am Zweck des Berufs,**
- die **Identität durch Professionalisierung** und
- die **moralische Identität des Heilberufs.**

Dabei wird die Identität meist von der Gesellschaft oder den Ärzten selbst stilisiert. Heterogene identitätsstiftende Elemente werden auf diese Weise zu einer homogenen Einheit geformt. Als Mittel der Stilisierung dienen alle möglichen Formen der Außendarstellung von Erklärungen von Berufsverbänden, über Uniformen (z. B. Kittel) bis hin zu medialen Auftritten in Presse, Funk und Film.

4.2.1 Identität als Orientierung am Zweck des Berufs

Anders als die Identität von Personen lässt sich die Identität von Berufen am besten mit Blick auf den Zweck bestimmen. Der **Zweck des Arztberufs** war schon immer das **„Heilen"** – sei es im Sinne von „Krankheiten heilen" (heute) oder im Sinne von Heilen und Wiederherstellen der „kosmischen Ordnung" (antike Medizin). Mitunter wird auch der ideale Anspruch des Heilens mit Blick auf die Realität durch anspruchslosere Ziele wie z. B. Prophylaxe, Verlangsamung des Fortschreitens einer Krankheit oder Lindern von Leid ersetzt.

Eines der frühesten Zeugnisse, das den Zweck des Berufs ins Zentrum rückt und ihn im Sinne der Identitätsbildung mit einer bestimmten Überlieferungstradition koppelt, findet sich in der Ilias von Homer.

„Aber errette Du mich und zum Schiffe, dem dunkeln, mich führend,
Schneid aus dem Schenkel den Pfeil, und spüle mit laulichem Wasser
Ab das schwärzliche Blut, leg auf heilkräftige Kräuter,
Welche Du kennen gelernt von Achilleus, sagt man, und dieser
Lernte Sie kennen von Cheiron, dem biedersten aller Kentauren."
Homer, Ilias XI, 828–832 v. Chr.

Da die Orientierung am Zweck des Heilens aber alles andere als ein Alleinstellungsmerkmal des Arztberufs darstellt (es gibt viele Heiler, die nicht als „Ärzte" begriffen werden, z. B. Heilpraktiker, Pflegeberufe, Wunderheiler), müssen andere identitätsstiftende Elemente hinzutreten.

Hierzu gehört auch eine sich mit den historischen Strömungen verändernde **Berufssymbolik**, die die jeweiligen Konzepte des „Heilens" als Berufszweck repräsentiert, die dem akademisch ausgebildeten Arzt eigen sind.

Der Arzt des Mittelalters trug als charakteristisches Insignium ein Harnschauglas, die sogenannte Matula, bei sich. Denn das damals vorherrschende Konzept der Humoralpathologie (Kap. 17.3) maß der Harnschau als diagnostisches Mittel eine große Bedeutung zu (s. Abb. 4.1).

Der naturwissenschaftlich-technische Arzt des 20. Jahrhunderts hat Stethoskop, Reflexhammer und den weißen Kittel zu seinen Zeichen erkoren. Mittels Stethoskop und Reflexhammer können physiologische bzw. pathologische Vorgänge geprüft werden, die den modernen Vorstellungen von den Funktionen von Herz, Lunge und Nerven entsprechen. Der weiße Kittel diente ursprünglich als Schutzkleidung und erinnert an interventionelle (d. h. gezielt am kranken Gewebe eingreifende) Heilversuche und an das Labor als diagnostische Stütze (s. Abb. 4.2).

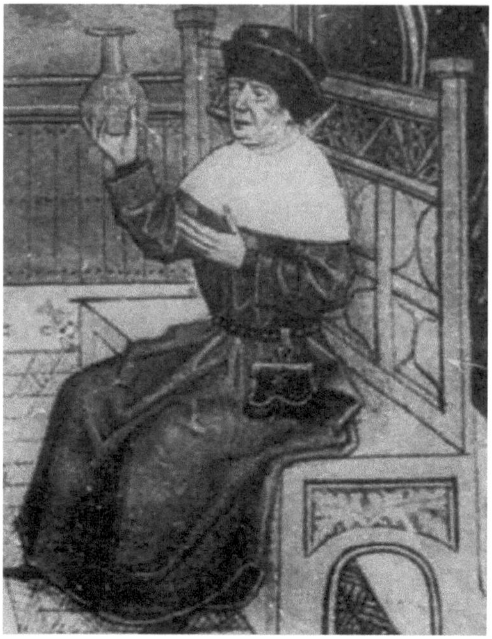

Abb. 4.1: Ein mittelalterlicher Arzt mit Matula (Harnschauglas). [1]

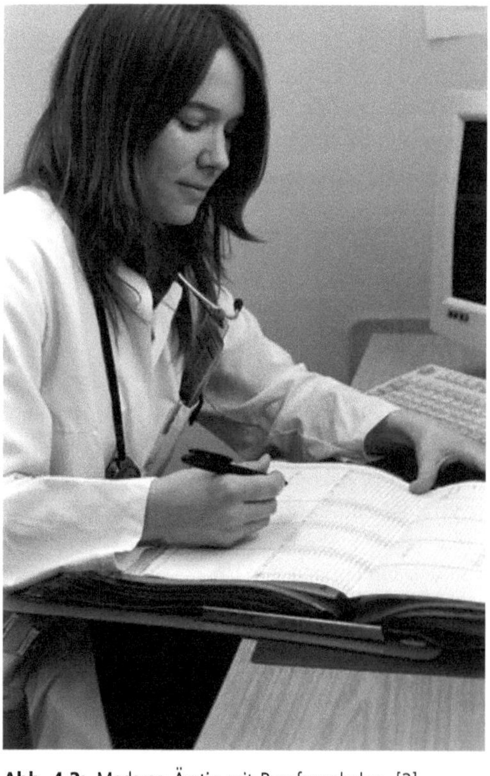

Abb. 4.2: Moderne Ärztin mit Berufssymbolen. [2]

Die Vermittlung des Berufszwecks und die Überlieferung der Berufssymbolik innerhalb bestimmter Überlieferungstraditionen, in Institutionen (Universität) und im Rahmen einer festgelegten Ausbildung gehören zur Professionalisierung eines Berufs, die ihrerseits ein zentrales Moment der Identitätsbildung darstellt.

4.2.2 Identität durch Professionalisierung

Neben der Orientierung am Zweck des Berufs tragen Professionalisierungsbestrebungen zur Identitätsbildung innerhalb eines Berufs bei. Durch das Schaffen einer geschlossenen Gemeinschaft und über standes- bzw. berufspolitische Maßnahmen, wie die Erstellung interner Verhaltenskodizes oder äußere Normbildung, wird Identität erzeugt. Dabei dient die Professionalisierung im Fall der Ärzteschaft zu einem großen Teil auch der Abgrenzung gegenüber anderen Heilern.

Faktoren, die einen Beruf zu einer Profession machen (z. B. Ärzte, Juristen, Geistliche), sind:

- fachliche Kompetenz aufgrund wissenschaftlicher Ausbildung
- spezielle Zulassungsverfahren
- geschlossener Markt (dadurch Anbietermonopol)
- fachliche Selbstkontrolle
- soziale Legitimation und Handlungsautonomie.

Auf der Ebene des Subjekts führt die Umsetzung der Professionalisierung zu der Wahrnehmung: „Man hat nicht den Beruf des Arztes, man ist Arzt!"

Durch geschickte Politik, gesellschaftliche Anforderungen und nicht zuletzt frühe Professionalisierung entwickelte sich die Medizin in der Geschichte zur **dominanten Profession im Gesundheitsbereich.** Die Ausweitung medizinischer Handlungsnormen und das Übergreifen medizinischer Erklärungsmodelle auf diverse gesellschaftliche Phänomene bezeichnet man geschichtswissenschaftlich als **„Medikalisierung"** (s. Kap. 13.2).

Wichtige Etappen auf dem Weg zur Professionalisierung der Ärzteschaft von heute waren in Deutschland:

- das **Kurierverbot für nicht approbierte Heiler 1851 (Preußen),** das nicht approbierten Heilern (d. h. Heilern, die nicht über staatliche Genehmigung zur Berufsausübung verfügten) verbot, die Heilkunde auszuüben. Somit entstand ein geschlossener Markt für eine bestimmte (akademisch ausgebildete) Ärztegruppe, der nur über ein spezielles Zulassungsverfahren zugänglich war;
- die **Zuweisung der Oberaufsicht über Hebammen an Ärzte 1852 (Preußen),** welche die Definitionsmacht der Ärzte und ihre Handlungsautonomie auf das Gebiet der Geburtshilfe ausweitete, das bislang traditionell von Nichtärzten, etwa von Hebammen, ausgeübt worden war;
- die **Vereinheitlichung der Ausbildung an Universitäten unter anderem mit der Schaffung des Physikums 1861 (Preußen).** Mit diesem Schritt sollte die fachliche Kompetenz aufgrund wissenschaftlicher Ausbildung gesichert werden. Zusätzlich wurde die Rolle der fachlichen Selbstkontrolle im Rahmen der wissenschaftlichen Medizin gestärkt;
- die **Gewerbeordnung von 1869 (Norddeutscher Bund)** mit Wiederherstellung der Kurierfreiheit und Aufhebung des „Kurierzwangs". Durch das 1851 erlassene Kurierverbot für nicht Approbierte sahen Ärzte sich in die Rolle schlecht bezahlter Staatsdiener gerückt, da sie alle Patienten unter Strafandrohung ohne Ansehen der Person behandeln mussten. Mit der Gewerbeordnung wurde die Kurier-, aber auch die Gewerbefreiheit im gesamten Gesundheitsmarkt auf Wunsch der Ärzte wiederhergestellt, nur die Berufsbezeichnung „Arzt" wurde rechtlich geschützt. Nach der fachlichen Selbstkontrolle auf wissenschaftlichem Gebiet wurde mit diesem Schritt auch die fachliche Selbstkontrolle der Ärzteschaft auf dem Gebiet der Verwaltung ihrer Tätigkeit gestärkt.
- Das **Krankenversicherungsgesetz von 1883,** das für viele Arbeitnehmer eine Pflichtversicherung schuf, eröffnete den Ärzten neue Märkte, da die Krankenkassen vorzugsweise mit ihnen und nicht mit nichtakademischen Heilern Verträge schlossen. Dieser weitgehend nur Ärzten offenstehende Markt ist folglich ein geschlossener Markt. In der Folge bemühten sich die Ärzte, allen Kassenpatienten den Zugang nicht nur zu von den Kassen vertraglich gebundenen Ärzten, sondern zu allen in Verbänden organisierten Ärzten zu öffnen, um möglichst viele Ärzte an der Versorgung von Kassenpatienten teilhaben und verdienen zu lassen. Zudem sollten die Kassen gezwungen werden, Leistungen besser zu vergüten und keine „Knebelverträge" mit Ärzten mehr zu schließen. Dieses Ziel der **„freien Arztwahl"** versuchten die Ärzte u. a. durch Ärztestreiks zu erreichen, die in großen Teilen vom 1900 gegründeten **Leipziger Verband** (heute: **Hartmannbund**) organisiert wurden. Eine Notverordnung setzte diese Ziele 1931 um und übertrug den Auftrag zur Herstellung der Versorgungssicherheit von den Kassen auf neu geschaffenen **kassenärztliche Vereinigungen.**

Diese erfolgreiche Professionalisierung spiegelt sich u. a. in der Entwicklung der Arztdichte in den letzten 120 Jahren wider (die in anderen Teilen aber auch auf Umstrukturierungen in der ärztlichen Tätigkeit und auf die gestiegene Inanspruchnahme des Gesundheitswesens zurückzuführen ist). Gab es 1876 im Deutschen Reich 32 Ärzte auf 100 000 Einwohner, so sind es heute 300. Gab es 1880 in Deutschland in der Summe ca. 14 000 Ärzte, so sind es heute ca. 280 000.

Merke!

Es gibt verschiedene Faktoren, die einen Beruf zu einer Profession (z. B. Ärzte, Juristen, Geistliche) machen. Der Professionalisierungsprozess der Ärzte in Deutschland verlief in mehreren Etappen.

Professionelles Arztideal

Dieser Erfolg auf dem Gesundheitsmarkt trotz der Wiederherstellung der Kurierfreiheit 1869 gelang im Hinblick auf die ärztliche Identität auch deshalb, weil es die akademische Ärzteschaft verstand, zwei sich gelegentlich widersprechende Berufsbilder in der Medizin zu verbinden. Seit der Mitte des 19. Jahrhunderts bewegt sich die Medizin im Spannungsfeld zwischen ihrer **Orientierung an den Naturwissenschaften** und ihrem **Selbstverständnis als Kunst** (s. Kap. 17). Auf der einen Seite schuf das wissenschaftliche Ideal die oben angedeutete Abgrenzungsmöglichkeit nach außen. Nur Ärzte, die einen bestimmten Ausbildungsweg absolviert hatten, der sich an den Naturwissenschaften orientierte, durften sich dieser bestimmten akademischen ärztlichen Identität verpflichtet fühlen. Andere Heiler waren von dieser Identität ausgeschlossen und sollten so vom Gesundheitsmarkt verdrängt werden. Auf der anderen Seite hielten Ärzte am Ideal der ärztlichen Kunst, das ihre praktische Fertigkeit und Tätigkeit charakterisieren sollte, fest. Hiermit schufen sie eine Abgrenzungsmöglichkeit nach innen. Die „Kunstfertigkeit“ war es, die den einzelnen Arzt für den zahlenden Patienten von seinen ärztlichen Kollegen unterscheidbar machen sollte. Expertenwissen und Fertigkeit wurden so gewinnbringend in die ärztliche Identität integriert und unterstützten durch ihre abgrenzende Wirkung nach außen und innen die Bildung einer ärztlichen Profession.

Das **gesellschaftliche Arztideal** (nicht die Wirklichkeit) des heutigen naturwissenschaftlich orientierten Arztes ist folglich auf professionellem Gebiet dadurch gekennzeichnet, dass er

- ein dem naturwissenschaftlichen Erkenntnisideal verpflichteter Experte ist,
- den Menschen physikalisch-chemisch kennt,
- spezifische Fachkenntnisse über Funktionen und Störungen des Biosystems Mensch besitzt,
- sich an objektiven Indizien orientiert und darüber hinaus
- die nötigen „künstlerischen“ und sozialen Fertigkeiten besitzt, den Patienten in einer für diesen angenehmen Form zu behandeln.

4.2.3 Moralische Identität des Heilberufs

Zur Identität des Arztberufs, die sich aus seinem Zweck und aus seiner normativen (professionellen) Ausgestaltung ergibt, tritt eine Identitätsbildung, die sich aus Pflichten und Tugenden herleitet, die (oft zu Unrecht) als spezifisch für den Arztberuf gelten.

Die meisten moralischen Werte, wie die Pflicht, nicht zu schaden, die Schweigepflicht, das Verbot des sexuellen Missbrauchs etc., stellen allgemeine ethische (vom jeweiligen Beruf unabhängige) Grundsätze dar (s. Kap. 1). Sie sind somit zwar auch konstitutiv identitätsstiftend für den Arztberuf, aber nicht allein für ihn charakteristisch. Allerdings ist die Einhaltung dieser Prinzipien für einen Beruf wie den des Arztes (aber auch für den des Piloten oder Politikers) besonders wichtig, da Abweichungen schwere Schäden zur Folge haben können und sanktioniert werden. Gerade im Bereich **medizinischer Moralvorstellungen** sind die Forderungen der Gesellschaft an ihre Ärzte oft nicht deckungsgleich mit dem von Ärzten Leistbaren. So wird in der Fremdwahrnehmung gelegentlich davon ausgegangen, dass ein Arzt aufgrund seiner ärztlichen Identität auch unentgeltlich Hilfebedürftige behandeln solle. Eine solche Forderung dürfte die Leistungsbereitschaft vieler Ärzte übersteigen. Ebenso wird an Ärzte im Streik oft die Frage herangetragen, ob sie moralisch gesehen überhaupt in einen Streik treten dürfen, da sie doch dem Ideal nach Patienten versorgen müssen. Diese Frage wird häufig mit dem Hinweis darauf beantwortet, dass auch zum Wohl der Patienten(versorgung) gestreikt werde.

Privatmoral – Berufsmoral

Die Ausübung des Berufs ist eine der Rollen, die ein Mensch in seinem Leben spielt. Mit jeder Rolle sind unterschiedliche Erwartungen verknüpft, die miteinander in Konflikt geraten können: Die Ärztin, die gleichzeitig Mutter ist, steht vor der Entscheidung, pünktlich die Klinik zu verlassen, um bei ihrem Kind zu sein, oder Überstunden zu machen, um weinenden Angehörigen die Krankheit eines Patienten zu erklären. Gleiches gilt natürlich für Ärzte, die Väter sind.

Im Verhältnis der moralischen Identität einer Person zur moralischen Identität ihres (ärztlichen) Berufs führen Extreme zu **Spannungen in der Eigen- und Fremdwahrnehmung der ärztlichen Identität:** Zum einen entstehen Spannungen aus der externen Forderung an einen Arzt, auch im Privatleben ein vorbildlicher, moralischer, einfühlsamer etc. Mensch zu sein. (Solche Ärzte werden gerne in Filmen und Fernsehserien stilisiert.) Zum anderen ist eine komplette Trennung von privater und beruflicher Moral nicht wirklich möglich. Selbst zerrissene Arztgestalten, die privat nicht immer einwandfrei handeln und damit nicht dem fernsehtypischen Ideal entsprechen, können Berufsausübung und privates Verhalten nicht gänzlich trennen.

Auch sie eifern eventuell einem moralischen Arztideal nach, das ihren privaten moralischen Auffassungen widerspricht.

Idealtypische Moralvorstellungen können sich innerhalb von Gesellschaften wandeln. Moralvorstellungen, wie sie im antiken Eid des Hippokrates geäußert werden, erscheinen heutigen Lesern fremd und sind nur aus dem zeitgenössischen Kontext heraus zu verstehen. Der Vergleich mit der eingangs wiedergegebenen Berufsordnung für Ärzte beispielsweise zeigt zwar (von Letzterer stilisierte und gewollte) Parallelen, die meisten Passagen des hippokratischen Eids jedoch betreffen damalige Hygiene-, Moral- und Medizinvorstellungen und sind nicht in die Gegenwart zu übertragen.

4.3 Krise der Medizin, Identitätskrise der Mediziner

Da kein Arzt den an das Ideal gestellten Anforderungen gerecht werden kann, wurde in der Vergangenheit und wird heute fast jeder Arztbesuch, der nur von Idealvorstellungen begleitet wird, zwangsläufig zu einem desillusionierenden Erlebnis für beide Seiten. Der historische Wandel von gesellschaftlichen Moral- und Rechtsvorstellungen sowie wissenschaftlichen Strategien und Konzeptionen kann dabei zu einer Vergrößerung der Diskrepanz zwischen eigener ärztlicher Identitätswahrnehmung und Fremdvorstellungen führen. Darüber hinaus können auch berufsintern Identitätskrisen entstehen.

Allerdings müssen derartige Strukturwandel mit den sich aus ihnen ergebenden Auseinandersetzungen nicht unbedingt als „Krise" wahrgenommen werden. Mitunter bedeuten sie auch eine Loslösung von Zwängen althergebrachter Vorstellungen. Gerade im Verhältnis von Arzt und Patient führten veränderte Vorstellungen zu einer Veränderung im Umgang miteinander, die für beide Seiten Vorteile gebracht hat (s. Kap. 5).

4.4 Identitätsbildung im Studium

Heute stellt sich die Frage, ob es überhaupt noch die eine ärztliche Identität gibt. Angesichts der Tatsache, dass das Berufsfeld des Mediziners weit gestreut ist und von rein forschenden Tätigkeiten ohne Patientenkontakt bis hin zu voll und ganz fürsorgenden Diensten am Patienten reicht, scheint sich die eine klassische Identität in **mehrere Arztidentitäten** aufzulösen. Allein im Studium findet eine einheitliche Einführung in ärztliches Denken (und manchmal Handeln) statt. Damit werden Medizinstudentinnen und -studenten in ihrer Berufsausbildung relativ einheitlich sozialisiert. Beim Examen ist also eine Identität entstanden, die sich dann in weite Bereiche auffächert.

Interessant für die jetzige Generation von Medizinstudenten ist der Umstand, dass ihre Vorbilder und Arztmodelle (wenn es sich um Chefärzte, Oberärzte, Klinikdirektoren handelt) meistens noch männlich sind, wohingegen sie selbst in der Mehrzahl weiblichen Geschlechts sind. Wenn sich das **Geschlechterverhältnis** der Studienanfänger nicht wieder umdreht, ist hier ein Wandel der ärztlichen Identität quasi im Zeitraffer zu beobachten. Wurde der Arztberuf bisher meist mit männlichen Vertretern assoziiert, so ist seine Zukunft, zumindest dem aktuellen Trend nach, weiblich. Für die Identität im Beruf kann dies bedeuten, dass sich zum Beispiel die Sichtweise der Patientinnen und Patienten auf Ärztinnen und Ärzte verändert, dass die Behandlung durch eine Ärztin den Normalfall und die durch den Arzt eher die Ausnahme darstellt oder dass sich der Umgang mit und die Bewertung von geschlechtsbezogenen Gesundheitsrisiken ändert (s. Kap. 7).

Auch dieses Beispiel verdeutlicht, dass davon auszugehen ist, dass ärztliche Identität nicht etwas ist, das es natürlicherweise immer schon gab, sondern dass sie durch Gesellschaften geschaffen wird und damit veränderbar ist. Ärzte sollten ein Gespür dafür bewahren, ihre berufliche Identität nicht von der Gesellschaft abzukoppeln, um weiterhin gesellschaftliches Ansehen und die Legitimation ihres einer fachlichen Selbstkontrolle unterliegenden Handelns zu behalten. Vor dem Hintergrund historisch gewachsener Identitätsgrenzen bemüht sich die Ärzteschaft, die eigene Identität flexibel in der öffentlichen Diskussion anzupassen.

Das geht Sie an!

Gesellschaftliche Entscheidungen führten zur Professionalisierung der Ärzteschaft. Die gesellschaftliche Legitimation für die damit verbundenen Privilegien können auch durch die Gesellschaft wieder entzogen werden. Daher sollten sich Ärztinnen und Ärzte bemühen, ihre ärztliche Identität nicht von den gesellschaftlichen Prozessen zu isolieren.

Merke!

Die ärztliche Identität ist keine „Naturkonstante", sondern historisch gewachsen und auch in Zukunft veränderbar.

Denkanstöße

Das gegenwärtige berufliche Selbstbild sieht den Arzt u. a. als selbstlosen Helfer und Anwalt des Patienten, der einem Stand angehört und einen freien Beruf und kein Gewerbe ausübt (wie es in der aktuellen (Muster-)Berufsordnung formuliert ist, s. o.).

1. Inwiefern stimmt das Selbstbild mit der Realität überein, inwiefern gibt es Unterschiede?
2. Wo sehen Sie Vorteile und Gefahren dieser ärztlichen Selbstdefinition?
3. Könnten Sie sich auch andere ärztliche Identitäten vorstellen?

Zusätzliche Lesehinweise

- Göckenjan, Gerd: Wandlungen im Selbstbild des Arztes seit dem 19. Jahrhundert, in: Labisch, Alfons; Spree, Reinhard (Hg.): Medizinische Deutungsmacht im sozialen Wandel, Psychiatrie Verlag: Bonn 1989.
- Leven, Karl-Heinz.; Prüll, Cay-Rüdiger (Hg.): Selbstbilder des Arztes im 20. Jahrhundert. Freiburger Forschungen zur Medizingeschichte, Hans Ferdinand Schulz Verlag: Freiburg 1994.
- Merker, Barbara: Zur Identität der Heilberufe aus philosophischer Sicht, in: Engelhardt, Dietrich von; Loewenisch, Volker von; Simon, Alfred (Hg.): Die Heilberufe auf der Suche nach ihrer Identität, LIT Verlag: Münster 2001, 12–17.
- Plewnia, Christian G.: Wandel der Arztideale: Entwicklungen in Abhängigkeit von der Dauer der Berufstätigkeit, Waxmann Verlag: Münster 1999.
- Stolberg, Michael: Heilkundige: Professionalisierung und Medikalisierung, in: Paul, Norbert; Schlich, Thomas (Hg.): Medizingeschichte: Aufgaben, Probleme, Perspektiven, Campus Verlag: Frankfurt a. M. 1998, 69–86.

5 Die Beziehung zwischen Patient und Arzt

Thorsten Noack

Zum Üben und Diskutieren

Quelle

In einem Beitrag für die Tageszeitung „Berliner Tageblatt" schrieb ein an Tuberkulose erkrankter Student 1932:

„Es ist ja selbstverständlich, daß der Arzt, dessen Aufgabe es ist zu helfen, nicht engherzig ist mit einer gewissen Tendenz zur Schönfärberei. Und daß er in der Absicht, dem Patienten nur heilungsfördernde Vorstellungen zu suggerieren, dessen Hellhörigkeit leider unterschätzt und so das gerade Gegenteil von Beruhigung hervorruft. Nach meinen Erfahrungen haben Patienten zu dem Arzt das größte Vertrauen, der nicht davor zurückschreckt, ihnen auch sehr schmerzliche und unangenehme Dinge zu eröffnen und ihnen so zunächst das Gefühl unbedingter Offenheit gibt. Ich bin der Ansicht, daß der Arzt desto offener zu seinem Patienten und zu dem Menschen sein darf, je mehr kritische Haltung er sich selbst und seiner Wissenschaft gegenüber besitzt, je mehr er auch deren Grenzen und ihre Stellung im menschlichen Leben erkennt. Dann wird es möglich sein, daß er selbst in grausam gelagerten Fällen dem Kranken die ‚Wahrheit' sagt, daß er ihm über ärztliches Helfen hinaus ein menschlicher Helfer zu ethisch bewusstem Handeln wird und ihm jene ‚tragische Ironie' erspart, die oft in dem Dasein von schwer Kranken ist."

(Berliner Tageblatt vom 22.5.1932)

Fallbeispiel

Der 30-jährige Bert Gern wird auf gerichtlichen Antrag seines Betreuers hin auf Ihre Station aufgenommen. Der abgemagerte und verwahrloste Patient macht einen schwer kranken Eindruck. Eine systematische Exploration ist aufgrund einer ausgeprägten psychopathologischen Symptomatik nicht möglich. Herr Gern scheint unter akustischen Halluzinationen zu leiden. Er wirkt getrieben, affektstarr und berichtet von Strömen, die über eine Schnittstelle von außen in seinen Körper flössen. Es gehe ihm jedoch gut, er sei nicht krank und wolle daher auch keine Medikamente nehmen, sondern entlassen werden.

Sein Betreuer berichtet Ihnen zur Anamnese: Herr Gern sei seit seinem 16. Lebensjahr an einer Schizophrenie erkrankt. Zahllose Krankenhausaufenthalte hätten keine Besserung erzielen können, er habe stets nach einer Entlassung sämtliche Medikamente abgesetzt. Jede therapeutische Wohneinrichtung habe er bisher nach wenigen Tagen verlassen müssen, da er sich an keine Regeln halten könne. Er wohne in einem Obdachlosenwohnheim oder übernachte im Freien. Sein Taschengeld verbrauche er zum Kauf von Haschisch. Herr Gern sei zwar ein schwieriger Fall, aber „ein netter Kerl", daher habe er die Betreuung noch nicht abgegeben. Die Eltern des Kranken seien schon tot. Der Betreuer berichtet, nicht mehr weiterzuwissen. Durch einen Krankenhausaufenthalt hoffe er, dass Herr Gern wieder körperlich zu Kräften komme und ein medikamentöser Behandlungsversuch unternommen werde. Das Gericht habe schließlich ausdrücklich einer etwaigen Zwangsmedikation zugestimmt.

Der Aufenthalt des Patienten gestaltet sich sehr schwierig. Herr Gern lehnt in den folgenden Tagen weiterhin jedes pflegerische und therapeutische, d.h. auch medikamentöse Angebot ab und besteht beharrlich auf seiner Entlassung. Man dürfe ihn nicht einsperren, er habe nichts Böses getan und sei nicht krank, wie alle behaupteten.

Diskutieren Sie bitte auch vergleichend folgenden Fall: Der 57-jährige alkoholabhängige Peter Nuss leidet an multiplen körperlichen Folgeerkrankungen seiner Sucht. Nach einer (unfreiwilligen) Entgiftung wird er aufgrund einer Dekompensation der Leberfunktion auf Ihrer internistischen Station behandelt. Falls er nach der Entlassung nicht abstinent bleibt, wird Herr Nuss in den nächsten Jahren an seiner Alkoholkrankheit sterben. Tatsächlich äußert der Patient im Gespräch, dass er einen hohen Suchtdruck verspüre und zu Hause sehr wahrscheinlich weiter trinken werde. Sollte ein Patient wie Herr Nuss nicht ebenfalls wie Herr Gern gegen seinen Willen aus medizinisch-fürsorglichen Gründen in einer geschlossenen Einrichtung zur Abstinenz gezwungen werden?

5.1 Einführung

Einen zentralen Stellenwert im klinischen Alltag und ärztlichen Denken nimmt die Beziehung zwischen Patient und Arzt ein. Ein wesentliches Charakteristikum, das dieses Verhältnis von anderen professionellen Beziehungen zwischen einem Leistungsanbieter und seinem Kunden unterscheidet, stellt die bedrohte oder schon verletzte körperliche oder psychische Integrität des Leistungsnehmers dar. Dessen Verletzlichkeit und Abhängigkeit haben wesentlich zur Ausbildung einer spezifischen Medizinethik beigetragen. Wie im Fallbeispiel entwickeln sich ethische Fragen häufig im **Spannungsfeld** zwischen Fürsorge und Schutz einerseits und Achtung und Förderung von Autonomie andererseits: „Soll oder muss ich versuchen, mein Gegenüber in einen möglichst autonomen (u.U. weniger von mir abhängigen) Zustand zu versetzen? Will er/sie das überhaupt?" Entsprechend werden diese Fragen einen Schwerpunkt dieses Kapitels bilden.

Die **Asymmetrie der Beziehung zwischen Patient und Arzt** lässt sich nicht allein auf die Krankheit und Hilfsbedürftigkeit des einen Beziehungspartners zurückführen. Sie beruht zudem auf einer Reihe soziokultureller Faktoren (s. Tab. 5.1). Das Verhältnis stellt somit keine anthropologische Grundkonstante dar, sondern ist historisch gewachsen. Blickt man auf die letzten 200 Jahre, also auf einen eher kurzen Zeitraum, so hat sich die Beziehung zwischen dem Kranken und seinem akademisch ausgebildeten Behandler durch institutionelle, wissenschaftliche, gesellschaftliche und ökonomische Einflüsse erheblich gewandelt. Gerade das Wissen um die Entwicklung und gesellschaftliche Bedingtheit der Arzt-Patient-Beziehung ist

Tab. 5.1: Gründe für die Asymmetrie der Arzt-Patient-Beziehung.

Arzt	*Patient*
Gesund	Krank → Angst, Verletzlichkeit, Hilfsbedürftigkeit
Medizinische Fachkompetenz	Medizinisches Laienwissen
Routine	Ausnahmesituation
Soziale Rolle: Sachlichkeit, Distanz, Kontrolle	Neigung zu regressivem Verhalten
Institutionell verliehene Macht	
Hohes Sozialprestige	

für die Reflexion ärztlichen Handelns, dessen Veränderbarkeit und Relativität besonders wichtig. Die Darstellung des geschichtlichen Wandels bildet daher den zweiten Schwerpunkt dieses Kapitels.

5.2 Ethische Aspekte: Fürsorge und Autonomie

Die meisten medizinethischen Probleme im klinischen Alltag entwickeln sich im Spannungsfeld zwischen Fürsorge für den Patienten und Achtung bzw. Förderung seiner Autonomie. Die im Folgenden vorgestellten Konzepte **Paternalismus** und **Informed Consent/partizipative Entscheidungsfindung** bieten unterschiedliche Lösungsansätze für solche Konflikte an.

5.2.1 Modelle

Paternalismus

Im paternalistischen Modell entscheidet der Arzt **fürsorglich-autoritär** im ärztlich definierten Interesse des Patienten über medizinische Maßnahmen (ärztliche Handlungsmaxime: salus aegroti suprema lex = das Wohl des Kranken als höchstes Gesetz). Nach allgemeinem Konsens gilt dieses Konzept heute vor allem für medizinische Notfallsituationen, in denen der Arzt auch ohne Patientenauftrag aktiv werden kann.

Paternalistische Einstellungen haben sich seit dem 19. Jahrhundert erheblich gewandelt und wurden zunehmend gemäßigter. Um 1900 vertraten Ärzte beispielsweise die Auffassung, dass ein Kranker auch gegen seinen Willen operiert werden dürfe. Später bezog sich die paternalistische Position vor allem auf Aspekte der Aufklärung, etwa darauf, dass Patienten eine schwere Diagnose nicht zugemutet werden dürfe. Die Argumente, mit denen paternalistische Auffassungen gerechtfertigt werden, haben sich kaum verändert: Aufgrund seiner krankheitsbedingten Position als Hilfesuchender und Leidender könne ein Patient nicht rational entscheiden, er wolle dies in der Regel auch gar nicht. Autonomie zu verlangen stelle eine Überforderung dar. Daher müsse der Arzt für den Kranken Verantwortung übernehmen. Auf den medizinischen „Normalfall" bezogen, unterschätzen paternalistische Positionen die therapeutischen Effekte der Arzt-Patienten-Kommunikation und zeigen eine geringe Sensibilität gegenüber der Verletzung bürgerlicher Grundrechte.

Informed Consent und partizipative Entscheidungsfindung

Das in einem juristischen Kontext entstandene Konzept des Informed Consent stellt das **Selbstbestimmungsrecht des Patienten** in den Vordergrund (voluntas aegroti suprema lex = der Wille des Kranken als höchstes Gesetz). Ärztliche Aufgabe ist es, die Autonomie des Patienten zu fördern bzw. ihn in einen weitgehenden Zustand der Mündigkeit zu versetzen. Von sich aus soll der Arzt den Patienten über Diagnose, Behandlungsoptionen und relevante Therapierisiken aufklären. Der Patient entscheidet daraufhin, ob er das Angebot seines Arztes annimmt („Informed Consent") oder nicht. Das Konzept zielt also darauf ab, die Asymmetrie zwischen Arzt und Patient abzumildern.

Das in den 1990er-Jahren entworfene Modell der **partizipativen Entscheidungsfindung** (PEF, engl. Shared Decision Making, SDM) stellt die medizinische Adaptation des juristischen Informed-Consent-Konzepts dar und folgt derselben Grundidee, der Stärkung der Patientenautonomie als primäres Ziel der Arzt-Patient-Beziehung. Als ein Modell für die medizinische Praxis stellt es interaktionelle Aspekte in den Vordergrund, indem es den Prozesscharakter („Making") und das Gemeinsame („Shared") der Entscheidungsfindung bezüglich einer medizinischen Intervention betont.

Das Shared Decision Making gliedert sich in mehrere Schritte:

- gemeinsames Besprechen der **Vor- und Nachteile der Behandlungsoptionen** (z. B. brusterhaltende Operation plus Bestrahlung oder Mastektomie bei Brustkrebs?),
- gemeinsames Besprechen der **Präferenzen des Patienten** (z. B. Angst vor Rezidiv bei brusterhaltender OP, Bedeutung von Ästhetik) und
- gemeinsames Besprechen der **am ehesten infrage kommenden Behandlung.**

Das Modell lässt sich auch als medizinisch-therapeutisches Konzept begreifen, da Kommunikation und eine möglichst hierarchiefreie Arzt-Patient-

Beziehung, wie sie im Shared Decision Making zum Ausdruck kommt, die Compliance des Patienten und damit die medizinischen Erfolgsaussichten erhöhen.

Merke!

Paternalistisches Modell: Der Arzt entscheidet fürsorglich-autoritär für den Patienten. Beispiel: Medizinische Versorgung eines vital bedrohten Patienten.
Modell des Informed Consent: Der durch den Arzt medizinisch aufgeklärte Patient gibt seine Zustimmung zum nächsten Behandlungsschritt. Beispiel: Der Patient entscheidet sich für einen elektiven operativen Eingriff, nachdem ihn sein Arzt über die unterschiedlichen Therapiemöglichkeiten und -risiken aufgeklärt hat.

5.2.2 Spezielle Probleme

Das Konzept der Einwilligungsfähigkeit

Lehnt ein Patient eine Therapie ab, so muss dies respektiert werden – selbst dann, wenn diese Ablehnung aus medizinischer Sicht unvernünftig ist und der Kranke sich womöglich einen erheblichen Schaden zufügen wird. Jedoch entstehen im klinischen Alltag nicht selten Situationen, in denen dieser Grundsatz aufgrund der eingeschränkten oder fehlenden Einwilligungsfähigkeit des Patienten unter Umständen nur begrenzt gelten kann bzw. aufgehoben ist. Versteht der Patient nach einer ausführlichen und allgemein verständlichen Aufklärung die aktuelle Situation, die Relevanz einer anstehenden Behandlung und die Konsequenzen, die sich möglicherweise aus einer Zustimmung bzw. Ablehnung ergeben, in groben Zügen? Ist dies nicht der Fall, so ist der Kranke – etwa aufgrund einer schweren psychiatrischen oder neuropsychologischen Symptomatik (z.B. Depression, Koma) – möglicherweise nicht mehr einwilligungsfähig. Dann bereitet die Umsetzung des Informed Consent bzw. der partizipativen Entscheidungsfindung Schwierigkeiten.

Wie ist hier weiter zu verfahren? Vorausgesetzt, es besteht kein medizinischer Notfall, darf der Arzt nicht von sich aus handeln, sondern er muss dem **mutmaßlichen Willen des Patienten** folgen. Wie entschiede der Komatöse, wenn er bei Bewusstsein wäre? Wie der psychisch Kranke, wenn er gesund wäre? Am einfachsten stellt sich die Situation dar, wenn eine frühere Willenserklärung des Patienten existiert, wenn sich dieser also zu der nun eingetretenen konkreten Situation – am besten schriftlich in einer **Patientenverfügung** – geäußert hat. Vielleicht hat der Kranke auch in einer **Vorsorgevollmacht** eine Person seines Vertrauens bevollmächtigt, die an seiner Stelle im Fall eines Falles entscheiden soll. Dieser Vertraute (alternativ ein gerichtlich eingesetzter Betreuer) versucht, aus den persönlichen Wertevorstellungen, Einstellungen und bisherigen Lebensentscheidungen des Patienten dessen mutmaßlichen Willen zu ermitteln.

Die Konstruktion eines mutmaßlichen Willens ist natürlich mit erheblichen Unsicherheiten behaftet: Welche Gültigkeit kann eine unter Umständen mehrere Monate zurückliegende Willenserklärung besitzen? Es ist schwierig, sich in eine zukünftige Situation hineinzuversetzen, da sie stets abstrakt bleibt. Erschwerend kommt hinzu, dass sich die zu antizipierende Lebenssituation aufgrund des Eintritts oder der Verschlechterung einer schwerwiegenden Erkrankung fundamental wandelt. Die neuen Erfahrungen einer veränderten Lebenssituation beeinflussen auch Meinungen und Einstellungen. Untersuchungen haben beispielsweise gezeigt, dass der Grad der Zustimmung zur aktiven Sterbehilfe mit Auftreten einer ernsthaften Erkrankung sinkt.

Das geht Sie an!

Ist ein Patient nicht einwilligungsfähig, darf der Arzt nicht von sich aus (paternalistisch) handeln. Er muss vielmehr dem mutmaßlichen Willen des Kranken folgen, wie er beispielsweise in einer Patientenverfügung dokumentiert ist.

Behandlung unter Zwang

Wie erwähnt, ist eine Behandlung ohne Zustimmung durch den (einwilligungsfähigen) Patienten oder sogar gegen seinen Willen ethisch und rechtlich nicht legitim. Allerdings sind aus ökonomischen Gründen in unserem Sozialversicherungssystem medizinische Leistungen in der Praxis häufig mit (positiven) Anreizen oder (negativen) Sanktionen gekoppelt. Damit wird das Prinzip der Freiwilligkeit untergraben, bleibt formal aber unangetastet.

Unmittelbarer Zwang kann und darf nur in Ausnahmefällen bei Menschen mit psychischen Erkrankungen angewendet werden, wenn der Patient durch die Erkrankung sich selbst oder Dritte gefährdet und sein bzw. ihr Schutz höher bewertet wird als der Schutz der Autonomie. Hierbei muss im Einzellfall stets eine Abwägung erfolgen. Für die Praxis ist von erheblicher Relevanz, wie eng die Begriffe „psychische Erkrankung" und „Gefährdung" zu fassen sind. Dies ist sowohl eine fachmedizinische Frage (Wie ist eine psychische Krankheit definiert?) als auch eine medizinethische (Welcher Gefährdungsgrad lässt einen Eingriff in das Selbstbestimmungsrecht des Patienten noch als ethisch legitim erscheinen?). Beide Fragen werden kontrovers diskutiert und unterschiedlich beantwortet. Ein weiteres Problem ist, dass es für keinen der Begriffe objektivierbare und quantifizierbare Kriterien gibt.

Das Aufklärungsgespräch

Die paternalistische Position, dass die Aufklärung über eine schwerwiegende Diagnose den Patienten überfordere, seine Prognose unter Umständen verschlechtere und daher aus therapeutisch-fürsorglichen Gründen nicht mitgeteilt werden solle, gilt als widerlegt. Studien zur partizipativen Entscheidungsfindung zeigen, dass **Patientenaufklärung** und **Kommunikation** die Compliance und damit auch **das therapeutische Ergebnis verbessern.** Ein anderes häufig angeführtes paternalistisches Argument lautet, dass Patienten häufig kein oder ein geringes Interesse an einem Informationsgespräch haben und das informierte Einverständnis damit ohnehin nur eine Formalität sei. In Untersuchungen konnte allerdings nachgewiesen werden, dass **Informationsbedarf** und **Partizipationsbedürfnis** von Patientenseite groß sind und von vielen Ärzten unterschätzt werden. Eine große Mehrheit der Patienten erwartet eine völlige Offenheit

5

Tab. 5.2: Ergebnisse zur Umfrage „Falls ein Krebsleiden bei Ihnen diagnostiziert wird, wie möchten Sie vom Arzt aufgeklärt werden?".

Antwortmöglichkeiten	*Tumorpatienten (n = 144)*	*Laien (n = 112)*	*Pflegepersonal (n = 164)*	*Ärzte (n = 117)*	*Befragte insgesamt (n = 537)*
Ich erwarte völlige Offenheit des Arztes hinsichtlich Krankheit, Diagnose, Therapie und Prognose.	92 %	97 %	98 %	99 %	96 %
Ich erwarte von meinem Arzt, dass er …					
… mir gegenüber die Initiative ergreift, wenn er die Information bekommen hat.	73 %	80 %	91 %	78 %	80 %
… mir die Information nur gibt, wenn ich darum bitte.	5 %	3 %	1 %	2 %	3 %
… selbst entscheidet, ob ich eine offene Information verkraften kann.	3 %	1 %	-	1 %	1 %
… mich schützt, indem er mir seine Information verschweigt.	1 %	-	-	-	-
… nicht ohne meine Anwesenheit/mein Einverständnis mit meinen Angehörigen spricht.	94 %	97 %	99 %	95 %	92 %
… für mich die Therapieentscheidungen trifft.	3 %	1 %	-	3 %	3 %

Modifiziert nach: Husebø Stein; Klaschik, Eberhard: Palliativmedizin. Grundlagen und Praxis. Springer: Heidelberg 2006, S. 151.

ihres Arztes hinsichtlich Krankheit, Diagnose, Therapie und Prognose (s. Tab. 5.2).

Auch bezüglich der präferierten Aufklärungsthemen ergeben sich zwischen Arzt und Patienten Unterschiede. Aufgrund der erheblichen Relevanz, die diese Information für ihr Leben hat, möchten Patienten vor allem über ihre Prognose informiert werden. Das geringste Interesse zeigen sie an der Aufklärung über unterschiedliche diagnostische und therapeutische Möglichkeiten. Bei Ärzten ist dies genau umgekehrt – am liebsten informieren sie über medizinische Eingriffe, prognostische Einschätzungen werden (natürlich auch aufgrund der Unsicherheit von Zukunftsaussagen) eher ungern mitgeteilt.

Das geht Sie an!

Auf das Aufklärungsgespräch ist aus ethischen, rechtlichen und aus therapeutischen Gründen (Erhöhung der Compliance) höchste Sorgfalt zu verwenden.

Die Schweigepflicht

Eine elementare Voraussetzung einer vertrauensvollen Arzt-Patient-Beziehung stellt die Pflicht des Arztes dar, die Privatsphäre des Patienten zu schützen und Informationen über den Patienten nicht weiterzugeben. Auskünfte, etwa gegenüber Klinikverwaltungen, dem weiteren Angehörigenkreis und Freunden, dürfen nur mit ausdrücklichem Einverständnis des Patienten übermittelt werden. Die Schweigepflicht gilt auch gegenüber ärztlichen Kollegen, die nicht in die Behandlung eingebunden sind. Bei nahestehenden Angehörigen, etwa dem Lebenspartner oder den Kindern, wird in der täglichen Praxis von einem stillschweigenden Einverständnis des Patienten ausgegangen, das den Arzt ihnen gegenüber von der Schweigepflicht entbindet. Das kann aber auch zu Problemen führen. Es gibt Informationen, die der Patient auch nahen Angehörigen gegenüber nicht preisgegeben wissen möchte. Einen besonderen Stellenwert hat die Schweigepflicht bei psychischen Störungen und Geschlechtskrankheiten, da diese Erkrankungen enorm stigmatisiert sind.

Wenn der Schutz der Privatsphäre mit einem höher bewerteten Gut kollidiert, kann der Arzt auch ohne Einwilligung des Betroffenen von der Schweigepflicht entbunden sein, etwa wenn der Verdacht auf Missbrauch eines Kindes durch einen Elternteil besteht. Bei einer Reihe von Infektions- und Geschlechtskrankheiten, z. B. bei einem Nachweis der Erreger von Tollwut, Masern und Hepatitis A–E, besteht eine namentliche Meldepflicht. Der Schutz der Allgemeinheit wird hier höher bewertet als der Schutz der Privatsphäre (s. Kap. 13).

5.3 Historische Aspekte der Arzt-Patient-Beziehung

5.3.1 Das System der Patronage

Bis in die zweite Hälfte des 19. Jahrhunderts stammte die Patientenklientel der akademisch gebildeten Ärzte überwiegend aus wohlhabenden Schichten. Ärzte besaßen meist keine eigene Praxis, sondern suchten ihre Patienten auf, von denen sie ökonomisch abhängig waren. Im Vergleich zu späteren Zeiten waren gesellschaftliches Ansehen und fachliche Kompetenz von Ärzten eher gering. Ihr Können unterschied akademisch gebildete Ärzte nicht wesentlich von anderen medizinischen Helfern auf dem Gesundheitsmarkt. Ärzte folgten weitgehend den Prinzipien der Humoralpathologie. Im Mittelpunkt stand die Stellung der richtigen Prognose, hierzu dienten diagnostische Mittel wie Krankeninspektion, Harnschau und Pulsfühlen. Die Behandlung beschränkte sich auf diätetische Maßnahmen, Aderlässe und Klistiere. Die Beziehung zum Patienten trug einen ausgeprägten persönlichen Charakter: Der Arzt sollte, so das eigene Berufskonzept, Hausfreund und Lebensbegleiter sein.

Für die medizinische Versorgung, insbesondere auf dem Land, waren Hebammen, Wundärzte mit handwerklicher Ausbildung, Geistliche, Apotheker und vor allem Laienbehandler zuständig. Kranke traten eher selten mit professionellen Heilern in Kontakt. War jemand erkrankt, konsultierte man die eigene Familie oder Nachbarn, dann möglicherweise einen Laientherapeuten, eine Hebamme oder einen Wundarzt. An letzter Stelle stand, wenn es der Geldbeutel erlaubte, der akademisch ausgebildete Arzt.

5.3.2 Professionalisierung und Hierarchisierung

Das Verhältnis zwischen Patient und akademisch gebildetem Arzt wandelte sich im Laufe des 19. Jahrhunderts grundlegend. Diese Veränderungen lassen sich im Wesentlichen durch die Begriffe **Professionalisierung** und **Hierarchisierung** beschreiben.

Professionalisierung

Moderne Professionen lassen sich soziologisch unter anderem durch ihre funktionale Spezifität und die Affektneutralität der Berufsausübenden kennzeichnen. Die Ärzteschaft begann im 19. Jahrhundert, sich zu einer solchen modernen Profession zu entwickeln. So wurde der Arzt mehr und mehr zu einem Techniker und war immer weniger ein persönlicher Begleiter. Rolle und Person des Arztes trennten sich allerdings nur allmählich voneinander, wie sich etwa an der Entwicklung der körperlichen Untersuchung ablesen lässt. Im 18. Jahrhundert inspizierten akademische Ärzte noch nicht den gesamten Körper nach Krankheitszeichen und fassten ihre Patienten kaum an – weder zu diagnostischen noch zu therapeutischen Zwecken. Jemanden zu berühren bzw. eine handwerklich orientierte Tätigkeit auszuführen passte weder zum Selbstbild eines gelehrten Berufs – man machte sich nach Vorbild des Adels nicht „die Hände schmutzig" – noch zu den zeitgenössischen humoralpathologischen Konzepten der Medizin. Dies änderte sich mit dem Aufkommen lokalistischer Krankheitstheorien nach 1800, aber auch infolge der Verbreitung bürgerlicher Normvorstellungen in den west- und mitteleuropäischen Gesellschaften. Die handwerklich-praktische Arbeit wurde aufgewertet und Ärzte begannen zögerlich, ihre Patienten körperlich zu untersuchen. Für die langsame Verbreitung der neuen Untersuchungsmethoden, die sich über viele Jahrzehnte im 19. Jahrhundert hinzog, waren auch die bestehenden Schamgrenzen verantwortlich, die dann besonders ausgeprägt waren, wenn der männliche Arzt einer Patientin seiner eigenen sozialen Schicht gegenüberstand (s. Abb. 5.1 und Kap. 7).

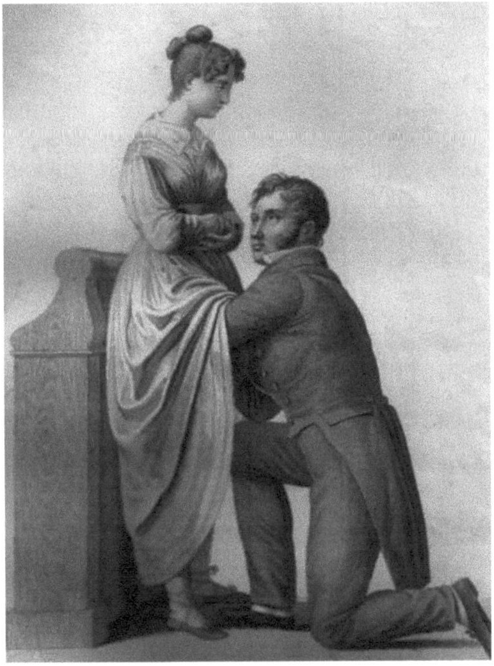

Abb. 5.1: Die ärztliche Untersuchung einer jungen schwangeren Frau im frühen 19. Jahrhundert. [3]

Nichtsdestotrotz entwickelte sich die Arzt-Patient-Beziehung allmählich zu einem Raum, in dem die sonst üblichen Verhaltenstabus nicht galten. Dies verlangte allerdings von beiden Seiten ein hohes Maß an Selbstkontrolle und eine Neutralisierung von Gefühlen.

Hierarchisierung

Eine wichtige Veränderung im Verhältnis zwischen Arzt und Patienten stellte die Hierarchisierung dieser Beziehung im 19. Jahrhundert dar. Mehrere Faktoren waren hierfür verantwortlich:

Der Erkenntniszuwachs in den Naturwissenschaften und in der Medizin, die ungezählten technischen Innovationen sowie der zunehmende Wissenschaftsglaube führten in der zweiten Hälfte des 19. Jahrhunderts zu einem enormen **Autoritäts- und Statusgewinn von Ärzten.**

Das **Krankenhaus** durchlief im 19. Jahrhundert einen erheblichen **Funktions- und Strukturwandel** (Kap. 12). Mit dem Erfolg der (Krankenhaus-)Medizin veränderte es sich vom Hospital der konfessionellen Armen- und Krankenpflege, das weitgehend ohne Ärzte auskam, zu einer medizinisch-therapeutischen Einrichtung mit einer strengen Disziplin und Hierarchie. Zugleich nahm die Zahl der Krankenhäuser im 19. Jahrhundert rasant zu. Gab es beispielsweise 1822 in Preußen 155 öffentliche Krankenanstalten, waren es 1855 bereits 681 und 1913 schließlich 1042. Damit veränderten sich auch die Rahmenbedingungen, in denen Patient und Arzt aufeinandertrafen: Der Arzt suchte nicht mehr die Wohnung des eher wohlhabenden Kranken auf, sondern der meist arme Patient kam in eine für ihn fremde Umgebung, das Krankenhaus.

Institutionen wie Krankenhäuser (aber auch Internate, Heime, Kasernen und Gefängnisse) entwickeln häufig Binnenregeln und strikte Verhaltenskodizes und zielen primär auf eine Optimierung von Handlungsabläufen ab, die ihr eigenes Funktionieren – beispielsweise einen störungsfreien Stationsalltag – sicherstellen. Die Ausbreitung der Institution Krankenhaus förderte im 19. Jahrhundert entscheidend die Hierarchisierung der Arzt-Patient-Beziehung.

Das Verhältnis zwischen Arzt und Patient wurde auf vielfältige Weise durch die Etablierung von Krankenkassen beeinflusst, die zunächst nur für einen kleinen Personenkreis in den 1840er-Jahren entstanden waren. Die **gesetzliche Krankenversicherung,** 1883 eingeführt, erfasste innerhalb weniger Jahrzehnte einen immer größeren Teil der Bevölkerung, zu Beginn des Ersten Weltkriegs war schließlich schätzungsweise die Hälfte der Bevölkerung versichert. Damit änderte sich die soziale Zusammensetzung der Patienten, die in ärztliche Behandlung kamen, fundamental. Ärzte standen nun Menschen gegenüber, die aus tiefer stehenden sozialen Schichten stammten. Ein Mensch, der sich zum guten Bürgertum zählte, verhielt sich damals gegenüber jemandem aus der Unterschicht, etwa einem Arbeiter, ängstlich, autoritär und häufig geringschätzend. Nicht anders trat ein Arzt auf, den von einem großen Teil seiner Patienten eine erhebliche soziale Distanz trennte. Eine autoritäre Haltung wurde auch dadurch gefördert, dass Ärzte von ihren „neuen" (Kassen-)Patienten nicht mehr unmittelbar finanziell abhängig waren, also auch nicht um ihr Vertrauen werben mussten. Meist erhielten sie von der Krankenkasse eine jährliche Pauschalsumme für das einzelne Kassenmitglied. Die medizinische Versorgung der Bevölkerung verbesserte sich durch die Zwangsversicherung deutlich. Allerdings nahmen auch der moralische und der ökonomische Druck zu gesundheitsgerechtem Verhalten zu. Wurden die ärztlichen Anweisungen nicht befolgt, konnte die Krankenkasse beispielsweise finanzielle Sanktionen verhängen. Auch dies förderte die Machtasymmetrie zwischen Patienten und Ärzten.

Mehrere **gesellschaftliche Faktoren** wirkten sich erheblich auf die autoritäre Strukturierung des Verhältnisses zwischen Arzt und Patient aus. Wie schon dargelegt, übertrug sich die soziale Distanz zwischen Bürgertum und Unterschichten: Für den Arzt galt es, dem kranken Arbeiter autoritär gegenüberzutreten, aber auch pädagogisch auf ihn einzuwirken. Umgekehrt begegnete der Patient dem Arzt entweder mit Misstrauen oder mit Unterwerfung. Schließlich begünstigte die zunehmende Militarisierung der deutschen Gesellschaft, in welcher der Offizier zu einer Leitfigur wurde, vor allem im späten 19. und im frühen 20. Jahrhundert autoritäre Denk- und Verhaltensmuster und prägte damit auch das Verhältnis zwischen Arzt und Patient.

5.3.3 Enthierarchisierung

Die Enthierarchisierung des Verhältnisses zwischen Krankem und Arzt beruht im Wesentlichen auf zwei Entwicklungen:

- der **Verrechtlichung der Arzt-Patient-Beziehung** und
- dem **Abbau autoritärer Strukturen in der Gesellschaft,** der auch den medizinischen Bereich erfasste.

Verrechtlichung

Hierarchisierung und Enthierarchisierung stellen keine historisch nacheinander ablaufenden Prozesse dar. So setzte die Verrechtlichung der Arzt-Patient-Beziehung, d. h. die Ausbildung eines juristischen Schutzes vor einer Verletzung des Selbstbestimmungsrechts des Kranken, bereits gegen Ende des 19. Jahrhunderts ein (s. Tab. 5.3). Zu diesem Zeitpunkt war eine paternalistische Haltung unter

Tab. 5.3: Entwicklungsschritte in der Rechtsprechung (Reichsgericht, Bundesgerichtshof) zum Selbstbestimmungsrecht des Patienten.

Jahr	*Einwilligung*	*Aufklärung*	*Anmerkungen*
1894 („Hamburger Fall")	1. Eingriff als Körperverletzung (daher Beweislast beim Arzt) 2. Zentraler Stellenwert der Einwilligung 3. Sehr niedrige Anforderungen an eine Einwilligung (Krankenhausaufnahme bedeutet bereits die Zustimmung zu einer OP) 1. und 2. besitzen bis heute Gültigkeit.		Rechtstheorie durch Richard Keßler 1884 vollständig entwickelt. Hintergrund des Prozesses: Auseinandersetzung zwischen wissenschaftlicher Medizin und radikalem Flügel der klassischen Naturheilkunde.
1908	Eine Krankenhausaufnahme bedeutet keine automatische Zustimmung zu medizinischen Eingriffen.		
1912		Keine ärztliche Aufklärungspflicht bei „etablierten" Therapien	
1931		Aufklärung über Art und Risiken eines Eingriffs unter Umständen geboten	Vorsichtige Wende in der Rechtsprechung bzgl. einer ärztlichen Aufklärungspflicht
1932		Diagnosenaufklärung geboten (hier: Krebs)	Juristischer Fall bezog sich auf einen nicht ärztlichen Heilbehandler.
1940		Aufklärung über Therapie trotz möglicher negativer Folgen für den Patienten geboten	Förderung der Patientenautonomie muss für den Arzt Vorrang vor der medizinischen Fürsorge haben.
1954 („1. Elektroschockurteil")	Auch bei psychisch Kranken Prüfung der Einwilligungsfähigkeit vor jedem medizinischen Eingriff notwendig	Aufklärung über Therapie trotz möglicher negativer Folgen für den Patienten geboten	Erste Entscheidung zur Einwilligungsfähigkeit psychisch Kranker

Ärzten weit verbreitet. Ein medizinischer Eingriff auch gegen den Willen von Patienten – und insbesondere von Frauen – wurde als legitim angesehen, solange er dem Kranken (aus Sicht des Arztes) potenziell nützte. Zu diesem Zeitpunkt standen eine Reihe operativer Techniken zur Verfügung, die breit angewendet wurden. Damit konnte eine paternalistische Haltung erhebliche praktische Konsequenzen haben – wenn beispielsweise der Arzt während einer Operation beschloss, ohne dringende medizinische Indikation nicht abgesprochene Eingriffe mit erheblichen Folgen für den Patienten vorzunehmen.

Die entscheidenden, bis heute gültigen juristischen Prämissen publizierte der Jurist **Richard Keßler** 1884. Er definierte den **medizinischen Eingriff als Körperverletzung** und sah ärztliches Handeln ausschließlich durch die **ausdrückliche Zustimmung des Kranken** legitimiert. Das Individuum sollte autonom über seine Güter verfügen können – Keßler nahm damit eine typisch liberale Position ein. Als Leiter der Hamburger Staatsanwaltschaft gelang es ihm 1894 im Zusammenspiel mit radikalen Vertretern der klassischen Naturheilkunde, die Operationen und Arzneien strikt ablehnten, einen Streitfall vor das höchste deutsche Gericht, das Reichsgericht, zu bringen („Hamburger Fall"). Dieses übernahm die rechtstheoretischen Positionen Keßlers mit einer Ausnahme: Das Gericht hielt eine Krankenhausaufnahme bereits für eine ausreichende Zustimmung zu einer Operation, Patienten wurde nur ein Widerstandsrecht zugestanden. In Abhängigkeit von den jeweiligen Zeitanschauungen entwickelten Gerichte ihre Rechtsprechung allmählich fort. So lehnten sie bis Anfang der 1930er-Jahre eine ärztliche Aufklärungspflicht ab. In der späten Phase der Weimarer Republik änderte sich die juristische Auffassung. Der Bundesgerichtshof (BGH) als höchstes Gericht der Bundesrepublik vertritt seit seinem ersten Urteil (1954) die Position, dass Ärzte von sich aus ihre Patienten über Diagnose, Therapien und deren Risiken informieren müssen. Historisch betrachtet, haben Gerichte damit erheblich früher als Ärzte das Modell des Informed Consent vertreten. Ähnliche Entwicklungen lassen sich auch für andere Länder beobachten.

Merke!

Am Ende des 19. Jahrhunderts setzte eine Verrechtlichung der Arzt-Patient-Beziehung ein, die bis heute anhält.

Abbau autoritärer Strukturen

Ärzte standen der Position von Gerichten von Anfang an kritisch gegenüber. Sie adaptierten den juristischen Standpunkt nicht und nahmen die Entwicklung in der Rechtsprechung als bürokratische Reglementierung einer als natürlich angesehenen Beziehung zwischen Patient und Arzt wahr. Mit dem Abbau autoritärer Strukturen, der sich in der Bundesrepublik ab den späten 1960er-Jahren vollzog, veränderte sich allmählich auch der Charakter der Arzt-Patient-Beziehung. Darüber hinaus hat die medizinische Wissenskompetenz bei einem Teil der Patienten erheblich zugenommen. Auch dieser Aspekt trägt dazu bei, dass Patienten heute vermehrt ihre Rechte wahrnehmen. Schließlich hat sich die Haltung der Ärzte zu einem weniger paternalistischen Selbstverständnis hin geändert. Das Konzept des Informed Consent hat sich heute nicht nur in der Rechtsprechung, sondern auch als medizinethisches Modell weitgehend durchgesetzt. Die Realität im Krankenhaus ist allerdings nach wie vor häufig eine andere. So wird die Patientenaufklärung im Alltag mitunter immer noch eher als juristisch aufgezwungene und lästige Pflicht denn als ethische Norm angesehen.

Denkanstöße

1. Welche Beobachtungen bzgl. des Themas haben Sie im medizinischen Alltag bisher gesammelt? Haben Sie Situationen erlebt, die Sie für medizinethisch bedenklich hielten? Wie hätte die Situation vermieden werden können?
2. Wo könnten in der Praxis die Gefahren des Konzepts der Einwilligungsfähigkeit liegen?
3. Wie ist das Verhältnis zwischen Recht und Medizin zu bewerten?

Zusätzliche Lesehinweise

- Dubiel, Helmut: Tief im Hirn, Kunstmann: München 2006.
- Elkeles, Barbara: Die schweigsame Welt von Arzt und Patient. Einwilligung und Aufklärung in der Arzt-Patient-Beziehung des 19. und frühen 20. Jahrhunderts, in: Jütte, Robert (Hg.): Medizin, Gesellschaft und Geschichte (MedGG), Band 8, Steiner: Stuttgart 1989, 63–91.
- Faden, R. R.; Beauchamp, Tom L.: A history and theory of informed consent, Oxford University Press: New York, Oxford 1986.
- Katz, Jay: The Silent World of Doctor and Patient, The Free Press: Baltimore, London 1984.

6 Der fremde Patient

Michael Knipper

Zum Üben und Diskutieren

Fallbeispiel

Aus dem Famulaturbericht einer Medizinstudentin (2005): „In der Frauenklinik habe ich erlebt, wie hilflos die Ärzte teilweise gegenüber ausländischen Patienten sind bzw. wie wenig Verständnis sie für deren Situation als nicht oder kaum Deutsch sprechende Menschen aufbringen. So stellte sich zum Beispiel eine 35-jährige türkische Patientin zur Abklärung eines unklaren Befundes am rechten Ovar vor. Im Anschluss an eine CT sollte noch eine Laparoskopie vorgenommen werden. Bevor die Patientin in den Untersuchungsraum kam, sagte die Schwester zur Ärztin: ‚Die Patientin ist jetzt da; die, deren Mann immer so viel redet.' Die Ärztin rollte mit den Augen. Die Frau und ihr Mann kamen mit sehr besorgten Gesichtern herein. Der Mann der Patientin fragte in gebrochenem Deutsch, ob im CT alles in Ordnung gewesen sei. Die Ärztin erwiderte, dass noch eine weitere Untersuchung gemacht werden müsse, nämlich eine Bauchspiegelung, und dass sie nun ein entsprechendes Aufklärungsgespräch mit der Frau führen wolle. Sie fragte die Frau, ob sie Deutsch spreche, und die Patientin schüttelte schüchtern den Kopf. Der Ehemann wollte wissen, wozu die Operation nötig sei und ob seine Frau etwas Schlimmes habe. Die Ärztin entgegnete genervt: ‚Ich habe Ihnen doch eben schon erklärt, dass die Bauchspiegelung nur eine weitere Untersuchung ist und keine Operation. Es geht allein darum festzustellen, ob etwas Behandlungsbedürftiges vorliegt.' Der Mann fragte erneut nach dem Ergebnis der CT. Die Ärztin erwiderte: ‚Haben Sie immer noch nicht verstanden, worum es geht?' Der Ehemann der Patientin erkundigte sich, ob es in der Klinik nicht jemanden gebe, der Türkisch spreche, und nannte den Namen einer türkischen Krankenschwester. Die Ärztin erwiderte kurz angebunden: ‚Da müssen Sie eben einen Verwandten oder Freund zum Übersetzen mitbringen. Ich kann mich jetzt nicht darum kümmern. Kommen Sie doch bitte noch mal wieder, auf Wiedersehen!' Die Schwester schob die Patientin und ihren Mann förmlich aus dem Zimmer und drehte sich genervt zur Ärztin um. ‚Ein nicht Deutsch sprechender Patient hält hier nur den Verkehr auf!', hörte ich später einen anderen Arzt sagen."

6.1 Einleitung

Die medizinische Versorgung fremder Patienten gehört in deutschen Kliniken und Arztpraxen zum Alltag. Aber welcher Patient wird als „fremd“ wahrgenommen und weshalb? Was bedeutet „Fremdheit“ in der medizinischen Praxis? Fühlt sich nicht beinahe jeder, der sich plötzlich und unverhofft als Kranker, Verletzter oder Angehöriger in einer medizinischen Einrichtung wiederfindet, zunächst „fremd“?

Fremdheit ist nicht gleich Fremdheit. Die Patientin des Fallbeispiels war offenbar besonders „fremd“: Ihre relativ schlechten Deutschkenntnisse, die andere Nationalität und möglicherweise auch ihre äußere Erscheinung wiesen sie als Patientin „mit Migrationshintergrund“ aus. Das allgemeine Phänomen der „Fremdheit“ gewann dadurch eine neue Dimension, die oft als **„kulturelle“ Fremdheit** beschrieben wird.

Im klinischen Alltag resultieren daraus offenbar besondere Probleme und Konflikte. Sprachbarrieren und an die Bedingungen des Klinikalltags nicht angepasste Verhaltensweisen „stören“, so wird häufig geklagt, den reibungslosen Ablauf in Klinik und Praxis. Der trotz Analgetika lauthals seine Schmerzen beklagende Patient aus dem Mittelmeerraum, die Großfamilie im Krankenzimmer oder auch die Weigerung des muslimischen Diabetikers, während des Ramadan den ihm auferlegten Ernährungsplan einzuhalten, werden als zusätzliche Belastungsfaktoren in einem bereits unter „normalen“ Umständen zum Zerreißen gespannten System wahrgenommen. Forderungen, das Gesundheitssystem den spezifischen Bedürfnissen von Immigranten anzupassen und beispielsweise zusätzliche Dienste zur Sprach- und Kulturvermittlung einzurichten, erscheinen vielen Beteiligten besonders vor dem Hintergrund der derzeitigen ökonomischen Situation geradezu als Hohn.

Andererseits kann die Qualität der ärztlichen Versorgung für manche Patienten anders nicht gewährleistet werden: Wie soll ein Arzt etwa seiner Verantwortung für das „informierte Einverständnis“ eines Patienten für einen diagnostischen Eingriff (z. B. Laparoskopie im Fallbeispiel) gerecht werden, wenn er mit diesem nicht kommunizieren kann? Darf es von ärztlicher Seite in Kauf genommen werden, dass die Diagnostik einer unter Umständen lebensbedrohlichen Erkrankung (im Beispiel: Verdacht auf Ovarial-Karzinom) aufgrund von Kommunikationsbarrieren verschleppt wird? Darf, allgemeiner gefragt, die Qualität der ärztlichen Versorgung von den deutschen Sprachkenntnissen eines Patienten abhängig gemacht werden oder vom Grad der „Integration“ in der deutschen Gesellschaft?

6.2 Migration in Deutschland

Nach Angaben des Statistischen Bundesamtes stellen Menschen mit Migrationshintergrund derzeit etwa 19 % der in Deutschland lebenden Bevölkerung. Demnach wären auch etwa ein knappes Fünftel der Patienten Ausländer mit oder ohne eigene Migrationserfahrung, zugewanderte Deutsche (z. B. Aussiedler aus Ländern der ehemaligen Sowjetunion) oder nicht zugewanderte Deutsche, denen dennoch ein Migrationshintergrund attestiert wird (z. B. hier geborene Kinder von Aussiedlern oder aus binationalen Ehen). Hinzu kommen Menschen ohne Papiere („Illegale“), die heimlich in Deutschland leben und deren Zahl auf bis zu 1,5 Millionen Menschen geschätzt wird. Die Ursachen für „Illegalität“ sind vielfältig: In diese Gruppe gehören beispielsweise abgelehnte Asylbewerber, ausländische Studierende nach Studienabschluss oder das Heer der osteuropäischen und lateinamerikanischen Haushaltshilfen und privaten Pflegekräfte.

Mit einer Zahl von gut 16 Millionen Menschen (einschließlich der Papierlosen) handelt es sich bei Migranten nicht nur um eine große, sondern auch eine sehr **heterogene Bevölkerungsgruppe.** Flüchtlinge, ehemalige „Gastarbeiter“ der ersten Generation und ihre oft hier geborenen Kinder und Enkel gehören ebenso dazu wie temporär in Deutschland lebende Wissenschaftler, Orchestermusiker und all jene Menschen, die aus den verschiedensten Gründen hier „hängen geblieben“ sind. Das Spektrum der Herkunftsländer hat sich dabei in den letzten Jahren erheblich verbreitert: Lange Zeit wurde es vor allem durch die bis 1973 gültigen Anwerbeabkommen für „Gastarbeiter“ mit Jugoslawien, der Türkei und anderen Mittelmeerländern bestimmt sowie durch die Zusammensetzung der Europäischen Union. Im Zuge der fortschreitenden Globalisierung hat es sich inzwischen aber deutlich erweitert. Denn Asien, Afrika und Lateinamerika sind nicht nur für Touristen und Geschäftsleute näher an Europa herangerückt.

Auch innerhalb der einzelnen Migrantengruppen herrscht eine erhebliche Vielfalt: Die bereits in den Herkunftsländern bestehenden sozialen und ethnisch-nationalen Unterschiede werden im Migrationsprozess oft modifiziert. Die Identifikation mit einer spezifischen (z. B. ethnischen) Identität kann in der Fremde verstärkt werden oder verblassen, sozial kann ein Aufstieg gelingen oder im Gegenteil ein teilweise schwer erträglicher Abstieg erfolgen. Und obgleich Zahlen und Statistiken einen anderen Eindruck vermitteln, ist auch eine klare Abgrenzung zwischen der Bevölkerung mit und ohne Migrationshintergrund faktisch nicht möglich. Die Übergänge sind fließend und die zum Zwecke der Statistik gezogenen Grenzen künstlich.

Merke!

Eine klare Abgrenzung zwischen der Bevölkerung mit und ohne Migrationshintergrund ist faktisch nicht möglich.

6.3 „Migranten“: Versorgungsqualität und Epidemiologie

Trotz einer bisher nicht zufriedenstellenden Studienlage muss davon ausgegangen werden, dass die Qualität der medizinischen Versorgung von „Migranten“ schlechter ist als die von Menschen ohne Migrationshintergrund. Allerdings handelt es sich nicht stets um eine Unterversorgung im Sinne eines „Zuwenig“ an Versorgungsleistungen, sondern auch das Gegenteil ist zu beobachten: eine quantitative Überversorgung bei mangelhafter Qualität.

So wissen viele Türkisch sprechenden Ärzte von Patienten mit langen Anamnesen invasiver Untersuchungen „ohne Befund“ zu berichten. Offenbar werden Kommunikationsprobleme nicht selten durch eine mehr oder weniger ziellos durchgeführte apparative Diagnostik zu kompensieren versucht. Ähnliches ist bei Medikamentenverordnungen zu beobachten.

Auch im Hinblick auf epidemiologische Fragen ist der Zusammenhang zwischen Migration und spezifischen Erkrankungsrisiken komplex, wobei keineswegs stets ein negativer Zusammenhang nachweisbar ist. So wird für Arbeitsmigranten der sogenannte Healthy Migrant Effect beschrieben: Migranten zeigen oft einen im Vergleich zur Bevölkerung des Ziellandes besseren Gesundheitszustand. Denn vor allem junge und gesunde Menschen emigrieren. Mit zunehmender Dauer des Aufenthalts lässt dieser Effekt nach, ohne dass jedoch zwangsläufig eine schlichte Anpassung der Krankheitsrisiken an das epidemiologische Muster im Aufnahmeland erfolgt. Denn die sozialen, kulturellen und ökonomischen Folgen des Lebens in der Fremde können das Krankheitsrisiko modifizieren. So wird für die türkischstämmige Bevölkerung in Deutschland heute ein vergleichsweise erhöhtes Risiko für Diabetes mellitus und Herzkreislauferkrankungen beobachtet. An diesem Beispiel zeigt sich allerdings auch das methodische Problem epidemiologischer Studien zur Migrationsthematik: Nach welchen Kriterien wird die Grenze zwischen den Vergleichsgruppen gezogen: Staatsbürgerschaft, ethnische Identität oder „Abstammung“? Zugespitzt gefragt: Wer zählt zum Beispiel in einem deutsch-türkischen Vergleich als „Türke“? Kann es für eine epidemiologische Fragestellung sinnvoll sein, den eingebürgerten Sohn einer Familie („Deutscher“) seinen nicht eingebürgerten Eltern und Geschwistern in der „türkischen“ Gruppe gegenüberzustellen?

6.4 Sprache und Kommunikation

Kommunikation zwischen Arzt und Patient ist die Grundlage ärztlichen Handelns. Anamneseerhebung, Aufklärungsgespräche und die Mitteilung von Befunden sind ohne sprachliche Verständigung beinahe ausgeschlossen. Die Arzt-Patienten-Kommunikation besitzt neben der rein praktischen aber auch eine herausragende medizinethische Bedeutung, etwa im Hinblick auf das Selbstbestimmungsrecht des Patienten. Was bedeutet dies im Fall eines

Patienten mit mangelhaften deutschen Sprachkenntnissen?

Das Fallbeispiel zeigt eine Szene aus dem klinischen Alltag. Die Famulantin beklagt in ihrer Eingangsbemerkung „Hilflosigkeit" und „mangelhaftes Verständnis" aufseiten der Ärztin. Damit stellt sie ihre Beobachtung in einen Kontext, der über die abstrakte Sprachproblematik und die zweifelsohne bestehenden Sprachdefizite aufseiten der Patientin und ihres Ehemanns hinausweist. In ihrer Schilderung geht sie nicht nur auf die soziale Dynamik zwischen medizinischem Personal und der Patientin bzw. ihrem Ehemann ein. Sie nimmt zudem eine klare moralische Bewertung des Verhaltens der Ärztin vor und weist auf Handlungsmöglichkeiten hin, die trotz aller Schwierigkeiten bestehen.

Als weitgehend unbeteiligte Beobachterin ist die Famulantin in der Lage, die Dynamik zwischen Ärztin und Krankenschwester zu analysieren, die im Endeffekt zu einer regelrechten Kommunikationsverweigerung gegenüber dem Ehepaar führte. Es ist nicht ausgeschlossen, dass sowohl die Ärztin als auch die Krankenschwester in der Position einer distanzierten Beobachterin zu demselben Urteil gekommen wären. In der konkreten Situation jedoch waren sie zur Reflexion über das eigene Handeln und einer Korrektur desselben offenbar nicht fähig. So hat die ungebremste Kumulation verschiedener negativer Einflussfaktoren dazu geführt, dass eigentlich unbestrittene moralische Prinzipien ärztlichen und sozialen Handelns vernachlässigt wurden.

Das Fallbeispiel verdeutlicht, dass Sprachkenntnisse nur einer von mehreren relevanten Faktoren bei der ärztlichen Kommunikation mit „fremden" Patienten darstellen. Daneben sind die allgemeingültigen **Prinzipien der Arzt-Patienten-Kommunikation** bedeutsam, es müssen also neben der Faktenebene (Sachaspekt) auch die soziale Ebene (Beziehungsaspekt) und die nonverbalen Kommunikation beachtet werden. Diese Dimensionen gewinnen in Anbetracht offensichtlicher oder auch nur vermuteter Sprachdefizite noch eine besondere Bedeutung, da bei vielen Migranten nur ein relatives Defizit vorliegt: Oft sind gewisse und nicht selten sogar sehr gute Deutschkenntnisse vorhanden, die durch eine entsprechende Gestaltung der Kommunikationssituation genutzt werden können. Darüber hinaus ist die Erfahrung vieler Patienten mit Deutsch als Muttersprache zu bedenken, die ebenfalls Defizite in der Arzt-Patienten-Kommunikation erfahren.

Falls aber aufgrund des absoluten Mangels an einer gemeinsamen Sprache keinerlei Kommunikation möglich sein sollte, bestehen dennoch Handlungsmöglichkeiten. In diversen Kliniken gibt es beispielsweise spezialisierte Dolmetscherdienste, die teilweise von qualifiziertem Personal mit fremder Muttersprache geleistet werden.

Merke!

Wie gut oder wie schlecht ein Patient Deutsch spricht, ist nicht allein ausschlaggebend im Miteinander von Arzt und Patient. Weitere wichtige Faktoren bei der ärztlichen Kommunikation mit „fremden" Patienten sind:

- Empathie
- adäquate Gesprächseröffnung mit besonderer Aufmerksamkeit für die sprachlichen Möglichkeiten und ggf. Grenzen des Patienten
- sinnvolle Gestaltung der Kommunikationssituation (Setting, nonverbale Kommunikation, Zeit)
- verständliche Vermittlung der Fakten.

6.5 Kultur

Das Phänomen „Fremdheit" beruht maßgeblich auf der **Wahrnehmung kultureller Differenz.** Das Gegenüber erscheint aus oft nicht ganz klar zu definierenden Gründen „fremd" und viele der in diesem Zusammenhang als bedeutungsvoll empfundenen Aspekte (Sprache und Ausdrucksweisen, „eigenartige" Verhaltensweisen, exotischer Körperschmuck etc.) werden der Kategorie „Kultur" zugeordnet. Während eine gemeinsame Kultur ein Repertoire an Verhaltensweisen bereithält, um Fremdheit (zum Beispiel zu Beginn der Arzt-Patienten-Kommunikation) wenigstens so weit zu reduzieren, dass eine für beide Seiten akzeptable Interaktionsform gefunden werden kann, können kulturelle Unterschiede genau das Gegenteil bewirken: Eine Begrüßungsformel etwa „kommt nicht an" und wird vom Gegenüber gar als Beleidigung oder als ein „Zunahetreten" empfunden. Beispiele wären hier das freundliche „Du" des US-amerikanischen Austauschstudenten zum Chefarzt oder das schwungvolle Händeschütteln des Assistenzarztes bei der verschleierten alten Dame aus Libyen.

Vor allem dann, wenn die kulturelle Dimension eigener wie fremder Denk- und Verhaltensgewohnheiten sowie Empfindungen ausgeblendet wird, kann ihr plötzliches „Auftauchen" zu Irritationen führen. Das ist zum Beispiel im Gesundheitsbereich der Fall, denn vielen Menschen gilt die naturwissenschaftlich orientierte Medizin schlicht als „kulturfrei": eine exakte Wissenschaft auf der Basis von Biologie, Chemie und Physik, deren konsequente Anwendung in der Praxis allenfalls durch ökonomische „Zwänge" modifiziert wird. Die kulturelle Dimension auch der naturwissenschaftlich orientierten Medizin wird in der Regel verkannt, kulturelle Einflüsse auf den medizinischen Alltag werden von den meisten der involvierten Akteure nicht erwartet. Sie fallen in der Regel erst bei interkulturellen Begegnungen auf, etwa bei einer Famulatur im Ausland. Wie kommt es zum Beispiel zu den von deutschen Medizinstudenten oft bestaunten „flachen Hierarchien" in Schweden, wo in den Krankenhäusern offenbar andere kollegiale Umgangsformen „normal" sind als in der Heimat? Selbst bei OP-Indikationen gibt es im internationalen Vergleich Differenzen, die sich nicht durch unterschiedliche Untersuchungsbefunde erklären lassen.

Die „fremde" Kultur eines ausländischen Patienten ist also nur eine von vielen Gelegenheiten, in denen die kulturelle Dimension der Medizin sichtbar wird. Wie kann nun aber das „Phänomen Kultur" etwas klarer definiert werden? Im Folgenden sollen zunächst die wesentlichen Grundzüge einer ethnologischen Definition von Kultur zusammengefasst werden. Anschließend werden einige besondere Aspekte erläutert, die bei der Beurteilung kultureller Phänomene relevant sind (Stichworte: Ubiquität, Identität und Ethnizität, Dynamik und Kontext).

Was ist Kultur?

Das **Kernelement des ethnologischen Kulturbegriffs** lässt sich folgendermaßen definieren: Kultur kann als das Repertoire an Wahrnehmungsmustern, Denk- und Handlungsmodellen sowie moralischen Werten bezeichnet werden, auf die ein Mensch zurückgreift, um die Erscheinungen der Welt zu interpretieren, zu bewerten und sein Handeln daran zu orientieren. Dabei handelt es sich nicht um ein kohärentes, stabiles und in sich geschlossenes System, das die Gedanken und Handlungsweisen des Individuums eindeutig und auf Dauer bestimmt. Im Gegenteil: Im Laufe seines Lebens erfährt jeder Mensch eine Vielfalt verschiedenster kultureller Einflüsse, die er sich mehr oder weniger stark zu eigen macht. Das kulturelle Repertoire wird von Eindrücken, Erfahrungen und Erlebnissen fortlaufend bereichert und modifiziert. Diese Prozesse laufen in der Regel unbewusst ab. Der eigene Fundus an Denk- und Handlungsmustern wird daher gewissermaßen als selbstverständlich und normal angenommen.

Merke!

Kultur ist das vom Individuum verinnerlichte Repertoire an Denk- und Handlungsmodellen, Wahrnehmungsmustern und moralischen Werten, die im Laufe des Lebens erworben und weiterentwickelt werden.

Ubiquität

Jeder Mensch ist ein „kulturelles Wesen". Das Phänomen „Kultur" ist stets präsent, wenn Menschen denken, handeln und miteinander in soziale Beziehungen treten. Nur weil die eigene Kultur nicht explizit wahrgenommen wird und aus der Innensicht heraus schwer zu beschreiben ist, ist sie keineswegs abwesend. Das gilt auch für den Bereich der Medizin. Ein Beispiel ist die keineswegs „selbstverständliche" Auffassung von Krankheit, nach der den organisch fassbaren, vom Individuum unabhängigen Aspekten eine größere Wertigkeit zugemessen wird als psychosozialen Gesichtspunkten. Ärztliches Denken und Handeln konzentriert sich primär auf die vermeintlich „objektiven" Befunde eines technologisch geprägten Zugangs zu Krankheit. Laborparameter und bildgebende Verfahren erfreuen sich im Vergleich zu Daten aus anamnestischen und klinischen Untersuchung einer hohen Wertschätzung. Dies kann als Ausdruck einer kulturell vermittelten Präferenz für naturwissenschaftlich-technische Denk- und Handlungsmuster in einer modernen Industriegesellschaft interpretiert werden.

Identität und Ethnizität

Kulturelle Gemeinsamkeiten verbinden, Unterschiede können zur sozialen Abgrenzung führen: Im alltäglichen Umgang ermöglichen die von den Mitgliedern einer Gruppe geteilten Denk- und Handlungsmuster eine in der Regel „reibungslose" soziale Interaktion. Es gibt kaum Unklarheiten bezüglich des „richtigen" Verhaltens und es ist weitgehend „klar", was von wem zu erwarten ist.

Über die „pragmatische" Ebene hinaus kann eine gemeinsame Kultur jedoch auch Identität stiften: Dem Individuum eröffnet sich die Möglichkeit, sich mit anderen Menschen zu identifizieren oder sich von ihnen abzugrenzen. Eine denkbare Bezugsgröße ist dabei die (tatsächliche oder angenommene) gemeinsame Abstammung und/oder Zugehörigkeit zu einer gewissen geografischen Region. In diesem Fall spricht man auch von **ethnischer Identität.** Dabei handelt es sich jedoch keineswegs um eine „natürliche" oder gar biologische Kategorie. Ethnische Identität entsteht stets in einem sozialen und nicht selten politisch aufgeladenen Prozess um Identifikation und Abgrenzung. Ethnizität muss außerdem strikt von Kultur im Sinne von Weltbildern, Normen und Werten getrennt werden: Die ethnische Selbst- und Fremdidentifikation sagen nicht zwangsläufig etwas über die für den Einzelnen relevanten Denkmuster, Werte und Normen aus.

Neben der ethnischen sind auch andere Arten kulturell vermittelter, gruppenspezifischer Identitäten denkbar, zum Beispiel die berufliche Identität als Ärztin oder Arzt (s. Kap. 4). Das kulturelle Bezugssystem ist hier nicht „ethnisch" definiert, sondern über die Zugehörigkeit zu einer bestimmten Profession.

Dynamik und Kontext

Kultur ist weder statisch noch autonom. Die Denk- und Handlungsmuster sowie die Identität eines Individuums und auch von sozialen Gruppen bzw. Ethnien verändern sich. Biografisch einschneidende Erfahrungen wie Migration entfalten dabei eine besonders nachhaltige Wirkung, deren Richtung und Qualität (zum Beispiel Rückbezug auf die verlorene Heimat oder radikale Anpassung an die neue) im Einzelfall sehr unterschiedlich ausgeprägt sein können. Die Frage, wie ein Mensch im Einzelfall denkt und handelt, hängt stets vom konkreten Kontext ab: Die soziale Rolle, der politisch-gesellschaftliche Kontext, ökonomische Fragen und die aktuelle Lebenssituation beeinflussen maßgeblich, auf welche der ihm verfügbaren Denk- und Handlungsmuster ein Mensch zurückgreift. Ein drastisches Beispiel aus der Medizin ist die Wahrnehmung und Äußerung von Symptomen bei Ausländern, deren Aufenthaltsrecht von ihrer Arbeitsfähigkeit etwa als Haushaltshilfe abhängt. Jenseits von Herkunft und Ethnizität werden Beschwerden in solch einer Situation eher unterdrückt. Die möglicherweise schwierige und teilweise von widersprüchlichen Aussagen geprägte Kommunikation mit Patienten in einer solchen Lebenssituation darf dann jedoch nicht vorschnell mit „fremder Kultur" oder mangelnden Sprachkenntnissen erklärt werden.

6.6 Der „Morbus mediterraneus"

Beruht das oft als „übertrieben" wahrgenommene Schmerzverhalten männlicher Patienten aus dem Mittelmeerraum auf der „südländischen" Kultur? In Studien ließ sich eine generell erhöhte Schmerzwahrnehmung von Patienten aus dem Mittelmeerraum nicht feststellen. Andererseits sind kulturelle Unterschiede, was Ausdruck und Umgang mit Schmerz angeht, nicht von der Hand zu weisen. Auch diese Aussage wird von Studien unterstützt. Ein Widerspruch? Ein differenziertes, die verschiedenen Aspekte des Kulturbegriffs berücksichtigendes Vorgehen kann hier zur Klärung beitragen:

Zunächst müssen die beobachteten „ethnisch-kulturellen" Unterschiede als Hinweis auf die Komplexität des Phänomens Schmerz verstanden werden. Wahrnehmung, Ausdruck und Verarbeitung von Schmerz werden sowohl von neurophysiologischen als auch von psychosozialen Prozessen beeinflusst, die eng miteinander verwoben sind. Ansatzpunkte zur Deutung offenbar kulturell beeinflusster Unterschiede liegen dabei vor allem im **psychosozialen Bereich.** Insbesondere das Schmerzerleben und der Ausdruck von Schmerz können hier differenziert werden. Die Interpretation eigener und fremder Schmerzen führt unmittel-

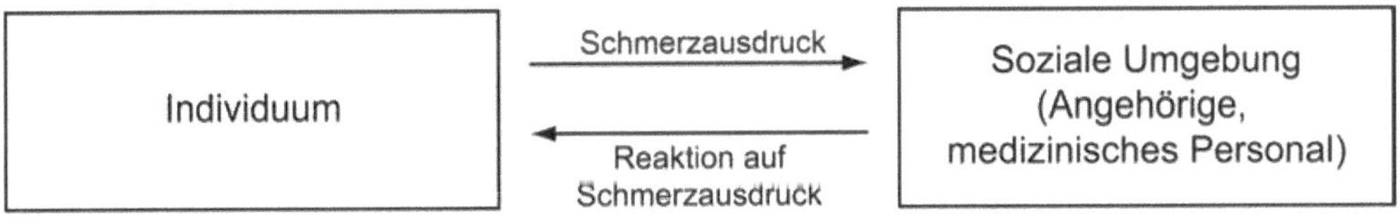

Abb. 6.1: Schmerzverhalten in sozialer Beziehung zwischen Patient und Umgebung.

bar zu Fragen wie: „Was ist los?", „Was ist die Ursache?", „Was hat der Schmerz zu bedeuten?" und „Was wird folgen?" Der Blick auf den Schmerzausdruck verweist auf dessen soziale Dimension: Schmerz wird mitgeteilt, löst Reaktionen und Verhaltensweisen im sozialen Umfeld aus, die wiederum auf das vom Schmerz betroffene Individuum zurückwirken (s. Abb. 6.1).

Die Frage, ob Schmerz nun mehr oder weniger temperamentvollen Ausdruck findet, hängt im Einzelfall von vielen verschiedenen Faktoren ab. Die Vorstellungen vom „normalen" Verhalten im Krankheitsfall, die ein Mensch im Laufe seines Lebens verinnerlicht, ist einer davon. Eine gewisse Übereinstimmung mit den entsprechenden Vorstellungen anderer Menschen ähnlicher Herkunft, Biografie und Lebenssituation ist dabei wahrscheinlich, aber nicht zwingend.

Gerade im Hinblick auf den Umgang mit Krankheit und Schmerz können Faktoren wie Migration und das Leben in einem „fremden" Umfeld vielfältige Veränderungen induzieren. Normen und Werte können zum Beispiel der „neuen Heimat" angepasst werden oder Vorerfahrungen mit medizinischem Personal können Verhaltensänderungen provozieren. Besonders dramatische Auswirkungen haben hier jedoch psychische und physische Traumatisierungen, die die Wahrnehmung des eigenen Körpers radikal verändern können.

Ein Begriff wie „Morbus mediterraneus" suggeriert demgegenüber jedoch eine eindeutige Prägung des Schmerzverhaltens allein durch die Ethnizität eines Patienten. Hier kommen **typische Aspekte ethnischer Abgrenzungsprozesse** zum Tragen: Der Verweis auf die regionale Herkunft „Mittelmeer" drückt eine vermeintlich klare Trennung zwischen der eigenen Gruppe und den Fremden aus. Letztere wird dabei als weitgehend homogen wahrgenommen, trotz der in jeder Beziehung außerordentlichen Heterogenität etwa der Bevölkerung des Mittelmeerraums. Auch biografisch begründete und andere für den Einzelnen relevanten Aspekte werden ausgeklammert. Darüber hinaus schwingt hier unterschwellig eine Vorstellung von „Ethnien" als biologisch definierten Menschengruppen im Sinne des „Rasse"-Begriffs mit, die sich unter anderem durch eine „ethnisch" spezifische Schmerzempfindung auszeichnen. Der unverfänglich klingende Begriff („Ethnie") ändert jedoch nichts an der Haltlosigkeit dieser Vorstellung.

Ein weiterer Problemkreis resultiert aus der einseitigen Zuschreibung von „Kultur". Denn es wird allein die „Kultur" der Fremden in den Blick genommen. Die Wertvorstellungen und Wahrnehmungsmuster des medizinischen Personals sowie die von beiden Seiten beeinflusste soziale Dynamik werden außer Acht gelassen. Dabei kann gerade die professionelle Fokussierung auf organische Befunde und das Leitsymptom „Schmerz" im Fall mangelhafter sprachlicher Kommunikation zu einer fatalen Fixierung auf die Schmerzäußerungen des Patienten führen. Wenn darüber hinaus eine entsprechende Erwartungshaltung aufseiten des Personals gegenüber Patienten aus dem Mittelmeerraum besteht, wird die Wahrnehmung anderer Krankheitszeichen weiter erschwert.

Das geht Sie an!

Der „Morbus mediterraneus" ist eine kulturelle Stereotypie im Kleid eines pseudomedizinischen Fachterminus. Unabhängig vom kranken Individuum prägt das Bild vom „typischen" Patienten aus der jeweiligen Region die Wahrnehmung und Beurteilung von Schmerzäußerungen. Die vermeintliche „Kultur" eines „Migranten" aus dem Mittelmeerraum wird überbewertet, während andere Faktoren ausgeblendet werden – sowohl aufseiten des Patienten (aktuelle Lebenssituation etc.) als auch aufseiten des sozialen Umfelds (medizinisches Personal, Angehörige).

6.7 Drei Leitfragen für den medizinischen Alltag

Migrantensensible Medizin – eine Frage von Politik oder medizinischer Ethik?

Weshalb sollen sich Ärztinnen und Ärzte auch noch um kulturelle Belange und die spezifischen Schwierigkeiten von Migranten kümmern? Können nicht – auch im Sinne der im Moment so viel beschworenen „Integration" – zuerst Anstrengungen vonseiten der Migranten verlangt werden, etwa im Hinblick auf ausreichende Kenntnisse der deutschen Sprache?

Die aktuellen politischen Kontroversen um die „Integration" von Ausländern prägen ohne Zweifel den gesellschaftlichen Kontext der medizinischen Versorgung von Migranten. Die Aufmerksamkeit für das Thema „Migration und Medizin" ist in den vergangenen Jahren sprunghaft gestiegen und es gibt eine Vielfalt an Initiativen zur Verbesserung der medizinischen Versorgungssituation von Migranten. Gebunden an die **Integrationsdebatte** erscheint die Auseinandersetzung mit ethnisch-kultureller Vielfalt für die Medizin jedoch neu und fremd. Anstrengungen für eine Verbesserung der Versorgung von Migranten etwa mit schlechten Deutschkenntnissen werden als der Medizin ebenso „fremde" Zusatzaufgaben wahrgenommen. Dabei gerät aus dem Blick, dass weder ethnisch-kulturelle Unterschiede innerhalb der Bevölkerung noch die soziokulturelle Differenz zwischen Arzt und Patient historisch neue und der Medizin unbekannte Phänomene sind. Die Identifikation eines als „fremd" wahrgenommenen Patienten mit der im politisch-soziologischen Kontext geprägten Kategorie „Migrant" lässt jedoch plötzlich Forderungen aus aktuellen politischen Debatten als plausible Leitlinien ärztlichen Handelns erscheinen.

Hier ist eine klare Unterscheidung notwendig, ausgehend von einer Rückbesinnung auf die originären Prinzipien professionellen Verhaltens in der Medizin: Die Qualität der medizinischen Versorgung einzelner Patienten oder sozialer Gruppen darf nicht den Vorgaben tagespolitischer Kontroversen unterworfen sein. Gerade die Geschichte vermittelt hier eine besondere Sensibilität für die Bedrohung zum Beispiel der Arzt-Patient-Beziehung bei Angehörigen von Minderheiten und sozial Schwachen, die sich nicht zuletzt in den bis heute gültigen Kodizes zur Ärztlichen Ethik des Weltärztebundes und der Berufsordnung für Ärzte niederschlägt. So lautet ein Schlüsselsatz des Genfer Gelöbnisses von 1948, das der heute gültigen Berufsordnung für Ärzte vorangestellt ist: „Ich werde (...) bei der Ausübung meiner ärztlichen Pflichten keinen Unterschied machen, weder nach Religion, Nationalität, Rasse noch nach Geschlecht, Parteizugehörigkeit oder sozialer Stellung".

Konkret folgt daraus, dass eine im politischen Kontext legitime Forderung zum Beispiel nach Integrationsanstrengungen aufseiten von Migranten nicht einfach auf den medizinischen Bereich übertragbar ist. Das gesellschaftlich wichtige Thema „Integration" ist zur ethisch-moralischen Orientierung medizinischer Handlungen letztendlich unbedeutsam: Es ist weder nötig, um besondere Anstrengungen für Migranten zu legitimieren (im Sinne von „Gesundheit als Beitrag zur Integration"), noch erlaubt es, diese etwa unter dem Hinweis auf die Verantwortung der Migranten für deutsche Sprachkenntnisse zu verweigern. Ob zum Beispiel Dolmetscherdienste im Krankenhaus die Integration der Patienten fördern oder nicht, ist aus medizinethischer Perspektive irrelevant. Das entscheidende Kriterium ist nicht die Frage nach dem Beitrag ärztlicher Handlungen zum politischen Projekt „Integration", sondern die in der Berufsordnung (Genfer Gelöbnis) formulierte **ethische Norm.** Ohne besondere Anstrengungen zum Beispiel für die Arzt-Patienten-Kommunikation kann diese unter Umständen nicht erfüllt werden.

Kultur: Frage oder Antwort?

Gerade in stressgeladenen, hektischen Situationen mit großem Zeitdruck bieten kulturelle Stereotypien eine ebenso schnell verfügbare wie trügerische Orientierung. Vom Verweis auf den kulturellen Faktor wird oft eine schnelle Antwort erwartet. Mangelhafte Compliance oder Missverständnisse in der Arzt-Patienten-Kommunikation werden bei ausländischen Patienten leicht mit der fremden Kultur erklärt. Eignet sich der mehr oder weniger schlichte Verweis auf das sehr komplexe Phänomen Kultur aber tatsächlich als Antwort? Bietet der Verweis auf Kultur überall dort, wo sie wahrgenommen oder von den Beteiligten ins Spiel gebracht wird, eine schnelle Erklärung? Wie sieht es in der Medizinethik aus, wenn beispielsweise die Familie einem erwachsenen Patienten unter dem Hinweis auf „kulturelle Gründe" die Einbeziehung in die Therapieentscheidung zu verweigern sucht? Wird im Angesicht der Kultur jede weitere medizinethische Erörterung obsolet?

Das Gegenteil ist der Fall: Aus der Anerkennung von Kultur als relevanter Dimension in Medizin und Ethik muss keineswegs zwangsläufig ein „Kulturalismus" folgen, also eine Dominanz der Kultur gegenüber anderen Erklärungsansätzen. Es ist ein Fehler, vom Verweis auf Kultur eine schnelle und klare Antwort zu erwarten. Denn eine hilfreiche Wirkung entfaltet die Kategorie Kultur vor allem als Frage. Mit der „Entdeckung" von Kultur als relevanten Aspekt in einer spezifischen Situation haben die Überlegungen und Nachfragen erst zu beginnen. Andernfalls erschöpft sich das Thema in mehr oder weniger elegant formulierten Stereotypien. Wenn die medizinethische Verpflichtung ärztlichen Handelns auf das Wohl des individuellen Patienten ernst genommen wird, besteht sogar eine moralische Pflicht, solche Stereotypen zu vermeiden und die von der „Diagnose Kultur" aufgeworfenen Fragen anzunehmen.

Fremdheit und Kultur: Probleme bei Migranten oder Chancen für die Medizin im Ganzen?

Die Kategorie „Migrant" suggeriert eine klare Abgrenzung zwischen einheimischer und Migrantenbevölkerung, die in der Realität so nicht existiert. Gleichzeitig werden das Phänomen Fremdheit und das Vorhandensein von Kultur im Gesundheitsbereich oft allein mit Migranten in Verbindung gebracht und negativ als Problem für den reibungslosen Ablauf des medizinischen Alltags beurteilt. Liegt das Problem aber tatsächlich einseitig aufseiten der von Kultur „belasteten", fremden Patienten?

Das Bild verändert sich, wenn zum einen der Migrationsbegriff auf seine theoretischen Prämissen hin überprüft wird und zum anderen Fremdheit und Kultur als analytische Kategorien begriffen werden: Es gibt keine klare Trennung zwischen Medizin für Migranten und Einheimische. Fremdheit und Kultur sind unabhängig von Ethnizität und Migrationshintergrund für alle in sozialen Beziehungen stehenden Menschen relevant. Auf diese Weise erhöht sich die Sensibilität für die kulturellen und medizinethischen Dimensionen der Medizin ganz allgemein.

Auch ethnisch „unauffällige" Patienten können von einer expliziten Aufmerksamkeit für ihre persönliche Wahrnehmung von Krankheit, ihre möglicherweise „irrationalen" Vorstellungen und Hoffnungen profitieren. Gerade im Hinblick auf die Compliance von Patienten und die Zusammenarbeit mit chronisch Kranken ist dies relevant. Auch die Sensibilität für die ethische Dimension medizinischer Alltagshandlungen wird erhöht: In Situationen wie dem eingangs geschilderten Fallbeispiel zeigt sich etwa, dass Medizinethik nicht erst bei den derzeit dominierenden Themen medizinethischer Expertendebatten beginnt oder bei manifesten Konflikten zum Beispiel am Anfang oder am Ende eines Lebens. Ganz im Sinne der den Fall berichtenden Famulantin gehört die medizinethische Reflexion in den ganz „normalen" medizinischen Alltag – insbesondere dann, wenn es sich um Patienten aus einer sozial schwachen Gruppe oder einer Minderheit handelt. Ein kurzes Innehalten, ein gedanklicher „Schritt zurück" zur Reflexion über die moralische Dimension des eigenen Handelns ist in diesen Fällen in besonderer Weise ethisch geboten.

Denkanstöße

1. Hatten Sie bereits vergleichbare Erlebnisse wie im Fallbeispiel oder auch gegenteilige, also solche von einer gelungenen Arzt-Patienten-Kommunikation trotz Sprachdefiziten?
2. Identifizieren Sie bitte die Faktoren, die jeweils zum Gelingen oder Scheitern der Kommunikationssituation beigetragen haben.
3. Falls Sie bereits im Ausland famuliert haben: Sind Ihnen kulturelle Unterschiede aufgefallen? Wie sind Sie und Ihre „Kultur" Ihrer Meinung nach von den Einheimischen wahrgenommen worden?

Zusätzliche Lesehinweise

- Borde, Theda; David, Matthias (Hg.): Gut versorgt? Migrantinnen und Migranten im Gesundheitssystem, Mabuse: Frankfurt a. M. 2003.
- Helman, Cecil: Culture, Health and Illness, Arnold Publishers: London 2001 (4. ed.).
- Lux, Thomas (Hg.): Kulturelle Dimensionen der Medizin: Ethnomedizin – Medizinethnologie – medical anthropology, Reimer: Berlin 2003.
- Marks, Lara; Worboys, Michael (Ed.): Migrants, minorities and health: historical and contemporary studies, Routledge: London 1997.
- Payer, Lynn: Andere Länder, andere Leiden. Ärzte und Patienten in England, Frankreich, den USA und hierzulande, Campus: Frankfurt a. M./New York 1993.
- Weiss, Regula: Macht Migration krank? Eine transdisziplinäre Analyse der Gesundheit von Migrantinnen und Migranten. Seismo: Zürich 2003.

7 Medizin und Geschlecht

Anja Schonlau

Zum Üben und Diskutieren

Beschreiben Sie Symptombilder und die Reaktionen der beiden Personen. Stellen Sie anschließend eine Verdachtsdiagnose.

Fallbeispiel 1

Seit einigen Tagen spürt der 53-jährige Verwaltungsangestellte Hermann F. beim Treppensteigen einen leichten Druck hinter dem Brustbein. Am Morgen des Tages, an dem er ins Krankenhaus kommt, hilft er, das Auto des Nachbarn anzuschieben. Danach fühlt er sich „fix und fertig". Zwanzig Minuten später hat er das Gefühl, als drücke eine Zentnerlast seinen Brustkorb zusammen. Hinter dem Brustbein beginnt sich ein brennender Schmerz auszubreiten, der bis in den linken Arm und beiderseits in den Unterkiefer ausstrahlt. Der Patient legt sich aufs Sofa, doch bringt ihm das keine Erleichterung. Der gerufene Notarzt empfiehlt die sofortige Einlieferung in eine Klinik.

Fallbeispiel 2

Die 38-jährige Anwältin Rebecca W., Diabetikerin und mäßige Raucherin, leidet seit Längerem an unspezifischen Schmerzen im Brustraum, vermutet darin jedoch die Folgen besonders anstrengender Arbeitssitzungen in verkrampfter Haltung. Am Nachmittag vor dem Aufnahmetag trägt sie Balkonmöbel aus dem zweiten Stock in den Keller. Anschließend spürt sie heftige Beklemmungen in der Brust und Schmerzen zwischen den Schulterblättern. Todesangst befällt sie. Am ganzen Körper bricht Schweiß aus, ihr wird übel, später erbricht sie sich auch. Einen Arzt zu rufen lehnt sie zunächst ab. Erst am nächsten Morgen wird sie in die Notaufnahme eingeliefert.

7.1 Einführung

Das akute Koronarsyndrom ist ein besonders markantes Beispiel dafür, dass sich Männer und Frauen im Wahrnehmungsprofil ihrer Krankheiten ebenso wie in ihrem Umgang mit Gesundheitsstörungen unterscheiden (können). Diese Unterschiede basieren auf ihrer biologischen Ausstattung, ihrer körperlichen und psychischen Konstitution und ihrer Persönlichkeitsstruktur. Eine bedeutende Rolle spielen aber auch die gesellschaftlichen, ökonomischen und ökologischen Arbeits- und Lebensbedingungen der Geschlechter. Bei einem akuten Koronarsyndrom kann die ärztliche Kenntnis der **geschlechtsspezifischen Unterschiede,** die für fast jedes Stadium einer Herzerkrankung nachgewiesen worden sind, die Prognose des Patienten bzw. der Patientin entscheidend beeinflussen.

Seit der Ausdifferenzierung der medizinischen Fachdisziplinen im 19. Jahrhundert gelten **der männliche Körper und seine Symptome** als die **Norm für Krankheitsbilder.** Weibliche Krankheitsformen werden – soweit überhaupt wahrgenommen – als Abweichung betrachtet. Auch aus diesem Grund erfolgt die Dosisfindung neuer Arzneien vorwiegend auf Grundlage der Reaktionen männlicher Versuchspersonen. Diesen Mangel versuchen Mediziner in der Praxis auszugleichen, indem sie ihren Patientinnen geringere Gaben verabreichen.

Angesichts dieser defizitären Situation setzt sich die **Frauengesundheitsforschung** seit den 1980er-Jahren für eine **geschlechtersensible Medizin** in Forschung und Praxis ein, die den weiblichen Körper nicht auf Fragen der Reproduktion und Geschlechtsorgane beschränkt. Eine **Männergesundheitsforschung** gibt es erst seit wenigen Jahren. Beide Forschungsrichtungen haben zum Ziel, geschlechtsbedingte Fehlbehandlungen von Männern und Frauen zu vermeiden und beide Geschlechter gemäß ihrem Bedarf ärztlich zu versorgen. Während die Forschung zunächst die sozialen Faktoren in den Vordergrund gestellt hat, um die begrenzte Perspektive biologischer Festschreibungen nicht zu reproduzieren, gilt das Interesse nun zunehmend auch den biologischen Grundlagen der männlichen und weiblichen Gesundheit.

Das geht Sie an!

Männer und Frauen können bei gleichen Krankheiten unterschiedliche Symptome zeigen (z. B. akutes Koronarsyndrom). Machen Sie sich mit den jeweils geschlechtsspezifischen Ausprägungen der Krankheiten, die Sie behandeln, vertraut und vermeiden Sie so Fehldiagnosen und falsche Therapien.

Geschlechtsunterschiede werden zum einen durch das biologische Geschlecht definiert **(Sex),** zum anderen durch das psychosoziale Geschlecht **(Gender)** und dadurch übernommene Rollen. Es wird immer deutlicher, dass geschlechtsspezifische Verzerrungen in Untersuchungen **(Gender-Bias, Artefakte)** berücksichtigt werden müssen. So sagt die Statistik, dass Frauen häufiger an einer Depression leiden als Männer. Frauen suchen allerdings schneller Hilfe als Männer; sie können sich besser an depressive Symptome erinnern und entsprechend davon berichten. Bei identischem Beschwerdebild wird bei Frauen darum schneller eine Depression diagnostiziert als bei Männern.

Ursachen und Formen des Gender-Bias bestehen in der

- Annahme von Gleichheit/Ähnlichkeit, wo keine vorhanden ist, und in der
- Annahme von Unterschieden, wo keiner vorhanden ist.

Merke!

Begriffe der Gender-Forschung:

- **Sex:** biologisches Geschlecht
- **Gender**: psychosoziales Geschlecht
- **Gender-Bias:** Verzerrung der Sichtweise oder der Forschungsergebnisse durch fehlende oder mangelhafte Berücksichtigung der Kategorie Gender

7.2 Wer ist das kränkere Geschlecht?

Die **durchschnittliche Lebenserwartung** von Männern und Frauen unterschied sich schon im 19. Jahrhundert (s. Tab. 10.1). In den mittleren Lebensjahren starben Frauen vor allem an Geburtskomplikationen, Männer durch berufliche Gefahren. Die heutige Differenz lässt sich im Wesentlichen auf **unterschiedliche Verhaltens- und Lebensstile** zurückzuführen. Die Lebenserwartung von Frauen ist deutlich höher als die von Männern. Trotzdem nehmen Frauen häufiger medizinische und psychosoziale Hilfen in Anspruch und gelten als ideale Konsumenten von Medizin. Sind Frauen also das kränkere Geschlecht?

Untersuchungen haben ergeben, dass sich zwar die Krankheitsprofile der Geschlechter unterscheiden, die „Health Expectancy" (die bei guter Gesundheit verbrachte Lebenszeit) bei beiden Geschlechtern jedoch ähnlich ist. Die längere Lebenszeit der Frau ist also von gesundheitlichen Einschränkungen gekennzeichnet. Insgesamt verringert sich derzeit der geschlechtsspezifische Unterschied in der Lebenserwartung. Das ist u. a. darauf zurückzuführen, dass sich die Unterschiede im gesundheitlichen Risikoverhalten verringern. Frauen eignen sich zunehmend ungesunde Lebensweisen an (beispielsweise rauchen immer mehr Frauen) und Männer verhalten sich immer gesundheitsbewusster, übernehmen also traditionell Frauen zugeschriebene Verhaltensweisen. Wenn die Lebenserwartung für Männer derzeit auch schneller ansteigt, so liegt sie doch immer noch deutlich unter derjenigen von Frauen. Diese Differenz wird im Wesentlichen auf die höhere **Säuglingssterblichkeit** bei Jungen und vor allem auf das männliche **Risikoverhalten im Erwachsenenalter** zurückgeführt. Aufgrund der niedrigeren Lebenserwartung erklärt die Männerforschung mittlerweile Männer zum schwächeren Geschlecht. Die jüngste Konkurrenz um die „größere Schwäche" im Zeichen aktueller politisch korrekter Wertigkeiten macht deutlich, dass die Frage nach dem schwächeren Geschlecht falsch gestellt ist und die medizinische Aufmerksamkeit vielmehr den **unterschiedlichen Bedürfnissen** gelten sollte

7.3 Lebensphasen

Internationale Studien haben in den Lebensphasen von Männern und Frauen geschlechtsspezifische Muster nachgewiesen:

7.3.1 Geburt und Kindheit

So werden von der Geburt bis zum zwölften Lebensjahr Jungen weitaus häufiger ärztlich betreut als Mädchen. Wie bereits erwähnt, sind die Säuglingssterblichkeit und die Gefahr von Geburtskomplikationen und Missbildungen bei Jungen höher. In der Schulzeit werden emotionale Störungen, Verhaltensprobleme, Aggressivität und dissoziale Impulse häufiger bei Jungen als bei Mädchen ermittelt (entsprechend beträgt der Jungenanteil in allen deutschen Förderschulen zurzeit 64 Prozent, in den Förderschulen für Verhaltensgestörte sogar 79 Prozent).

7.3.2 Pubertät und Jugendalter

Mit der Pubertät ändert sich das Geschlechterverhältnis hinsichtlich Gesundheit und Krankheit grundlegend. Mädchen schätzen jetzt ihre Gesundheit subjektiv schlechter ein als Jungen. Sie haben häufiger psychosomatische und physiologische Beschwerden und leiden unter sog. **internalisierenden Symptomen** wie Einsamkeit, Ängsten, depressiven Stimmungen, Essstörungen und Suizidversuchen. Jungen zeigen dagegen sog. **externalisierende Symptome** wie oppositionelles Verhalten, Schulprobleme und Delinquenz. Sie verhalten sich risikofreudiger, z. B. in Bezug auf Sport, Straßenverkehr und Drogenkonsum.

7.3.3 Erwachsenenalter

Diese Tendenzen des Jugendalters setzen sich – auch durch gesellschaftliche Festlegungen befördert – im Erwachsenenalter fort. Zwar gibt es auch spezifische gesundheitliche Belastungen für Frauen durch den Beruf (z. B. Reinigungsberufe), Männer ergreifen jedoch gefährlichere Erwerbsberufe. Übergewicht, Alkohol- und Nikotinkonsum verringern ebenfalls die männliche Lebenserwartung. Als Trend der letzten beiden Jahrzehnte lässt sich zwar beobachten, dass sich die Rauch-, Trink- und Essgewohnheiten allmählich angleichen, doch bestehen nach wie vor Unterschiede zwischen den Geschlechtern.

- 33 % der Männer und 22 % der Frauen sind Raucher (Statistisches Bundesamt 2007). 26 % aller Todesfälle bei Männern und 9 % aller To-

7

desfälle bei Frauen sind primär dem Rauchen anzulasten (Hurrelmann; Kolip, S. 343).
- Weitaus mehr Männer (16 %) als Frauen (8 %) weisen einen riskanten Alkoholkonsum auf (Hurrelmann; Kolip, S. 344). Dreimal mehr Männer als Frauen sterben an einer Folgeerkrankung ihres Alkoholkonsums (Statistisches Bundesamt 2007).
- 44 % der Männer und 29 % der Frauen sind übergewichtig, für die Adipositas (Männer 14 %, Frauen 13 %) ergibt sich nur ein geringer Unterschied (Statistisches Bundesamt 2007).

Männer leiden tendenziell unter **Krankheiten mit hohem Sterberisiko. Frauen** neigen zu **chronischen Krankheiten** und **Erkrankungen im psychosomatischen und psychischen Bereich.** Die Sterblichkeitsquote bei den Männern ist generell höher als bei Frauen (z. B. bei Lungenkrebs, Leberzirrhose, Herzkrankheiten, Suizidversuchen, Gewalteinwirkungen).

7.3.4 Alter und höheres Alter

Im Alter und im höheren Alter ist die Rangfolge der Erkrankungen fast identisch, aber Frauen erkranken weiterhin eher in chronischer und Männer in potenziell lebensbedrohlicher Form. Dabei sterben Frauen an den gleichen Krankheiten wie Männer, allerdings in einem höheren Lebensalter, was auf **biologische Schutzfaktoren bei Frauen** hindeutet.

7.4 Soziale Rollen

Wie die Darstellung der Lebensphasen gezeigt hat, wird die gesundheitliche Situation von Männern und Frauen stark durch ihr **Rollenverständnis** bzw. durch die von der Gesellschaft zugewiesene und vorab definierte Rolle bestimmt.

Frauen

Frauen klagen mehr über gesundheitliche Beschwerden und suchen häufiger medizinische Hilfe als Männer. Doch darf bei derartigen, durch statistische Untersuchungen fundierten Aussagen nicht außer Acht gelassen werden, dass Schwangerschaft, Geburt, Verhütungsmaßnahmen und die medikamentöse Östrogensubstitution in der (Post-)Menopause Frauen zwangsläufig häufiger in Kontakt mit dem Gesundheitssystem bringt als Männer. Insgesamt verhalten sich Frauen **gesundheitsbewusster** und schenken dem eigenen Körper mehr Aufmerksamkeit. Sie verfügen über ein **breiteres medizinisches Alltagswissen** als Männer. Nach dem 15. Lebensjahr nehmen Frauen doppelt so viele Medikamente ein und neigen ca. doppelt so häufig zur Selbstmedikation. Gleichzeitig übernehmen sie im Verhältnis zu ihrem Umfeld eine **pflegende Rolle** und kümmern sich um die Gesundheit der Familienmitglieder. Sie fungieren bei Bedarf als Laienmedizinerinnen und stellen dafür die eigene berufliche Arbeit zurück. Diese Belastung kann sich zu einem eigenen Gesundheitsrisiko entwickeln. Da Krankheit häufig als einziger legitimer Grund zum temporären Rückzug aus den beruflichen und familiären Pflichten anerkannt wird, kann die Rolle der Kranken der Frau auch als bewusster oder unbewusster Vorwand dienen, sich den sonst von ihr erwarteten Durchhaltestrategien zu entziehen.

Männer

Männer halten sich – unabhängig vom tatsächlichen Gesundheitszustand – für gesünder als Frauen und klagen weniger über vorhandene Beschwerden. Sie stehen ihrem Körper mit mehr Distanz gegenüber als Frauen und tragen keine Fürsorgehaltung, sondern eine deutliche **Erwartungshaltung hinsichtlich einer reibungslosen Funktion** an ihn heran. Die ausgeprägte männliche Selbstdefinition über Leistung und soziale Anerkennung durch den Beruf führt dazu, dass „Funktionsmängel" wie Krankheit **verdrängt** werden. Das Desinteresse an gesundheitlichen Symptomen gilt wiederum als Bestätigung des eigenen, „harten" Männlichkeitsbildes. Dieser traditionelle Männlichkeitsbegriff führt zu einer dauernden Überforderung und ist Ursache des gesundheitlichen Risikoverhaltens von Männern. Männer betrachten das Gesundheitssystem im Gegensatz zu Frauen nicht als Informationsquelle bei Beschwerden. Sie nehmen weitaus seltener Vorsorgeuntersuchungen in Anspruch und treten nur im Notfall in Kontakt mit dem Gesundheitssystem. Der Anspruch, Probleme selbst zu lösen, und die Furcht, ihre Selbstständigkeit aufgeben zu müssen, erschweren den Zugang zur medizinischen Hilfe.

Merke!

Für beide Geschlechter wirken geschlechtsspezifische Rollenstereotype als Gesundheitsrisiko.

7.5 Geschlechterdifferenzen in der Arzt-Patient-Beziehung

Soziale Faktoren spielen nicht nur in Bezug auf das Selbstverständnis der Patienten eine bedeutende Rolle, sondern auch im Umgang mit dem Arzt oder der Ärztin. Für das Verhältnis von Patientin und Patient zu Ärzten beiderlei Geschlechts gilt:

- Frauen berichten in der Praxis über zahlreichere und häufigere Beschwerden als Männer. Beispielsweise ist ihre Bereitschaft, über Stress zu reden, höher als bei Männern. Daher werden bei ihnen häufiger Stresssymptome diagnostiziert.
- Beschwerden von Männern werden in der medizinischen Praxis ernster genommen als Beschwerden von Frauen. Somit erhalten Männer auch schneller eine adäquate Therapie.
- Symptome von Männern werden eher als organisch interpretiert, Beschwerden von Frauen hingegen eher als psychische oder psychosomatische Symptome. Frauen erhalten daher mehr – und billigere – Psychopharmaka als Männer.
- Untersuchungen aus den 1970er-Jahren belegen, dass Psychotherapeuten und Psychologen ein Frauen- und Männerbild haben, dass die „typisch" weiblichen Eigenschaften mit psychischer Krankheit verbindet und die „typisch" männlichen mit Gesundheit.

In ihrem Verhalten zeigen Ärzte und Ärztinnen signifikante Unterschiede. Das Geschlecht des Arztes hat einen deutlichen Einfluss auf Therapievorschläge und Diagnostik:

- Der Gesprächsstil von Ärzten ist eher dominierend und imponierend; sie geben mehr Anleitungen als Ärztinnen. Ärztinnen stellen mehr Fragen und verhalten sich kooperativer und ermutigender.
- Im Gegensatz zu Ärztinnen führen Ärzte das Patientengespräch eher symptom- als patientenzentriert. Da sie ihre Patienten ausführlicher befragen, setzen Ärztinnen weniger technisch-diagnostische Mittel ein als Ärzte.
- Ärzte verordnen mehr Psychopharmaka (v. a. Hypnotika) und Analgetika als Ärztinnen, insbesondere weiblichen Patienten.

Die bisherigen Studien aus der Frauenforschung zeichnen ein weitaus positiveres Bild der Ärztin als des Arztes, was vor allem durch die partnerschaftlicheren Kommunikationsstrategien begründet wird. Vergleichbare Untersuchungen der Männerforschung liegen nicht vor, sodass die Ergebnisse zur geschlechtsspezifischen Deutung der Arzt-Patient-Beziehung bislang einseitig erscheinen, zumal sie geschlechtspezifische Klischees positiv deuten. Abb. 7.1 fasst die Ergebnisse der Frauenforschung zur Arzt-Patient-Beziehung zusammen. Diskutieren Sie das Schaubild und definieren Sie das dahinterstehende ärztliche Ideal.

Merke!

Das Geschlecht des Arztes hat einen deutlichen Einfluss auf Diagnostik und Therapievorschläge.

7.6 Anderes Geschlecht, andere Geschichte

Hinsichtlich der Geschlechterverteilung ist die Konstellation männlicher Arzt und weibliche Patientin am häufigsten. Zwar sind zwei Drittel der Patienten und auch zwei Drittel der Menschen, die gegenwärtig im Gesundheitswesen arbeiten, weiblichen Geschlechts. Aber nur knapp 30 % der niedergelassenen Ärzte, 20 % der Ärzte auf Qualifikationsstellen in Krankenhäusern und 5 % der leitenden Ärzte in Krankenhäusern sind Frauen. Wenn man die aktuellen Entwicklungen der Studentenzahlen betrachtet, wird sich die Situation in den nächsten Jahren jedoch grundlegend verändern: In keinem anderen universitären Fach ist die Zahl der weiblichen Studenten in den letzten 20 Jahren so angestiegen wie in der Humanmedizin (von 38 % 1983 auf 60 % 2004, s. Tab. 7.1).

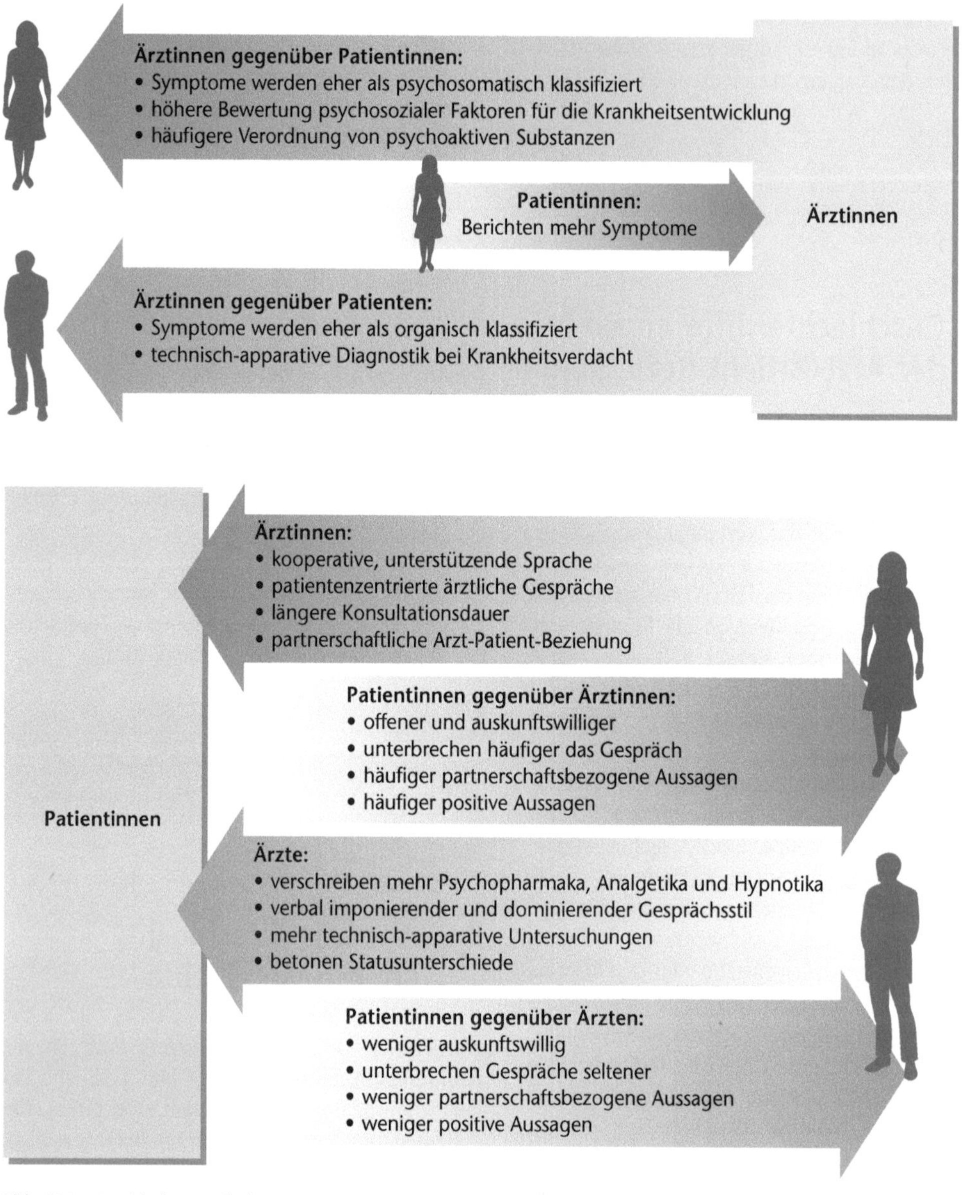

Abb. 7.1: Geschlechtsspezifische Unterschiede in den Interaktionsstilen je nach Geschlecht. [4]

Im Vergleich mit anderen Ländern war Deutschland, was die Zulassung von Frauen zum Medizinstudium angeht, ein Nachzügler (s. Tab. 7.2, Abb. 7.2 und 7.3). Ein Bundesratsbeschluss ermöglichte im Jahr 1899 den Frauen das medizinische Staatsexamen und damit die ärztliche Approbation. Mathilde Wagner promovierte 1901 als erste Frau an der Albert-Ludwigs-Universität Freiburg im Fach Medizin. Im Jahr 1918 habilitierte sich Adele Hartmann als erste Frau im Fach Anatomie. Aber erst im Jahr 2000, also 82 Jahre später, wurde die erste Frau auf einen Lehrstuhl an einer deutschen Universität berufen (Marion Kiechle, Professorin für Frauenheilkunde an der Technischen Universität München). Arztgeschichte ist also keinesfalls gleich Ärztinnengeschichte, ebenso wenig wie Patienten- und Patientinnengeschichte identisch sind.

Tab. 7.1: Anteil der weiblichen Studenten in verschiedenen Studienfächern.

	Früheres Bundesgebiet			*Deutschland*		
	1983	1987	1990	1993	1998	2004
Studienrichtungen						
Kulturwissenschaften	58 %	59 %	60 %	61 %	61 %	61 %
Sozialwissenschaften	55 %	58 %	59 %	61 %	63 %	66 %
Rechtswissenschaften	36 %	40 %	41 %	42 %	44 %	49 %
Wirtschaftswissenschaften	26 %	29 %	31 %	33 %	32 %	38 %
Medizin	38 %	43 %	45 %	46 %	51 %	60 %
Naturwissenschaften	35 %	32 %	32 %	34 %	36 %	38 %
Ingenieurwissenschaften	10 %	11 %	12 %	14 %	19 %	21 %
Insgesamt	40 %	41 %	41 %	42 %	46 %	50 %

Dies ist nicht eine „menschheitsgeschichtliche Selbstverständlichkeit“, sondern ein historisch jüngeres Ergebnis massiver **Ausgrenzungsstrategien.** Bis zum Aufstieg der akademischen Medizin im 19. Jahrhundert dominierten Hebammen und Wehmütter die Frauenheilkunde. Die katholische Kirche grenzte an ihren Universitäten Frauen seit dem 14. Jahrhundert gezielt vom Medizinstudium aus; zuvor war ein Medizinstudium für Frauen durchaus möglich. Vier Jahrhunderte Hexenverfolgung taten ein Übriges, um Frauen aus den heilenden Künsten auszugrenzen. Im 18. Jahrhundert wurde das ärztliche vom pflegerischen Handeln getrennt, was eine **Hierarchisierung** beider Tätigkeiten mit sich brachte. Auch als an der Wende zum 20. Jahrhundert die Medizin für Frauen wieder institutionell zugänglich wurde, blieb diese Trennung bestehen. Bis in die Gegenwart spiegelt die Geschlechter- und Rollenverteilung im Gesundheitssystem diese Machtverhältnisse in der Arzt-Patient-Beziehung wider.

Tab. 7.2: Wann wurden Frauen erstmals zum Medizinstudium zugelassen? Ein Ländervergleich.

Land	*Jahr*
Vereinigte Staaten	1848
Frankreich	1863
Schweiz	1864
Schweden	1870
England	1874
Deutschland	1899

Deutliche Differenzen zeigen sich auch zwischen Patienten- und Patientinnengeschichte. Dies betrifft nicht nur unterschiedliche Symptombilder wie beim akuten Koronarsyndrom, sondern die geschlechtsspezifische Konstruktion ganzer Krankheitsbilder, wie die Geschichte der Medizin zeigt: So gilt beispielsweise die **Hysterie** seit Hippokrates als weibliche Krankheit, deren potenzielle Ursache auf dem Umherschweifen der Gebärmutter im Körper und starkem sexuellen Unbefriedigtsein beruht. Besonders aktuell war das vermeintliche weibliche Leiden zum Ende des 19. Jahrhunderts, wobei es in Verbindung mit sexueller Maßlosigkeit, Narzissmus und Labilität gesehen wurde. Das überwiegend männlich konnotierte historische Parallelmodell ist das Krankheitsbild der **Neurasthenie**. Erstmals konzipiert vom amerikanischen Arzt George Miller Beard (1839–1883), war Neurasthenie von 1880 bis 1914 eine häufige Diagnose. Als besonders gefährdet galten Männer, die den Belastungen der Moderne ausgesetzt waren, z. B. Eisenbahnschaffner und Lokführer durch die neue Schnelligkeit der Fortbewegung.

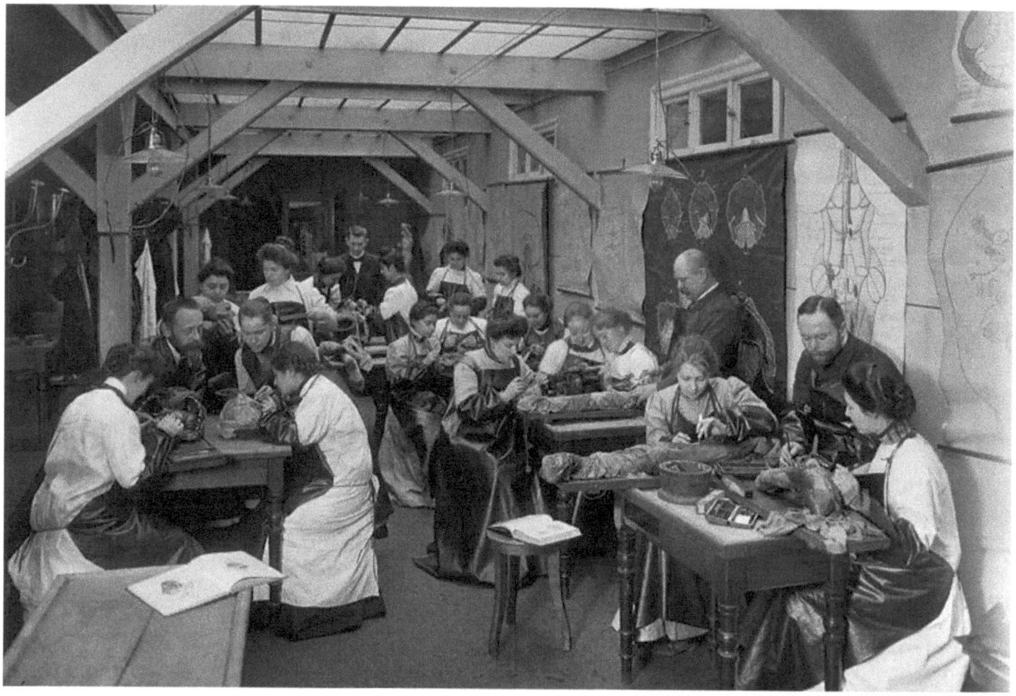

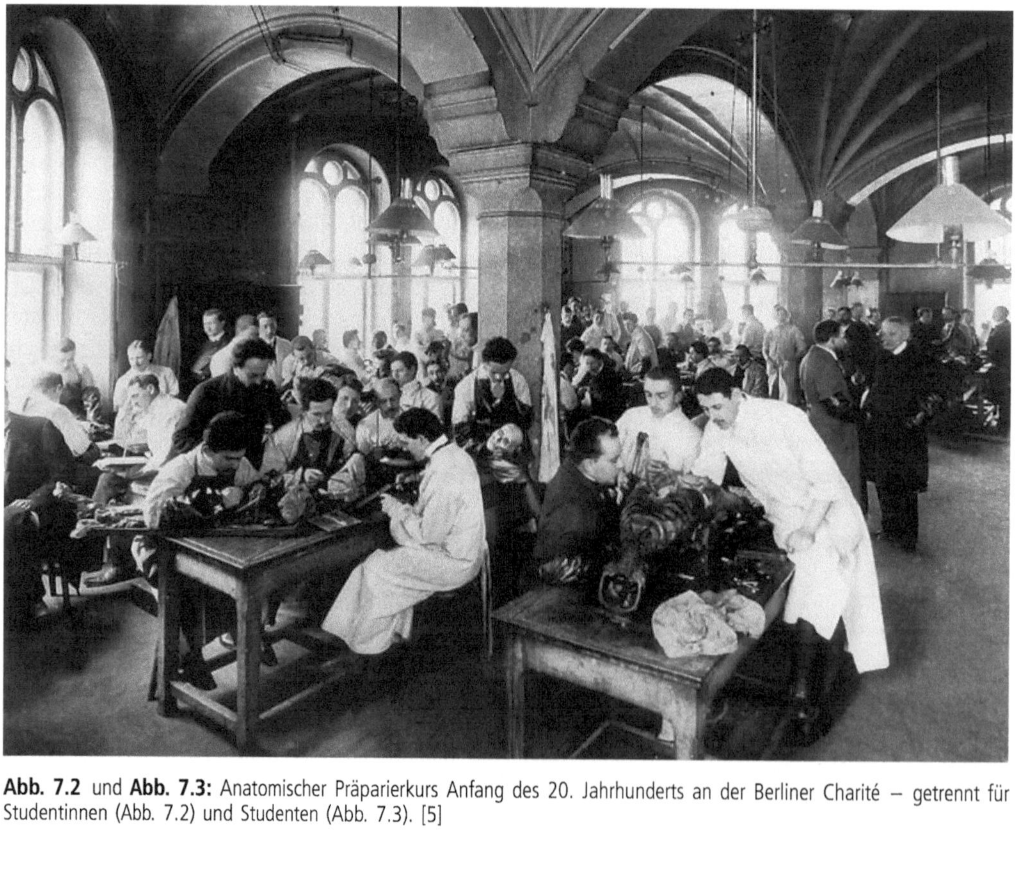

Abb. 7.2 und **Abb. 7.3:** Anatomischer Präparierkurs Anfang des 20. Jahrhunderts an der Berliner Charité – getrennt für Studentinnen (Abb. 7.2) und Studenten (Abb. 7.3). [5]

Denkanstöße

1. Angesichts der erheblichen Zunahme an Medizinstudentinnen in den letzten zwanzig Jahren stellt sich die Frage nach den Ursachen dieser Entwicklung und ihren Konsequenzen für die ärztliche Identität bzw. für die Arzt-Patient-Beziehung.
2. Welche geschlechtsspezifischen Unterschiede sind auf den beiden Bildern aus dem Präparierkurs an der Berliner Charité aus dem frühen 20. Jahrhundert zu erkennen (Abb. 7.2 und 7.3)?

Zusätzliche Lesehinweise

- Brinkschulte, Eva (Hg.): Weibliche Ärzte. Die Durchsetzung des Berufsbildes in Deutschland, Hentrich: Berlin 1994.
- Hurrelmann, Klaus; Kolip, Petra (Hg.): Geschlecht, Gesundheit und Krankheit. Männer und Frauen im Vergleich, Huber: Bern, Göttingen, Toronto 2002.
- Nolte, Karen: Gelebte Hysterie. Erfahrung, Eigensinn und psychiatrische Diskurse im Anstaltsalltag um 1900, Campus: Frankfurt a.M. 2003.
- Riecher-Rössler, Anita; Bitzer, Johannes (Hg.): Frauengesundheit. Ein Leitfaden für die ärztliche und psychotherapeutische Praxis, Elsevier. Urban & Fischer: München, Jena 2005.

8 Das ungeborene Leben

Stefan Schulz

Zum Üben und Diskutieren

Fallbeispiel

Die 21-jährige Petra F. kommt zu Ihnen in die gynäkologische Sprechstunde eines Krankenhauses, um einen Termin für einen Schwangerschaftsabbruch zu vereinbaren. Sie berichtet Ihnen, in der 15. Woche schwanger zu sein. Dies wisse sie erst seit wenigen Tagen, als sie einen Test gemacht habe. Dass ihre Regel ausgeblieben sei, habe sie erst jetzt, als sie an Gewicht zugenommen habe, beunruhigt. Nach dem positiven Testergebnis sei sie zu ihrer Frauenärztin gegangen. Die dortige Untersuchung habe gezeigt, dass das Kind wohlauf sei.

Sie könne sich vorstellen, später einmal Kinder zu haben. Doch jetzt sei sie fest entschlossen, das Kind abzutreiben, da sie sich noch zu jung fühle, in Ausbildung sei und Freiheit brauche. Sie habe seit zwei Jahren einen festen Freund, der studiere und ebenfalls noch kein Kind wolle. Er habe keinen Druck ausgeübt, ein Schwangerschaftsabbruch sei ihr eigener Wunsch. Petra F. macht im Gespräch einen ernsten und entschlossenen Eindruck.

Ihre Gynäkologin habe sie darauf hingewiesen, dass ein Abbruch der Schwangerschaft in diesem Stadium nur aufgrund einer schwerwiegenden Beeinträchtigung des körperlichen oder seelischen Gesundheitszustands möglich sei. Daraufhin sei sie zu einem niedergelassenen Psychiater gegangen, dem sie ihren Konflikt und ihre Verzweiflung schilderte. Der konsultierte Arzt erstellte ein Gutachten, in dem er feststellte, dass angesichts des psychischen Konflikts bei fortgesetzter Schwangerschaft eine Eigengefährdung zu erwarten sei.

Der hinzugezogene Psychiater in Ihrem Krankenhaus kann keine psychiatrische Erkrankung feststellen, Suizidgedanken verneint die Patientin. Während der Psychiater noch mit der Patientin spricht, halten Sie telefonische Rücksprache mit der niedergelassenen Frauenärztin. Letztere berichtet, dass sie das Gefühl habe, dass die Eltern der Patientin diese unter Druck setzten. Im abschließenden Gespräch weist die Patientin einen Einfluss der Eltern zurück. Falls Sie nicht bereit seien, den Eingriff bei ihr vorzunehmen, werde sie noch ein weiteres Krankenhaus aufsuchen und sonst ins Ausland ausweichen.

8.1 Einführung

Der **Anfang des menschlichen Lebens** ist mit einer Reihe wichtiger ethischer Grundfragen verknüpft. Dazu gehören die Fragen nach dem Wesen eines moralischen Subjekts und nach dem moralischen Status des Ungeborenen zu bestimmten Zeiten seiner Entwicklung – Fragen, in denen es auch um die ethischen Ansprüche des Ungeborenen an uns geht, insbesondere um sein Recht auf Lebensschutz. Die Antworten auf diese Fragen sind für die Medizin in Praxis und Forschung von immenser Bedeutung, etwa im Kontext des klassischen und historisch bedeutenden Problemfelds des Schwangerschaftsabbruchs, aber auch bei jungen und jüngsten Handlungsfeldern, wie etwa der Embryonen- bzw. Stammzellforschung.

Die grundsätzlichen Argumentationsstrategien und Begriffe, die in der ethischen Diskussion um den Lebensanfang häufig benutzt werden, sind ebenso Gegenstand dieses Kapitels wie die Geschichte der Statusdiskussion in unserem Kulturkreis, die wir heute im Kontext neuer Handlungsfelder weiterführen.

8.2 Wo liegt das Problem?

Eine besondere Herausforderung der ethischen Diskussion über den Lebensanfang besteht darin, die fokussierten Konflikte adäquat zu beschreiben und in einer Sprache darüber zu sprechen, die nicht von vornherein bestimmte Positionen oder Entscheidungen nahelegt. Man denke nur an die unterschiedlichen Assoziationen, die geweckt werden, wenn man von der Abtreibung eines „Keims", eines „Embryos", eines „Feten", eines „menschlichen Feten", eines „Ungeborenen", eines „ungeborenen Kindes" oder gar von der „Tötung eines Neugeborenen" spricht. Die mit den jeweiligen Bezeichnungen verbundenen **intuitiven Konnotationen** lassen sich nicht vermeiden – gerade deshalb muss man sich aber stets darüber im Klaren sein und versuchen, sie durch bewusste, rationale Argumente zu ergänzen.

Ein oft diskutiertes Beispiel für die angesprochene Problematik ist der Vergleich des gegenwärtig gültigen deutschen **Abtreibungsrechts (§ 218)** und des deutschen **Embryonenschutzgesetzes.** Auf folgende Diskrepanz ist kritisch hingewiesen worden: Der im § 218 verankerte rechtliche Schutz beginnt erst mit der Einnistung des Embryos in der Gebärmutter und das Gesetz sieht dann unter bestimmten Umständen von einer Bestrafung von Abtreibungen ab. Das Embryonenschutzgesetz hingegen gilt bereits ab dem Zeitpunkt der Befruchtung und bedroht verbrauchende Embryonenforschung, die mit einer Tötung des Keims einhergeht, grundsätzlich mit Strafe. Embryonen mit anderen Zielen zu erzeugen, als eine Schwangerschaft der Frau zu erreichen, von der die Eizellen stammen, ist verboten. Liegt hier nicht eine ethisch indiskutable Differenz zwischen diesen beiden Gesetzen vor?

> **Merke!**
>
> Das gegenwärtig gültige deutsche Abtreibungsrecht (§ 218) und das deutsche Embryonenschutzgesetz erfassen in ihren Strafandrohungen unterschiedliche Abschnitte der vorgeburtlichen Entwicklung (Embryonenschutzgesetz: ab der Befruchtung, § 218: ab der Nidation).

8

Interpersoneller oder intrapersoneller Konflikt?

Dieser Kritik kann entgegengehalten werden, dass sie lediglich das Produkt einer bestimmten Sichtweise auf den Schwangerschaftsabbruch und die Embryonenforschung sei, einer Sichtweise nämlich, die das Problem als interpersonellen Konflikt wahrnimmt. Mit dieser Perspektive konkurriert etwa die Wahrnehmung als intrapersonellem Konflikt.

Betrachtet man nämlich den Schwangerschaftsabbruch und die Embryonenforschung primär als **interpersonelles Problem,** steht die Frage nach dem Personenstatus des frühen menschlichen Lebens im Mittelpunkt. Kommt man zu dem Schluss, dass jedes menschliche Lebewesen von der Kernverschmelzung an als Person zu bewerten sei und daher ein maximales „Recht" auf Lebensschutz beanspruchen könne, dann scheint es logisch geboten, jeden Schwangerschaftsabbruch und jede tötende Embryonenforschung ab diesem Zeitpunkt zu verbieten. Wenn dem nicht so wäre, dann sollten umgekehrt sowohl Schwangerschaftsabbrüche als auch Embryonenforschung erlaubt sein. Schwangerschaftsabbrüche und tötende Embryonenforschung werden also „einheitlich“ bewertet.

Steht dagegen die Überzeugung im Vordergrund, dass Schwangere und Ungeborenes nicht getrennt voneinander zu betrachten seien, sondern beide eine biologisch-psychosoziale Einheit bilden, dann kann sich die moralische Bewertung eines Schwangerschaftsabbruchs von derjenigen der tötenden Embryonenforschung unterscheiden. Schließlich liegt die bei einer „normalen“ Schwangerschaft gegebene biologisch-psychosoziale Einheit von Mutter und Kind im Fall der Embryonenforschung, bei der außerhalb des mütterlichen Körpers Embryonen erzeugt werden, nicht vor. Aus dieser **intrapersonellen Perspektive** beurteilt kann es ethisch legitim und logisch widerspruchsfrei sein, Schwangerschaftsabbrüche anders zu bewerten als die Embryonenforschung, auch mit Blick auf „gleichaltrige Entwicklungsstadien“ menschlicher Embryonen.

Aber auch für diejenigen, die diese zweite Problembeschreibung für adäquat halten, ist die **„Statusfrage“** von besonderer Bedeutung. Zum einen tritt nämlich auch hier im Lauf der Entwicklung des Embryos zum Neugeborenen irgendwann die Wahrnehmung eines eigenständigen moralischen Status des Ungeborenen in den Vordergrund, womit sich der intrapersonelle Konflikt in einen interpersonellen Konflikt verwandelt. Außerdem muss im Kontext der Embryonenforschung begründet werden, warum der vom mütterlichen Körper isolierte Embryo einen Personenstatus besitzt oder nicht. Die „Statusfrage“ kann damit als die zentrale ethische Frage im Kontext des „Lebensanfangs“ bewertet werden. Sie ist zudem fester Bestandteil unserer Kultur, und zwar nachweislich seit mehr als 2000 Jahren.

Merke!

Die Beschreibung, die Analyse, die Kritik und die normative Lösung der Problematik des Schwangerschaftsabbruchs und der Embryonenforschung hängen davon ab, ob man sie primär als inter- oder als intrapersonellen Konflikt wahrnimmt.

8.3 Die Geschichte der Statusdiskussion

Frühe christliche Spuren einer „Statusdiskussion“ finden sich in der sogenannten **Septuaginta,** einer griechischen Bibelübersetzung aus dem 3. Jahrhundert v. Chr. Dort wird im 2. Buch Mose gefordert, einen (unbeabsichtigten) Schwangerschaftsabbruch mit einer Bußstrafe zu ahnden, solange das Kind noch „ungeformt“ sei, danach sei „Seele für Seele“ zu geben. Dieser Text unterscheidet sich deutlich vom Text der späteren lateinischen **Vulgata.** In dieser Bibelfassung werden keine unterschiedlich schweren Strafen in Abhängigkeit von der Entwicklung des Ungeborenen angedroht. Wie ist dieser Unterschied zu erklären?

Eine Deutung geht davon aus, dass die Autoren der Septuaginta versucht hätten, damals aktuelle Forschungsergebnisse zur Entwicklung des Ungeborenen in ihren Text zu integrieren. Der Philosoph Aristoteles (4. Jahrhundert v. Chr.), der die Lehre einer stufenweise erfolgenden Beseelung des Menschen vertrat, hatte dafür argumentiert, dass die spezifisch menschliche Seele erst dann zum Ungeborenen trete, wenn es menschliche Formen ausgebildet habe. Vorher seien nur die Ernährungs- und die Empfindungsseele, die auch Pflanzen bzw. Tiere besitzen, im ungeformten Körper tätig. Diese Theorie passte gut zur christlichen Schöpfungsgeschichte, nach der Gott Adam erst dann Leben einhauchte, als sein Körper fertig geformt war. Mit anderen Worten: Die spezifisch menschliche Seele erzeugt nach dieser Vorstellung ein spezifisches Mensch-Sein und generiert damit einen starken Grad des Rechts auf Lebensschutz.

8.3.1 Das römische Recht

Allerdings gab es in der Antike auch andere Haltungen. So ist bekannt, dass das römische Recht zunächst keinen grundsätzlichen Schutz des ungeborenen Kindes formuliert hatte, sondern die sogenannte **patria potestas** unterstützte, die häusliche Zuchtgewalt des Familienvaters. Dieses Recht umfasste auch das Recht auf Leben und Tod seiner Nachkommen. Das ungeborene Kind galt als **„Eingeweide“ der Schwangeren.** Ein Schwangerschaftsabbruch war damit nur dann strafbar, wenn die patria potestas verletzt wurde, wenn etwa eine Frau ihrem Mann durch eine Abtreibung Nachkommen vorenthielt.

8.3.2 Kirchliches und frühes weltliches Strafrecht

Die unterschiedliche Bestrafung von Schwangerschaftsabbrüchen je nach Entwicklung des ungeborenen Kindes, wie sie die Septuaginta forderte, setzte sich in der Folgezeit im Strafrecht der Kirche durch. Sie findet sich etwa im sogenannten **Decretum Gratiani,** der ersten Sammlung des kirchenrechtlichen Stoffes (um 1140 abgeschlossen). An dieser Auffassung änderte sich – abgesehen von einer kleinen Episode Ende des 16. Jahrhunderts – bis weit ins 19. Jahrhundert hinein nichts. 1869 dehnte dann **Papst Pius IX.** die Totschlagsqualität von Abtreibungen auf die **gesamte** Schwangerschaftsdauer aus. Eine Triebfeder war hier die Diskussion um die „unbefleckte", also von der Erbsünde nicht belastete Empfängnis von Maria, der späteren Mutter Jesu.

Ähnlich war die Situation im frühen weltlichen Recht, das in seiner Entstehungszeit stark durch das ältere Kirchenstrafrecht geprägt war. Die **„Peinliche Gerichtsordnung" (PGO)** von Kaiser Karl V. fordert etwa 1532 die Todesstrafe nur bei Abtreibung „lebendiger", d. h. spezifisch menschlich beseelter Ungeborener. Bei „noch nicht lebendigen" Leibesfrüchten wurden mildere Strafen als ausreichend erachtet.

Merke!

Im Strafrecht der Kirche war bis ins 19. Jahrhundert hinein eine abgestufte Bestrafung von Schwangerschaftsabbrüchen verankert. Entscheidend war, ob eine Beseelung bereits stattgefunden hatte oder nicht. 1869 wurde die Totschlagsqualität der Abtreibung auf die gesamte Schwangerschaftsdauer ausgedehnt.

Die Fristen

Zur Frage, nach welcher Schwangerschaftsdauer der Körper des Ungeborenen die spezifisch menschliche Seele besitze – also auch menschliche Formen entwickelt habe –, äußerte sich die PGO nicht. Es gab allerdings bereits seit geraumer Zeit konkrete Zeitangaben. Die Art und Weise, wie die maßgeblichen Zeitpunkte bestimmt wurden, war jedoch eine andere als heute. Systematische embryologisch-morphologische Studien im Kontext des uns vertrauten Entwicklungsgedanken gab es damals beispielsweise nicht. Sie passten nicht in die wissenschaftlichen Strategien der Zeit. Das Studium ungeborener Körper wurde daher auch nicht als Terminierungsquelle eingesetzt. Stattdessen versuchte man, im Kontext und in Übereinstimmung mit der christlichen Weltdeutung den richtigen Zeitpunkt zu bestimmen. Bezugsquelle war hier gewöhnlich die Bibel.

Der berühmte Theologe **Augustinus** (um 400 n. Chr.) argumentierte beispielsweise für einen Zeitraum von 45 Tagen, indem er den Bau des Tempels in Jerusalem mit der Entstehung der „menschlichen Körperform" verglich. In **kirchlichen Bußordnungen** des achten bis elften Jahrhunderts taucht dagegen oft eine Frist von 40 Tagen (männliches Geschlecht) bzw. 80 Tagen (weibliches Geschlecht) auf, abgeleitet vom 3. Buch Mose, das sich zu den Reinigungsfristen äußert, die nach einer Geburt einzuhalten seien. Diese interpretierte man als Folge einer „unreinen" Schwangerschaftsdauer, die man wiederum als Entwicklungszeit ohne die spezifisch menschliche Seele einschätzte. Die gleichen Fristen finden sich später in einem Kommentar (um 1216) zum schon erwähnten Decretum Gratiani. Diese Zeitspannen dominierten in der Folgezeit im kirchlichen Strafrecht, auch wenn einzelne Denker für andere Fristen eintraten. **Thomas von Aquin** plädierte etwa im 13. Jahrhundert unter dem Einfluss der Aristotelesrezeption für eine Frist von 40 bzw. 90 Tagen. Im 17. Jahrhundert mehrten sich dann die Stimmen, die unter dem **Einfluss lutherischen Gedankenguts** den Beseelungszeitpunkt auf den Moment der Empfängnis vorverlegten.

Visualisierungen des Ungeborenen

Die in der Theologie und Philosophie vertretenen Beseelungszeitpunkte und der dort gedachte Zusammenhang zwischen Beseelung und menschlicher Körperform beeinflussten bis ins 18. Jahrhundert hinein auch die Visualisierungen menschlicher Ungeborener, die in medizinischen bzw.

naturkundlichen Werken abgedruckt wurden. Das Hebammenlehrbuch des Zürcher Stadtschnittarztes Jakob Rueff (Erstdruck 1554) zeigt beispielsweise den Körper eines Ungeborenen, der wie ein Neugeborenes aussieht und ein Alter von 45 Tagen (!) haben soll – ganz den Vorstellungen von Augustinus entsprechend. Solche Abbildungen sind primär Visualisierungen theoretischer Vorstellungen und nicht Produkte empirischer Studien am „Objekt". Wie wissenschafts- und kunstgeschichtliche Studien gezeigt haben, trifft dies übrigens auch auf viele andere Elemente der medizinischen Abbildungskultur dieser Zeit zu. So visualisieren die Abbildungen Rueffs auch die aristotelische Embryologie, in der am Anfang eine ungeformte Substanz steht (Epigenese); die Eiform der abgebildeten Uteri lässt sich als Zitat des Eis deuten, das als Sinnbild des Ursprungs, des Werdens galt.

Die durch die **Reformation** verursachten Erschütterungen pflanzten sich bis in die medizinischen und naturkundlichen Werke fort. Jedenfalls können Abbildungen wenige Tage alter Embryonen mit Körpern, die an Neugeborene bzw. Kleinkinder erinnern, als Visualisierung der Theorie einer empfängnisnahen Beseelung und der Theorie des Zusammenhangs von menschlicher Körperform und Beseelung gelesen werden. Man findet sie beispielsweise im 17. Jahrhundert in den Werken von Severinus Pinaeus und Theodor Kerckring (s. Abb. 8.1). Auch die berühmte Abbildung Nicolaas Hartsoekers aus dem Jahr 1694, die – als im Druck reproduziertes, mikroskopisches Bild – ein in einem Spermium kauerndes Menschlein zeigt, das in der Gebärmutter nur noch wachsen wird, kann in analoger Weise interpretiert werden.

Die uns vertraute Weise, menschliche Embryonen zu sehen und auch abzubilden, entstand dann gegen Ende des 18. Jahrhunderts. Als wichtigster Marker für diesen Prozess gilt der 1799 erschienene Atlas **Icones embryonum humanorum** (Abbildungen menschlicher Embryonen) des Anatomen **Samuel Thomas Soemmerring.** Soemmerring konstruierte aus einer Vielzahl von Embryonen, die zum größten Teil aus Sammlungen stammten, eine Entwicklungsreihe, in der die am „Objekt" beobachteten, „nichtmenschlichen" Körperformen zur „normalen" Form früher Entwicklungsstadien wurden. Den Deutungen der menschlichen Entwicklung,

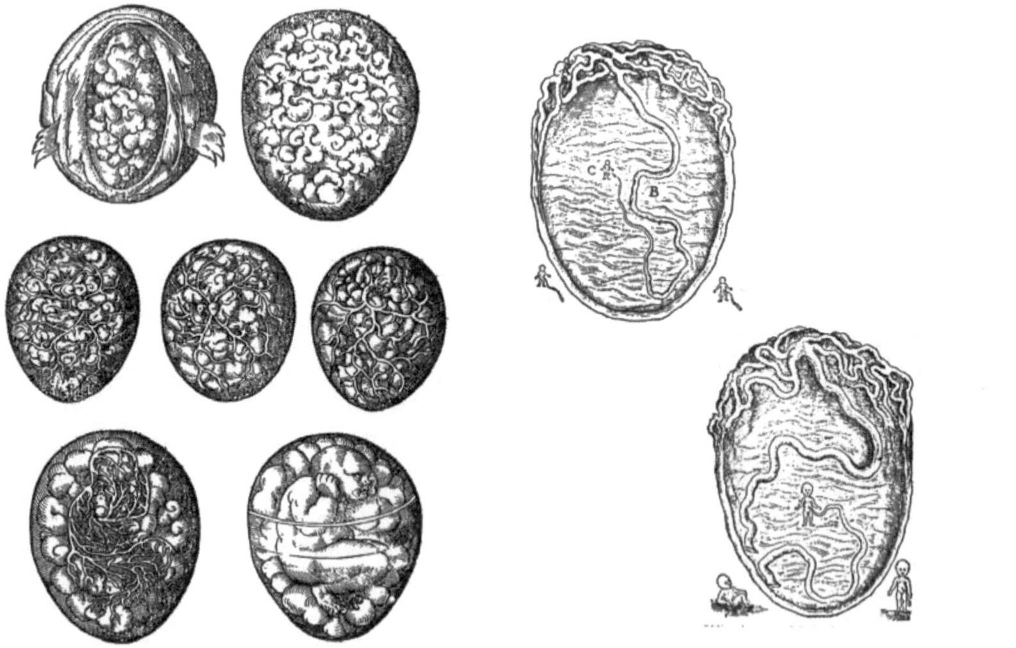

Abb. 8.1: Entwicklung des Ungeborenen in den ersten 45 Tagen, 1569 (links). Ungeborene im Alter von 12 und 25 Tagen, 1639 (rechts). [6]

die von vorgeformten kleinsten „menschlichen“ Körpern ausgingen, wurde so der Boden entzogen. Die Frage des Beseelungszeitpunkts, die im christlichen Kontext eine so große Bedeutung besaß, wurde durch die neue Embryologie aber nicht entschieden.

8.3.3 Das weltliche Recht seit dem späten 16. Jahrhundert

Die PGO hatte die Unterscheidung von „belebten“ und „noch nicht belebten“ Ungeborenen zwar aufgegriffen. Sie wurde aber rasch durch rechtsimmanente andere Differenzierungen in den Hintergrund gedrängt. Die sogenannten **Kursächsischen Konstitutionen** von 1572 unterscheiden zwar noch zwischen „lebendigen“ und „noch nicht lebendigen“ Ungeborenen. Als rechtsrelevante Zeitgrenze wird hier aber die Mitte der Schwangerschaft genannt. Hintergrund dieser Terminierung war die Überzeugung, dass die Schwangeren ab diesem Zeitpunkt Kindsbewegungen zweifelsfrei spüren, sodass sich eine angeklagte Frau vor Gericht nicht mehr dadurch entschuldigen konnte, dass sie von der Schwangerschaft nichts gewusst und lediglich Medikamente benutzt habe, um ihre krankhaft ausgebliebene Menstruation wieder in Gang zu bringen. Analoge Regelungen lassen sich auch 200 Jahre später in verschiedenen Partikularrechten des Heiligen Römischen Reichs Deutscher Nation nachweisen, etwa in der österreichischen **Constitutio Criminalis Theresiana** von 1768.

Im Verlauf des 18. Jahrhunderts wurden die Ungeborenen im Kontext einer zunehmenden Verweltlichung aber zunehmend als zukünftige Bürger des Staates wahrgenommen. Diese Eigenschaft kam ihnen während der gesamten Schwangerschaft zu. Vor diesem Hintergrund bedrohte etwa das für Österreich 1787 erlassene **Allgemeine Gesetz über Verbrechen und deren Bestrafungen** – im Unterschied zur Constitutio criminalis Theresiana – Schwangerschaftsabbrüche unabhängig von der Schwangerschaftsdauer mit Strafe. Ähnlich war die Regelung im **Preußischen Strafge-**

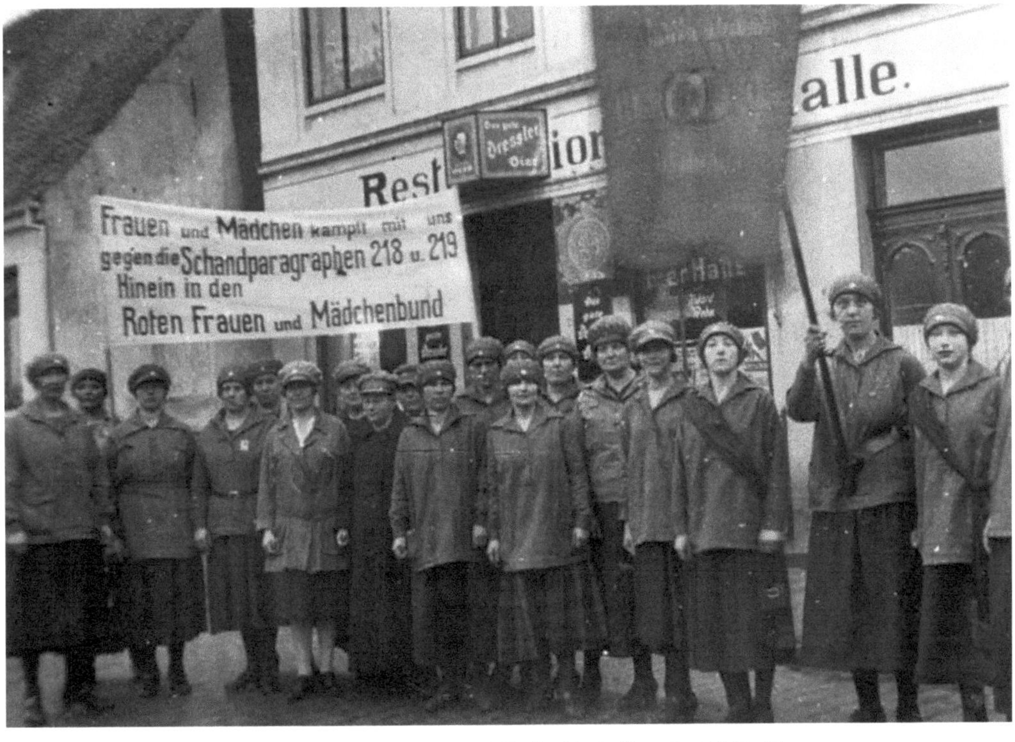

Abb. 8.2: Kommunistische Demonstration in Bremen 1928 für die Abschaffung des § 218. [7]

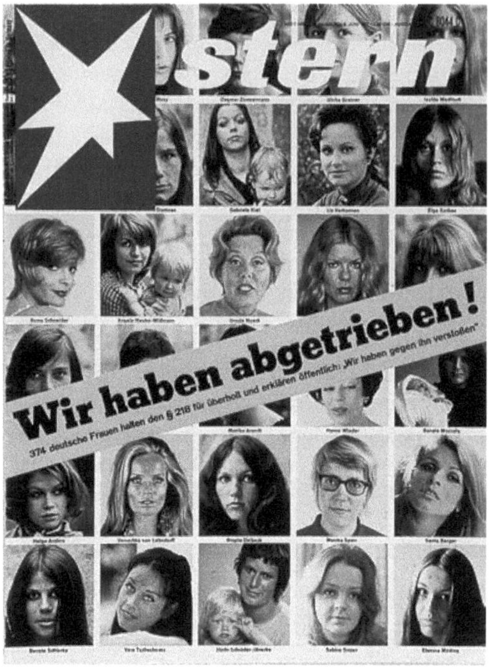

Abb. 8.3: Titelblatt der Zeitschrift Stern vom 6.6.1971. [8]

setzbuch von 1851, die über das Strafrecht des Norddeutschen Bundes in die Paragrafen 218 ff. des **Strafgesetzbuches für das Deutsche Reich** von 1871 einwanderte.

An der nun vorliegenden Fassung des Abtreibungsrechts änderte sich in den folgenden Jahren nur wenig – trotz zahlreicher Offensiven im Kontext der Frauenemanzipation, trotz der Diskussion um die Ausbeutung der arbeitenden Klasse und trotz der religionskritischen Haltung linker Politiker und Parteien, die durch die Freigabe der Abtreibung in der Sowjetunion 1917 angeheizt wurde (s. Abb. 8.2). In der Zeit des **Nationalsozialismus** geriet die Frage des Schwangerschaftsabbruchs und seiner rechtlichen Regelung ganz unter den Einfluss der Rassenhygiene und Eugenik, der **biomedizinischen Vision** der Nationalsozialisten. Es herrschte eine zynische Doppelmoral: Abtreibungen wurden zum einen mit der Todesstrafe bedroht, zum anderen wurden Zwangsabtreibungen durchgeführt (s. Kap. 15). Nach dem Ende des Zweiten Weltkriegs beeinflussten zunächst die Auseinandersetzung mit der NS-Ideologie und den NS-Gesetzen sowie der Eindruck der massenhaften Vergewaltigungen, die geschehen waren, die Diskussion um das Abtreibungsrecht, dann auch der Streit um das Selbstbestimmungsrecht der Frau und die sexuelle Revolution (s. Abb. 8.3). Die für die Statusdiskussion besonders relevanten Ergebnisse der jeweiligen politischen Prozesse, nämlich die seit den 1970er-Jahren beschlossenen Gesetze und ihre Bestimmungen, fasst Tab. 8.1 zusammen.

Tab. 8.1: Chronologie des deutschen „Abtreibungsrechts" ab den 1970er-Jahren.

1972	Fristenregelung in der DDR (Dreimonatsfrist)
1974	Fristenregelung in der BRD (Dreimonatsfrist)
1975	Einspruch des Bundesverfassungsgerichts
1976	Indikationenregelung in der BRD: • ärztlich festgestellte, nicht anders abwendbare Gefahr für das Leben oder die Gesundheit der Schwangeren (ohne zeitliche Begrenzung), • so schwere Schädigung des Gesundheitszustandes des Kindes, dass von der Schwangeren die Fortführung der Schwangerschaft nicht verlangt werden kann (bis 22 Wochen nach der Konzeption (= 24. Schwangerschaftswoche [SSW])), • eine Schwangerschaft als Folge einer Vergewaltigung (bis 12 Wochen nach der Konzeption), • Abwenden der Gefahr einer sonstigen schweren Notlage für die Schwangere (bis 12 Wochen nach der Konzeption [14. SSW]).
1992	Fristenregelung im vereinten Deutschland (Dreimonatsfrist)
1993	Einspruch des Bundesverfassungsgerichts
1995	Schwangeren- und Familienhilfeänderungsgesetz, u. a. „gemischte Fristen- und Indikationsregelung" im § 218 StGB.

Das geht Sie an!

In Deutschland gilt im § 218 StGB eine gemischte Fristen- und Indikationsregelung.

- Beispiel für die Anwendung von „Fristen": Bei vorheriger Beratung besteht Straffreiheit bis zur zwölften Woche nach der Konzeption (= 14. Schwangerschaftswoche nach der letzten Menstruation).
- Beispiel für die Anwendung von „Indikationen": Ein Abbruch zu einem späteren Zeitpunkt ist dann straffrei, wenn durch einen Arzt, der die Abtreibung selbst nicht vornimmt, eine besondere Gefahrensituation für die Schwangere schriftlich festgestellt wird.

8.4 Aktuelle ethische Diskussion der Statusfrage

Über die Statusfrage wurde während der gesamten Nachkriegszeit weiterdiskutiert. Neben gesellschaftspolitischen Auseinandersetzungen um den Schwangerschaftsabbruch lösten auch neue medizinische Handlungsfelder, wie die **In-vitro-Fertilisation (IVF)** und die **Forschung an Embryonen,** heftige Diskussionen aus. Dabei wurden und werden bestimmte Grundpositionen und Argumentationsstrategien immer wieder benutzt. Die wichtigsten von ihnen sollen im Folgenden vorgestellt werden. Vorab sei betont, dass diese Positionen und Argumentationsstrategien historisch gewachsene Produkte sind, die nicht systematisch als Gesamtgruppe konstruiert wurden.

8.4.1 Konservative und liberale Positionen

Als **konservative Positionen** werden gewöhnlich Auffassungen bezeichnet, in denen die Frage nach dem (biologischen) individuellen Beginn menschlichen Lebens und die Frage nach dem Beginn personalen Lebens (im Sinne spezifischer Schutzwürdigkeit) gleichgesetzt werden. Der menschliche Embryo besitzt nach diesen Positionen den gleichen moralischen Status wie eine „erwachsene Person" und damit auch das Recht auf maximalen Lebensschutz. Begründungen für konservative Positionen liefern etwa das Kontinuitätsargument, das Potenzialitätsargument und das Identitätsargument (s. u.).

Als **liberale Positionen** werden dagegen Auffassungen zusammengefasst, in denen für einen unterschiedlichen chronologischen Beginn des individuellen biologischen Lebens und des personalen Lebens (im moralischen Sinne) argumentiert wird. Typischerweise resultiert aus solchen Überlegungen ein nicht maximaler Schutz früher menschlicher Entwicklungsstadien (Begriff!). In liberale Positionen münden beispielsweise Argumentationen, die das Person-Sein an bestimmte Merkmale und Eigenschaften binden, die erst im Lauf der Zeit entwickelt werden.

Identität

Identitätsargumente gehen von dem für erwachsene Personen grundsätzlich akzeptierten Tötungsverbot aus und stellen dann die Frage, über welchen vergangenen Zeitraum die erwachsene Person mit sich „selbst identisch" sei. Denn genau dieser Zeitraum bestimme die Gültigkeitsdauer des Tötungsverbots in der Entwicklung des Menschen. Während die Rede von Embryonen, Feten, Kleinkindern, Schulkindern und Erwachsenen schon durch die verschiedenen Begriffe Unterschiede betont, wird hier also (nach einer Lesart) nach dem gefragt, das es dem Erwachsenen erlaubt zu sagen: „Das bin ich", wenn er sein Bild als Schulkind betrachtet.

Beantwortet man die Frage nach dieser „Identität" biologisch, etwa durch einen Hinweis auf die **genetische Identität** von befruchteter Eizelle und erwachsener Person, so fordern einen zahlreiche Detailprobleme heraus: Man wird beispielsweise die Frage beantworten müssen, wie in diesem Kontext die Entstehung eineiiger – genetisch gleicher – Zwillinge oder auch die (hypothetische) Gentherapie, die den Genbestand eines Körpers verändert, zu bewerten sind. Auf molekularer Ebene wird auch die behauptete faktische genetische Identität selbst ein Problem darstellen, und zwar sowohl mit Blick auf ihren Beginn (Befruchtungsvorgang) als auch hinsichtlich ihrer zeitlichen Konstanz im Lauf des Lebens. Weitere Handlungsfelder, wie der Umgang mit hirntoten – genetisch nicht veränderten – Patienten, müssen ebenfalls bedacht werden. Zudem gerät man in den Kontext der Diskussionen um die moralische Relevanz der (biologisch gefassten) Spezieszugehörigkeit. Hier ist allgemein akzeptiert, dass die Spezieszugehörigkeit allein keinen besonderen moralischen Status begründen kann. Besonders deutlich ist die Ablehnung von Positionen, die beim pauschalen Bezug auf „Rassezugehörigkeit" stehen bleiben **(Speziesismusvorwurf).**

Bezieht man die Frage der Identität auf die Erinnerung an sich selbst als denkendes Wesen, dann wird die Identität in den allermeisten Fällen bereits im Kleinkindalter enden. Fasst man Identität dagegen ontologisch, so kann sie unschwer bis in die ersten Phasen der Embryonalentwicklung argumentativ verteidigt werden. Dann verbietet sich streng genommen sogar die Rede von der Identität einer erwachsenen Person mit dem „Menschen", der sie in früheren Entwicklungsphasen war. Denn in einem ersten Schritt wird hier eine Trennung verschiedener Phasen artikuliert und in einem zweiten Schritt wieder aufgehoben.

Kontinuität

Kontinuitätsargumente begründen auf einer anderen Ebene ein einheitliches Recht auf Lebensschutz während der gesamten vorgeburtlichen Entwicklung des Menschen. Zum einen wird bestritten, dass sich moralisch relevante Einschnitte in der Entwicklung des Menschen willkürfrei begründen lassen. Zum anderen wird bezweifelt, dass man auf der Ebene der faktisch feststellbaren Merkmale willkürfrei Zäsuren beobachten kann. Gerade die moderne Embryologie habe gezeigt, dass sich alle Merkmale und alle Funktionen allmählich entwickeln, wenn auch mehr oder weniger schnell. Dieser Überlegung setzt die Kritik entgegen, dass zwar keine punktuellen „Zäsuren", dennoch aber „wechselnde Eigenschaften oder Zustände" festgestellt werden könnten, die zu bestimmten Zeiten nicht und später sicher vorlägen: etwa die Einnistung des Keims in die Gebärmutter, die Lebensfähigkeit außerhalb der Gebärmutter, die Ausbildung von neuronalen Reflexbögen, die elektrische Aktivität des Gehirns etc. Wenn es sich dabei um moralisch relevante Eigenschaften oder Zustände handelte, wäre damit auch eine unterschiedliche moralische Bewertung der klar unterschiedenen Entwicklungsstadien gerechtfertigt. Für eine konsistente Argumentation müsse dann nur noch eine spezifische Betrachtung des „Unschärfeintervalls" begründet werden, das zwischen den klar unterscheidbaren Zuständen liegt. Andere Kritiker betonen, dass eine entscheidende Schwäche des Kontinuitätsarguments darin liege, dass es seine wichtigste ethische Basis, nämlich die moralische Gültigkeit des Tötungsverbots bei erwachsenen Personen, nicht aus sich heraus zu begründen vermag. So könnte das Kontinuitätsargument beispielsweise auch von der Zeugung her entwickelt und gegen das Tötungsverbot ins Feld geführt werden.

Merkmale, Eigenschaften und Fähigkeiten

Eine Reihe von Ethikern macht den moralischen Status eines Ungeborenen vom Vorliegen bestimmter Eigenschaften, Fähigkeiten bzw. Merkmale abhängig. Eine besondere Bedeutung schreiben eine Reihe von Ethikern der **Empfindungsfähigkeit** zu: Nur empfindungsfähigen Wesen könne man schaden, nicht aber etwa einem Stein. Ein Stein wäre also – etwa im Unterschied zu einer Katze – kein Wesen mit moralischen Ansprüchen an uns. Mit Blick auf den Schwangerschaftsabbruch wird in diesem Kontext etwa die Entwicklung der Fähigkeit zur Schmerzempfindung als Zeitpunkt diskutiert, ab dem ein Ungeborenes überhaupt als moralisches Subjekt anzusehen sei. Als entscheidende Voraussetzung für den vollen Personenstatus – und damit für ein maximales Recht auf Lebensschutz – wird von einigen Autoren die Ausbildung des **Selbstbewusstseins** diskutiert, da dieses für ein bewusstes Interesse an einer Fortdauer der eigenen Existenz, dem stärksten Argument für den Lebensschutz, unabdingbar sei. Einige wenige Ethiker sind sogar der Meinung, dass daher selbst ein Neugeborenes nicht den vollen Personenstatus besitze. Ethiker, die den Personenstatus durch bestimmte Merkmale oder Eigenschaften begründen, argumentieren auch, dass nichtmenschliche Lebewesen (im Sinne eines biologischen Artbegriffs) Personen im moralischen Sinn sein können, etwa dann, wenn sie über Selbstbewusstsein verfügen.

Die Kritik an solchen Positionen entwickelt sich auf verschiedenen Ebenen, wie es etwa das Identitäts- und das Kontinuitätsargument demonstrieren. Im Speziellen wird die Auswahl der fokussierten

Eigenschaften angegriffen, etwa die Betonung des Selbstbewusstseins als des entscheidenden Merkmals, das den Personenstatus begründe. Zudem sei zu bedenken, dass die fokussierten Merkmale nicht von sich aus eine moralische Verbindlichkeit haben, sondern diese Verbindlichkeit aus einem moralischen Argument abgeleitet werden muss, wie es oben in der Verknüpfung von Selbstbewusstsein und Interesse an der Fortdauer der eigenen Existenz angedeutet wurde. Geschieht das nicht, so verkommen die exponierten Eigenschaften zu deskriptiv festgestellten Phänomenen (Seinsaussagen) und können keinen moralischen Status begründen.

Potenzialität

Im Mittelpunkt der **Potenzialitätsargumente** steht die unbestrittene Tatsache, dass sich die befruchtete menschliche Eizelle zu einer menschlichen Person entwickeln kann bzw. gewöhnlich auch entwickelt. Unabhängig von der Frage, ob ein Ungeborenes zu einem bestimmten Zeitpunkt bereits als Person zu bewerten sei oder nicht, besitzt die befruchtete Eizelle damit die Potenz, sich zu einer menschlichen Person zu entwickeln. Daher sollte es auch von der Befruchtung an nicht als, sondern wie eine Person geschützt werden. Dieser Schluss überzeugt allerdings nicht alle.

Kritiker verweisen etwa darauf, dass diese Argumentation gerade der Alltagserfahrung widerspreche, nach der potenzielle Eigenschaften gerade nicht so bewertet werden wie aktuelle. Ein potenzieller König sei eben kein König und ein potenzieller Arzt eben noch kein Arzt. Andere Kritiker betonen, dass es kein Recht auf eine zukünftige Entwicklung gebe. Ein potenzieller gesetzlicher Erbe könne beispielsweise enterbt werden. Schließlich wird darauf hingewiesen, dass es nicht plausibel sei, beim Potenzialitätsargument bei der befruchteten Eizelle stehen zu bleiben und die Potenz von Ei- und Samenzelle, eine Person zu werden, auszuklammern.

Für sich genommen sei dies zwar richtig, entgegnen die Vertreter des Potenzialitätsarguments. Doch diese Alltagserfahrung auf die Entwicklung des Menschen zu übertragen sei unangebracht. So sei die Potenz, um die es bei der Entwicklung des Menschen geht, nicht vergleichbar mit der Potenz, ein approbierter Arzt zu werden. Ein Arzt zu werden sei nämlich eine Option, sein Leben zu gestalten, zu der es viele Alternativen gebe. Arzt zu sein ist eine Eigenschaft, die einer menschlichen Person zukommt – oder auch nicht. In analoger Weise das Person-Sein als Eigenschaft einer erwachsenen Person zu bewerten sei dagegen falsch. Denn Person zu sein sei das „Wesen" der Person. Auf entsprechende Weise sei es auch falsch, die Möglichkeit des Ungeborenen, eine Person sein, von ihm abzutrennen. Hier erscheint die Möglichkeit, eine Person zu sein, nicht als die Eigenschaft, potenziell eine Person zu sein, sondern als die Potenzialität der Person selbst. Anders formuliert: Potenzialität kann nicht nur in einem logischen Sinn interpretiert werden, sondern auch in einem ontologischen. Dann meint Potenzialität „eine bestimmte Verfasstheit oder Natur eines Wesens". Aus dieser Perspektive sind dann auch Redeweisen abzulehnen, die das Person-Sein semantisch als Eigenschaft fassen, wenn etwa von der Entwicklung eines Embryos zu einer Person gesprochen wird.

Eine weitere Argumentation akzeptiert, dass die Potenzialität einer menschlichen Person nicht ausreiche, um Rechte auf genauso starke Weise zu begründen wie ein aktueller Personen-Status. Andererseits betont sie aber, dass es auch wenig überzeugend sei, ein Wesen, das diese Potenzialität verkörpere, genauso zu behandeln wie ein Wesen, dem sie fehle. Daher sei es angemessen, aus der Möglichkeit, eine menschliche Person zu sein, ein starkes Recht auf Lebensschutz abzuleiten. Ein Recht, das allerdings – im Unterschied zum Lebensrecht aktueller menschlicher Personen – eine größere Spannbreite von Güterabwägungen zulasse. Gewichtige Argumente könnten es im individuellen Fall daher rechtfertigen, über die klassischen Einschränkungen des Lebensschutzes hinaus (wie etwa Notwehrsituationen) den grundsätzlich gebotenen Schutz ungeborenen menschlichen Lebens zugunsten eines anderen Gutes als weniger wichtig zu bewerten, etwa im Vergleich mit dem erwarteten Nutzen medizinischer Forschungsvorhaben. Die Frage, welche Güter die in solchen Fällen geforderte hohe Bedeutung besitzen, tritt dann in den Vordergrund. Einigkeit besteht hier allerdings aktuell nicht.

Denkanstöße

1. Was zeichnet „liberale" und „konservative" Positionen in der Diskussion des Schwangerschaftsabbruchs aus?
2. Nennen Sie zwei Argumentationsstrategien, mit denen sich liberale Positionen begründen lassen.
3. Diskutieren Sie die Wahrnehmung des Schwangerschaftsabbruchs als inter- und intrapersonelles Problem.
4. Welche Bedeutung besaßen die christlichen Beseelungstheorien für die „Statusfrage" in der Vergangenheit?

Zusätzliche Lesehinweise

- Duden, Barbara: Der Frauenleib als öffentlicher Ort: vom Mißbrauch des Begriffs Leben, Deutscher Taschenbuch Verlag: München 1994 (Erstausgabe 1991).
- Duden, Barbara; Schlumbohm, Jürgen; Veit, Patrice: Geschichte des Ungeborenen – Zur Erfahrungs- und Wissenschaftsgeschichte der Schwangerschaft, 17.–20. Jahrhundert, Veröffentlichungen des Max-Planck-Instituts für Geschichte 170, Göttingen 2002.
- Jerouschek, Günter: Lebensschutz und Lebensbeginn, Kulturgeschichte des Abtreibungsverbots. (Medizin in Recht und Ethik 17), Enke: Stuttgart 1988.
- Jütte, Robert (Hg.): Geschichte der Abtreibung. Von der Antike bis zur Gegenwart, C. H. Beck: München 1993.
- Müller, Wolfgang P.: Die Abtreibung. Anfänge der Kriminalisierung 1140–1650, in: Forschungen zur kirchlichen Rechtsgeschichte und zum Kirchenrecht 24, Böhlau: Köln, Weimar, Wien 2000.
- Schulz, Stefan; Gräsel, Friedrich; Müller, Irmgard (Hg.): Körper – Form – Seele. Visualisierungen des Ungeborenen und die Diskussion um den Schwangerschaftsabbruch, Klartext: Essen 2005.
- Staupe, Gisela; Vieth, Lisa (Hg.): Unter anderen Umständen. Zur Geschichte der Abtreibung, Argon Verlag: Berlin 1993.

9 Sterben und Tod

THORSTEN NOACK

Zum Üben und Diskutieren

Fallbeispiel 1

Sie sind der Hausarzt der in einem Altenheim lebenden 75-jährigen Frau Thomas, die im Rahmen einer hypertensiven Krise eine schwere intrazerebrale Massenblutung erleidet und von Ihnen ins Krankenhaus eingewiesen wird. Nach vier Wochen kommt die Patientin ins Heim zurück. Frau Thomas wird nun über eine Sonde künstlich ernährt, ist bettlägerig sowie stuhl- und harninkontinent. Eine Kommunikation mit der somnolenten Patientin ist nicht möglich. Herz, Kreislauf und Atmung sind stabil.

Als Hausarzt sind Sie im Besitz einer Patientenverfügung, die Frau Thomas für den Fall, dass sie sich selbst nicht mehr äußern kann, drei Jahre zuvor angefertigt hat. In dieser Verfügung hat sie ausdrücklich festgelegt, dass sie im Fall eines schweren Schlaganfalls keine lebensverlängernden und -erhaltenden Maßnahmen, wie etwa eine Magensonde, wünscht. Die einzige Tochter, die vom Vormundschaftsgericht zur Betreuerin ernannt wurde, bittet Sie in einem Gespräch drei Monate nach dem Blutungsereignis, ihrer Mutter nur noch Tee über die Sonde zu verabreichen. Das Pflegepersonal hält dagegen die Fortführung der Ernährung für erforderlich, da man einen Menschen nicht verhungern lassen dürfe. Im Krankenhaus war die Patientenverfügung aufgrund der zunächst noch unsicheren Prognose nicht berücksichtigt worden. Medizinisch ist nun nur noch eine geringe Besserung der Symptomatik zu erwarten, allerdings kann Frau Thomas unter Umständen noch mehrere Jahre leben.

Fallbeispiel 2

Als Arzt betreuen Sie auf einer neonatologischen Intensivstation den frühgeborenen Ferdinand, der in der 25. Schwangerschaftswoche mit einem Gewicht von 800 g zur Welt gekommen ist. Drei Tage nach der Geburt tritt eine schwere Sepsis mit intraventrikulären Blutungen, Hypoxie und Kreislaufinsuffizienz auf. Das Kind wird daraufhin beatmet und medikamentös behandelt. Der klinische Zustand bessert sich auch unter der mehrtägigen intensivmedizinischen Behandlung nicht. Noch besteht eine geringe Überlebenschance. In diesem Fall wird Ferdinand sehr wahrscheinlich schwere Behinderungen und Entwicklungseinschränkungen haben. Zehn Tage nach seiner Geburt sprechen Sie mit den Eltern. Diese wünschen, dass Ferdinand nicht weiter gequält wird, sondern schmerzfrei und in Ruhe sterben soll. Zudem haben sie Angst davor, dass ihr

Kind später schwer behindert sein könne. Es falle ihnen schwer, dies auszusprechen, da sie Ferdinand gegenüber Schuldgefühle hätten. Sie hätten sich aber so sehr ein normales Kind gewünscht.

9.1 Einführung

Beide Fallbeispiele behandeln ein Thema, das im klinischen Alltag eine erhebliche Rolle spielt: das der **Sterbehilfe** bei Patienten, die nicht entscheidungs- und einwilligungsfähig sind. Soll Frau Thomas nicht mehr ernährt werden und verhungern? Welche Vorgehensweise(n) ist (sind) bei Ferdinand sinnvoll? Dieses Kapitel soll Ihnen ethisches, rechtliches und historisches Wissen vermitteln, das hilft, mögliche Entscheidungswege hinsichtlich ihrer Prämissen und Konsequenzen für beide Fälle zu reflektieren.

Neben der Sterbehilfe behandelt das Kapitel zwei weitere Themen: Einleitend werden Inhalte und Probleme der ärztlichen **Begleitung von Sterbenden** umrissen. Erst in den letzten 30 Jahren wurde das häufig als unwürdig erlebte Sterben von Menschen zunehmend thematisiert und ein Problembewusstsein für die Defizite geschaffen. Zudem sind seit den 1990er-Jahren in Form von **palliativmedizinischer Betreuung** und **Hospizen („Sterbehäuser“)** Angebote entstanden, die auf die spezifischen Bedürfnisse von Menschen in einer terminalen Krankheitsphase zugeschnitten sind. Am Ende des Kapitels werden schließlich verschiedene **medizinische Todeskonzepte** vorgestellt und diskutiert. Hier wird deutlich, dass die Grenze zwischen Leben und Tod, auch wenn ausschließlich biologische Kriterien angewendet werden, immer auch eine kulturelle Konstruktion ist.

9.2 Die Begleitung von Sterbenden

Pro Jahr sterben in Deutschland etwa 900 000 Menschen und mehr als die Hälfte von ihnen in Institutionen wie Krankenhäusern und Altenheimen. Schon aus diesen Umständen ergibt sich, dass die Sterbebegleitung eine wichtige ärztliche (aber immer auch interdisziplinäre) Tätigkeit ist. Wie die 2004 zuletzt überarbeiteten **Grundsätze zur ärztlichen Sterbebegleitung** der Bundesärztekammer festlegen, hat der Arzt für die Basisbetreuung des sterbenden Menschen zu sorgen, d. h. für seine psychosoziale Betreuung, die Sicherstellung einer menschenwürdigen Unterbringung, Körperpflege, das Lindern von Schmerzen, Atemnot und Übelkeit sowie das Stillen von Hunger und Durst. Die Sterbebegleitung ist nicht nur durch die Tätigkeit an sich, sondern auch aufgrund anderer Faktoren eine verantwortungsvolle und komplexe Aufgabe.

In der Sterbebegleitung wird der Arzt (und natürlich auch jede andere Person) mit Situationen konfrontiert, die eine Überforderung darstellen können. Zahlreiche Faktoren tragen hierzu bei und führen dazu, dass das Sterben häufig als „würdelos“ erlebt und bezeichnet wird:

- **Eigendynamik von Wissen und Technik:** Überwachungs- und Therapieoptionen begünstigen aktionistische Verhaltensweisen („alles technisch Mögliche wird gemacht“).
- **Überforderung der Angehörigen und der Kranken:** Gefühle der Überforderung führen zu Schuldzuweisungen an die Behandelnden. Deren Reaktionen können im ungünstigen Fall sein: a) ein abweisendes, latent aggressives Verhalten, b) Sicherheitsdenken („mehr tun als notwendig“) aus Angst vor juristischer Verfolgung.
- **Unzureichender Erwerb kommunikativer Kompetenzen:** Das Fach Gesprächsführung ist in der medizinischen Aus- und Weiterbildung mangelhaft bis gar nicht verankert. Gespräche mit Schwerkranken und Sterbenden, die per se große kommunikative und soziale Kompetenzen verlangen, werden daher als besonders unangenehm empfunden und hinausgezögert bzw. vermieden.

- **Zeitknappheit des Personals:** Auch wenn die Sterbebegleitung eine wichtige ärztliche Aufgabe ist, stellt sie krankenhausökonomisch betrachtet eine unbezahlte Zusatzleistung dar.
- **Das Leitbild der kurativen Medizin:** Das Sterben eines Patienten wird als Versagen empfunden und der weiteren, „nur noch“ lindernden Versorgung weniger Beachtung geschenkt.
- **Mangelnde Klärung therapeutischer Ziele:** Was darf, kann und soll getan werden und was nicht? Gerade bei älteren, multimorbid kranken Menschen, die akut stationär aufgenommen werden, kann es leicht passieren, dass sich die behandelnden Ärzte von der Bewältigung einer medizinischen (und häufig von ärztlicher Seite verursachten) Komplikation zur nächsten durchhangeln, ohne dass die therapeutischen Ziele geklärt werden.
- **Unzureichende schmerztherapeutische Kompetenzen:** Nach wie vor werden viele schwerkranke Patienten unzureichend schmerztherapeutisch versorgt. Starke Schmerzmittel (Opiate) werden zurückhaltend eingesetzt, unregelmäßig verschrieben und das Schmerzniveau der Patienten wird unterschätzt.
- **Auseinanderklaffen von Realität und normativen Vorstellungen eines guten Sterbens:** In Umfragen geben regelmäßig fast alle Befragten an, dass es ihnen wichtig sei, zu Hause zu sterben. Tatsächlich stirbt die Mehrzahl der Menschen im Krankenhaus oder in Pflegeeinrichtungen. Zudem soll das Sterben unerwartet, schnell und schmerzfrei geschehen – ein Wunsch, der nur für wenige in Erfüllung geht.

Das geht Sie an!

Das Sterben im Krankenhaus wird häufig als würdelos wahrgenommen. Die würdevolle Gestaltung des Sterbeprozesses und die Begleitung von Sterbenden sind auch eine ärztliche Aufgabe.

9.3 Sterbehilfe

9.3.1 Begriffe

Ärztlich assistierter Suizid

Beim **ärztlich assistierten Suizid** stellt der Arzt die Mittel zur Verfügung, mit denen sich der Kranke selbst tötet. Da dieser stets die Handlungshoheit besitze (der Kranke wird nicht umgebracht, sondern tut dies selbst), so ein häufiges Argument, bestehe eine geringere Gefahr des Missbrauchs als bei der aktiven Sterbehilfe. Deutschland ist eines der wenigen Länder, in denen die Beihilfe zum Suizid formal nicht unter Strafe gestellt ist. Ein Arzt kann allerdings wegen eines Verstoßes gegen das Betäubungsmittelgesetz oder wegen unterlassener Hilfeleistung belangt werden. Schließlich hat ein Gericht auch die Position der ärztlichen Berufsethik einzubeziehen. Die ärztlichen Verbände in Deutschland beziehen eine eindeutige Position, sie bewerten die Hilfe zur Selbsttötung als **unethisch.** Faktisch ist die ärztliche Hilfe zur Selbsttötung also nicht möglich.

Sterbehilfe

Begrifflich, moralisch und rechtlich wird zwischen freiwilliger, nichtfreiwilliger und unfreiwilliger Sterbehilfe unterschieden:

Bei der **freiwilligen Sterbehilfe** besteht der explizite Wunsch des Betroffenen zu sterben. Eine Sterbehilfe wird auch dann als freiwillig bezeichnet, wenn sich der Patient in der aktuellen Situation, z. B. aufgrund von Bewusstlosigkeit, nicht äußern kann, sein Wille sich aber durch eine von ihm verfasste Patientenverfügung rekonstruieren lässt.

Lässt sich die Position des Betroffenen zur Sterbehilfe nicht eruieren, sodass andere stellvertretend eine Entscheidung treffen (müssen), spricht man von **nichtfreiwilliger** Sterbehilfe. Dies kann bei schwerkranken Früh- und Neugeborenen der Fall sein, wenn etwa, wie im Fallbeispiel, eine Begrenzung der Therapie diskutiert wird. Kriterium der gemeinsamen Entscheidung von Eltern und Ärzten ist das augenblickliche und zukünftige Kindeswohl **(Best Interest).** In der medizinethischen Literatur werden hierbei mehrere Aspekte als problematisch dargestellt:

- Der Lebenswert eines Menschen wird einer Beurteilung unterzogen.
- Die Einschätzung stellt eine Fremdbeurteilung dar.
- Über die Lebensqualität des Kindes lassen sich nur Wahrscheinlichkeitsaussagen treffen.

Von der nichtfreiwilligen wird die **unfreiwillige** Sterbehilfe unterschieden, bei der Betroffene gegen ihren Willen oder ohne gefragt worden zu sein getötet werden.

Ferner wird zwischen aktiver, passiver und indirekter Sterbehilfe differenziert – eine Unterscheidung, die jedoch nicht unumstritten ist.

Bei der **aktiven Sterbehilfe** handelt es sich um eine beabsichtigte, handelnde Lebensverkürzung, z. B. durch die Gabe einer Überdosis Opiate, Barbiturate oder durch Cyanid. In Belgien und in den Niederlanden wurde die aktive Sterbehilfe 2002 legalisiert, in allen übrigen Ländern ist sie verboten. In der Bundesrepublik fällt sie unter die „Tötung auf Verlangen" (§ 216 Strafgesetzbuch).

Die **passive Sterbehilfe** führt zu einer Lebensverkürzung durch ein Geschehenlassen. Eine lebensverlängernde Behandlung wird nicht aufgenommen oder nicht fortgeführt, z. B. wird auf eine künstliche Ernährung, eine möglicherweise notwendige Reanimation oder auf die Fortführung einer Beatmung verzichtet. Die passive Sterbehilfe ist in den meisten Ländern nicht gesetzlich geregelt, wird aber häufig, wie in der Bundesrepublik, von der Rechtsprechung anerkannt.

Wird bei einer medizinischen Behandlung bei einem Schwerkranken ein lebensverkürzendes Risiko in Kauf genommen, spricht man von einer **indirekten Sterbehilfe.** Anders als bei der aktiven Sterbehilfe ist die Lebensverkürzung weder beabsichtigt noch das Handlungsziel. Daher ist sie unter ethischen Gesichtspunkten nicht umstritten und juristisch erlaubt.

Merke!

Relevante Formen der Sterbehilfe:

- **Aktive Sterbehilfe**: beabsichtigte, handelnde Lebensverkürzung (im § 216 StGB in Deutschland unter Strafe gestellt)
- **Passive Sterbehilfe**: Lebensverkürzung durch ein Geschehenlassen
- **Indirekte Sterbehilfe**: Lebensverkürzung wird als Risiko in Kauf genommen, sie ist weder beabsichtigt noch Handlungsziel.

9.3.2 Ethische Aspekte

Die gegenwärtigen ethischen Diskussionen haben zwei Schwerpunkte:

Bei der **passiven Sterbehilfe** steht das Problem der fehlenden Einwilligungsfähigkeit des meist bewusstseinsgetrübten Patienten bzw. das Konstrukt des mutmalichen Willens im Fokus der Debatten.

Zentral für die Diskussionen um den **ärztlich assistierten Suizid** und die **aktive Sterbehilfe** ist die ethische Abschätzung der Konsequenzen einer rechtlichen Liberalisierung dieser beiden Tötungsformen. Die ethische Kernproblematik – d. h. die moralische Legitimität des (Selbst-)Tötungswunschs des Patienten sowie bei der aktiven Sterbehilfe die moralische Legitimität des Bruchs des Fremdtötungsverbots durch den Arzt – spielt eine untergeordnete Rolle. Im Folgenden seien die wesentlichen Argumente angeführt, die in den Diskussionen um eine juristische Liberalisierung des ärztlich assistierten Suizids und der aktiven Sterbehilfe benutzt werden.

Argumente für die Liberalisierung

Autonomie und Menschenwürde

Befürworter einer Liberalisierung operieren im Wesentlichen mit den Begriffen „Menschenwürde" und „Autonomie". Zu einem Sterben in Würde gehöre notwendigerweise ein möglichst selbstbestimmtes Sterben, wozu das Recht zähle, den eigenen Todeszeitpunkt selbst zu bestimmen.

Einwand

Häufig wird eingewendet, dass die Authentizität des Sterbewunschs fragwürdig sei. Dieses Argument wird medizinisch, psychologisch und sozial begründet. Der Sterbewunsch sei häufig eine Folge von Einsamkeit, krankheitsbedingten Ohnmachtserfahrungen sowie von unzureichend therapierten Schmerzen. Zudem zeigten zahlreiche internationale Studien, dass fast allen Suiziden ursächlich eine (behandelbare) psychiatrische Erkrankung zugrunde liege. Das Verlangen, getötet zu werden, könne unter Umständen aber auch ein passageres natürliches Phänomen in der Auseinandersetzung mit dem Sterben sein. So belege die Sterbeforschung, dass der Sterbende mehrere Phasen durchlaufe, die mit erheblichen emotionalen Veränderungen und unterschiedlichen kognitiven Einstellungen gegenüber der infausten Erkrankung und dem Sterben einhergingen.

Durch eine professionelle Betreuung könnten die medizinischen und psychosozialen Probleme, die zum Sterbewunsch führten, aufgefangen werden. Das Thema einer Legalisierung der aktiven Sterbehilfe und des assistierten Suizids könne somit frühestens aktuell werden, wenn angemessene Versorgungsangebote für Sterbende und Schwerkranke in ausreichender Zahl entstanden seien.

Fehlende moralische Unterscheidung zwischen aktiver und passiver Sterbehilfe

Begrifflich und juristisch werde zwar zwischen erlaubter passiver und verbotener aktiver Sterbehilfe differenziert, moralphilosophisch und gemäß unserer moralischen Intuition sei diese Unterscheidung in vielen Fällen jedoch umstritten. So ließe sich anführen, dass das Abschalten eines Beatmungsgeräts mit der unmittelbaren und beabsichtigten Folge, dass der Patient stirbt, moralisch durchaus als aktiver Tötungsakt bewertet werden könne. Dem entspreche, dass sich Ärzte und Pflegepersonal, die passive Sterbehilfe leisteten, häufig „schuldig" und wie „Mörder" fühlten. Da die „passive" Sterbehilfe legal sei, solle auch die als „aktive" Sterbehilfe bezeichnete Tötungsform zugelassen werden.

Einwand
Die klare Trennlinie in der Rechtsprechung zwischen beiden Handlungen ließe sich am ehesten als pragmatischer und historisch gewachsener Kompromiss zwischen dem Schutz vor Missbrauch und einer rigiden praxisfernen Position, die jede Form der Sterbehilfe unter Strafe stellt, interpretieren. Sie habe sich in der Praxis bewährt, auch wenn die Abgrenzung moralphilosophisch nicht eindeutig sei.

Argumente gegen die Liberalisierung

Dammbruchargumente (= Argumente der schiefen Ebene, Slippery-Slope-Argumente)

Von einem Dammbruch spricht man, wenn sich durch das Einüben einer neuen Praxis das moralische Empfinden allmählich so verändert, dass Handlungen und Haltungen als legitim gelten, die zuvor tabuisiert waren. Die Grenzen des Erlaubten werden also verschoben. Anders beim Missbrauch: Hier wird eine Handlung als Normübertretung wahrgenommen.

Im Zusammenhang mit der Sterbehilfe lautet ein Dammbruchargument, dass eine Legalisierung zu einem Entsolidarisierungseffekt führen oder einen solchen zumindest unterstützen könne. Der gesellschaftliche Druck auf chronisch kranke Menschen steige dann so weit an, dass diese freiwillig beschlössen, sich aus sozialen Gründen zu töten bzw. töten zu lassen. „Ich will meinen Kindern nicht zur Last fallen" – eine solche Begründung für den Wunsch zu sterben sei heutzutage schon weit verbreitet.

Ein weiteres Argument lautet, dass einige Zeit nach der freiwilligen die unfreiwillige Sterbehilfe moralisch enttabuisiert und möglicherweise legalisiert werde. Anhänger des Arguments begründen dessen Plausibilität historisch und verweisen auf die Geschichte der Sterbehilfe in der ersten Hälfte des 20. Jahrhundert in westlichen Industrieländern.

Einwand
Stimmen, die den Stellenwert von Dammbruchargumenten gering einschätzen, wenden ein, dass diese Argumente mit logisch fragwürdigen Analogien operierten. Zudem sprächen sie an und für sich nicht gegen die Sterbehilfe. Denn mit hohen Sicherheitsstandards könnten die befürchteten Entwicklungen verhindert werden.

Ärztliche Berufsethik

Ärzteverbände haben wiederholt darauf hingewiesen, dass Tötungshandlungen sowie die Hilfe zur Selbsttötung mit der Berufsethik und dem Selbstverständnis der Ärzteschaft nicht vereinbar seien.

Einwand
Wie das Beispiel der Niederlande und Umfragen unter Ärzten in verschiedenen Ländern zeigen, sei die berufsethische Einstellung gegenüber der Sterbehilfe wandelbar. So spreche sich die Ärzteschaft in den Niederlanden mittlerweile für eine Legalisierung der aktiven Sterbehilfe aus. Eine Akzeptanz der aktiven Sterbehilfe durch Ärzte bedeute zudem eine Anerkennung der Autonomie

des totkranken Menschen. Dieser fühle sich mit seinem Sterbewunsch nicht zurückgewiesen, sondern ernst genommen und habe mehr Vertrauen zu seinem Arzt.

Merke!

Argumente pro und kontra Legalisierung der aktiven Sterbehilfe:

Pro:
- Kein Sterben in Würde ohne Autonomie
- Unerträgliche Schmerzen und andere unerträgliche Leiden
- Fehlende moralische Unterscheidung aktiv/passiv

Kontra:
- Dammbruchargumente
- Ärztliche Berufsethik
- Unzureichende medizinische und psychosoziale Betreuung führt zu Todeswunsch

9.3.3 Historische Aspekte

Der Begriff der Euthanasie

Die Bedeutung des Wortes „Euthanasie" hat sich mehrfach gewandelt (s. Abb. 9.1). Diese semantischen Verschiebungen hingen zum einen mit **veränderten gesellschaftlichen Einstellungen** zu den Themen Sterben und Tod zusammen. Zum anderen illustriert die Begriffsgeschichte, dass das Konzept der Sterbehilfe in der Vergangenheit für die **Lösung sozialer Probleme** benutzt wurde und damit für Missbrauch anfällig gewesen ist.

(1) Der ruhige, leichte Tod

Das aus dem Griechischen stammende Fremdwort „Euthanasie" bedeutet übersetzt zunächst nur „guter Tod", ein Ausdruck, der in Altertum und Neuzeit mit den zeitgebundenen normativen Auffassungen über ein **gutes Sterben** ausgefüllt wurde. Jede Kultur hat eine Vorstellung davon, was ein gutes Sterben ausmacht. In der Antike sollte es friedlich, bewusst und leidenschaftslos sein. Im Mittelalter (in dem der Begriff „Euthanasie" allerdings nicht verwendet wurde) bestand das gute Sterben aus einer Reihe ritualisierter religiöser Handlungen, etwa aus der Buße und dem Empfang der Sterbesakramente. In der Neuzeit wandelten sich allmählich die Vorstellungen eines guten Todes, wobei der antike Begriff der Euthanasie wieder aufgegriffen wurde. Das Wort bezeichnete nun ein ruhiges und vor allem schmerzfreies Sterben. Diese Veränderung steht in einem engen Zusammenhang mit dem Säkularisierungsprozess in Europa; Schmerzen und generell Leiden verloren zunehmend ihren religiösen metaphysischen Sinngehalt.

(2) Ärztliche Sterbebegleitung

Im 18. und vor allem im 19. Jahrhundert wurde die Alltagswelt der Menschen zunehmend von medizinischen Denk- und Verhaltensweisen geprägt. Dieser **Medikalisierung** genannte Prozess erfasste auch das Sterben. Mit dem Rückzug der Religion aus der Alltagswelt wurden Ärzte zumindest programmatisch für die Begleitung des Sterbenden

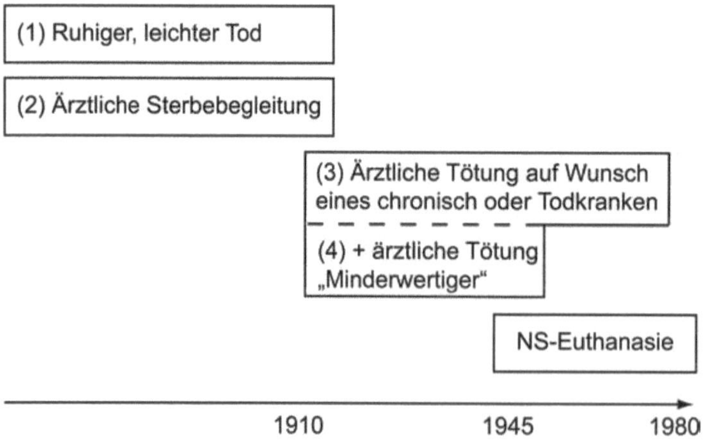

Abb. 9.1: Der Begriff „Euthanasie" im Wandel.

verantwortlich. Dieser solle in das Krankenhaus gebracht werden, da hier für die „richtige" medizinische und psychische Behandlung gesorgt werden könne. Zu seinem eigenen Schutz und der seiner Mitwelt solle er isoliert und der Zugang zu ihm ärztlich kontrolliert werden. War das Sterben in den Jahrhunderten zuvor eine öffentliche Angelegenheit, zu der etwa auch Kinder Zutritt hatten, wurde es im 19. Jahrhundert zu einem bedrohlichen Ereignis, vor dessen Anblick andere geschützt werden mussten.

(3) Ärztliche Tötung auf Wunsch eines chronisch oder Todkranken

Ab dem späten 19. Jahrhundert fand eine weitere Bedeutungsverschiebung des Wortes „Euthanasie" statt. Es bezeichnete von nun an immer häufiger die ärztliche Tötung von chronisch Kranken und Todkranken auf deren Wunsch, also das, was wir heute als **„aktive Sterbehilfe"** bezeichnen. Euthanasie wurde damit zu einem technischen Begriff und einem Euphemismus. Diese Veränderung geschah in England in den 1870er-Jahren, in den Vereinigten Staaten kurz nach 1900 und schließlich in Deutschland vor dem Ersten Weltkrieg. So hatte Adolf Josts Werk „Das Recht auf den eigenen Tod" (1895), das als erste deutschsprachige Arbeit zum Thema gilt, wie alle nachfolgenden Schriften der nächsten Jahre die Handlung noch beim Namen genannt („Tötung auf Verlangen", „Mitleidstötung"). Durch die Umbenennung geriet die Tötung eindeutig in die ärztliche Zuständigkeit und wurde zu einer medizinischen Behandlung, obwohl Ärzte dies scharf ablehnten. Die ärztliche Sterbebegleitung fiel mit der neuen Bedeutung des Wortes „Euthanasie" unmerklich aus dem Begriff heraus, was auf ihre geringe praktische Relevanz schließen lässt.

(4) Die Tötung „Minderwertiger"

Schon zu Beginn der Diskussionen über die ärztliche Tötung schwerkranker Patienten auf deren Verlangen wurde die **Tötung Behinderter und psychisch Kranker** („Minderwertige") erörtert. Beide Themen wurden in vielen Schriften miteinander verknüpft. Diese Verbindung gelang, da die Tötung Behinderter und psychisch Kranker nicht bloß darwinistisch oder utilitaristisch mit Gemeinwohlinteressen begründet wurde, sondern auch als Hilfe und individualtherapeutischer Akt für die „Leidenden" erschien. Die typische Argumentation, auf die sich bereits Jost 1895 stützte, lautete: Wenn ein kranker Mensch nicht arbeits- und leistungsfähig war, konnte er auch kein Glück empfinden. Sein Leben war eine Qual, seine Tötung ein Akt des Mitleids und der Hilfe. Dieser Gedankengang stellte in den folgenden Jahrzehnten das Hauptargument für die Forderung dar, Menschen ohne ihre Einwilligung zu töten. Selbst die Tötung eines Menschen, der als überflüssig und nicht vollwertig angesehen wurde, stellte einen solchen Tabubruch dar, dass sie nicht allein mit einem gesellschaftlichen Nutzen, sondern auch mit dem „objektiven" Interesse des Betroffenen legitimiert wurde.

Nach der konzeptionellen Synthese folgte einige Jahre später auch die begriffliche. „Euthanasie" als gemeinsamer Begriff für beide Handlungen tauchte in den Vereinigten Staaten vor dem Ersten Weltkrieg vereinzelt auf. Nach dem Krieg wurde er in einem breiteren Umfang in Deutschland verwendet. Die Tötung Behinderter und psychisch Kranker wurde damit auch begrifflich ein medizinischer und damit ein per se als positiv zu bewertender Akt. In Deutschland ging die begriffliche Vermischung erheblich weiter. Als Ausdruck des totalitären Charakters des Nationalsozialismus sollte auch der Sterbewunsch chronisch kranker „normaler" Volksgenossen utilitaristischen Erwägungen unterworfen sein. Über dessen Sterben sollten als letzte Instanz Ärzte nach Maßgabe der Gemeinschaftsinteressen entscheiden (zur Realgeschichte der Euthanasie im Nationalsozialismus s. Kap. 15).

(5) NS-Euthanasie

Nach dem Zweiten Weltkrieg wurde das Wort Euthanasie nicht nur als allgemeines Synonym für Sterbehilfe gebraucht, sondern auch als historische Bezeichnung für die Tötung psychisch Kranker und Behinderter im Nationalsozialismus. Als in den 1970er- und 1980er-Jahren die nationalsozialistischen Verbrechen in der Bundesrepublik Gegenstand gesellschaftlicher Debatten wurden, fand der Begriff Euthanasie im Sinn von Sterbehilfe immer seltener Verwendung. In anderen Sprachen wird Euthanasie weiterhin in der Bedeutung von Sterbehilfe benutzt (z. B. im Englischen, Russischen in den romanischen Sprachen).

Der Begriff der Sterbehilfe

Auch der Ausdruck „Sterbehilfe" hat seine Geschichte (s. Tab. 9.1). Er ist kein natürlicher Begriff der deutschen Sprache, sondern ein Kunstwort, das anscheinend kurz vor dem Ersten Weltkrieg zum ersten Mal verwendet wurde – exakt zu der Zeit, als Euthanasie die gleiche Bedeutung erhielt. Der Schöpfer der „Sterbehilfe" war sehr wahrscheinlich Roland Gerkan, ein an Tuberkulose erkrankter junger Mann, der vorschlug, die aktive Sterbehilfe in Deutschland zu legalisieren, um so auch selbst getötet werden zu können. In den 1970er-Jahren konnte sich das Wort „Sterbehilfe" schließlich etablieren (s. Tab. 9.1), als das Thema nicht mehr abstrakt, sondern anhand einzelner Sterbehilfefälle in den Medien dargestellt wurde, und der Begriff „Euthanasie" zunehmend durch die Beschäftigung mit der NS-Geschichte diskreditiert wurde.

Mit dem Ausdruck „Sterbehilfe" war ein eingängiges deutsches Synonym für den sprachlich schwierigen und damit ungeeigneten Begriff „Euthanasie" geschaffen. Analog zur deutschen Entwicklung konnte sich im angloamerikanischen Sprachraum neben „euthanasia" in den 1930er-Jahren „mercy killing" etablieren. Wie lässt sich nun der deutsche Begriff „Sterbehilfe" charakterisieren?

- Wie bei „Euthanasie" – aber anders als bei „mercy killing" – wird die Tötung nicht beim Namen genannt **(Euphemismus).**
- Beginnt das Leben mit der Geburtshilfe, endet es mit der Sterbehilfe. Die **sprachliche Nähe zur Geburtshilfe** lässt die Sterbehilfe als natürlichen und positiv zu bewertenden Akt erscheinen.
- Wie die Euthanasie stellt die Sterbehilfe die Tötung auf Verlangen in einen **medizinischen Kontext.**
- Die Endung „-hilfe" impliziert die **Nützlichkeit und Sinnhaftigkeit der Handlung,** die altruistische Intention des Tötenden und dass der, dem geholfen wurde, zuvor ein um Hilfe Bittender gewesen ist, also der Tötung zugestimmt hat.
- Schließlich legt die Endung nahe, dass nur ein sich im Gang befindlicher **Sterbeprozess unterstützt** wird und keine Tötung eines chronisch Kranken, der möglicherweise noch Jahre leben kann.

Neue Bezeichnungen sind, wenn sie sich sprachlich etablieren, nicht nur Ausdruck einer veränderten Sichtweise (hier: einer neuen Bewertung der Tötung eines schwerkranken Menschen mit dessen Einverständnis). Vielmehr verändern sie auch die Wahrnehmung des Bezeichneten. So ist davon auszugehen, dass der Begriff „Sterbehilfe" die Akzeptanz der verschiedenen Tötungsformen positiv beeinflusst hat.

Merke!

Der Begriff „Sterbehilfe" stellt ein vermutlich im frühen 20. Jahrhundert entstandenes und damit historisch junges Kunstwort dar. Aufgrund seiner zahlreichen versteckten Implikationen ist er als problematisch anzusehen.

Tab. 9.1: Fünf Kunstworte der deutschen Sprache, ihre Ersterwähnung und ihr regelmäßiger Gebrauch in der Zeitschrift „Der Spiegel" als Hinweis auf eine alltagsrelevante Verwendung des jeweiligen Begriffs.

Kunstwort	*Ersterwähnung/Erfindung*	*Regelmäßige Verwendung im „Spiegel" (seit 1947)*
Fanmeile	2006	Bisher nur Sommer 2006
Parallelgesellschaft	1996	Seit 1996
Gutmensch	1992	Seit 1994
Solidargemeinschaft	?	Seit 1975
Sterbehilfe	Vermutlich 1912/13	Seit 1973

9.3.4 Assistierter Suizid und Sterbehilfe in den Medien

Die Sterbehilfe-Thematik ist nicht nur deshalb für Sie relevant, weil Sie als Arzt im klinischen Alltag später mit ihr in Berührung kommen. Ärztliche Expertise spielt auch eine entscheidende Rolle bei der Beurteilung der rechtspolitischen Frage, wie die Sterbehilfe zukünftig juristisch geregelt werden soll: Ohne Zustimmung der Ärzteschaft wird kein Gesetz verabschiedet werden können, das die aktive Sterbehilfe legalisiert. Auch aus diesem Grund ist es wichtig, eine eigene Position hierzu zu entwickeln. Da unsere Meinungsbildung heute in einem hohen Maß von den Massenmedien beeinflusst wird, ist es wichtig, zu reflektieren, nach welchen Regeln das Thema hier „inszeniert" wird (s. Abb. 9.2).

Hier die Geschichten zu den abgebildeten Zeitungsartikeln:

1. Ein Wort mit neuem Inhalt: Wie dieser Leserbrief zeigt, wurde Euthanasie kurz nach 1900 in einer neuen Bedeutung, im Sinn der heutigen „aktiven Sterbehilfe", verwendet (Ausgabe vom 24.10.1903, S. 8).
2. Anlässlich zweier Gesetzesinitiativen zur Legalisierung der aktiven Sterbehilfe in Ohio und Iowa wurde das Thema 1906 auch in der New York Times breit diskutiert. Der Gesetzesvorschlag in Iowa sah auch die Tötung Behinderter und psychisch Kranker vor (Ausgabe vom 31.1.1906, S. 10).
3. Eine bis heute wiederkehrende und besonders wirkungsmächtige Geschichte: Ein junger kranker Mensch bittet (vergeblich) um den Tod. Als erste Person richtete 1912 die gelähmte 33-jährige New Yorkerin Sarah Harris einen solchen dramatischen Appell an die Öffentlichkeit, der damals einige Nachahmer fand. So orientierte sich wahrscheinlich auch Roland Gerkan (s. o.) in Deutschland an ihrem Vorbild (Ausgabe vom 31.8.1912, S. 1).
4. Kein Sterbehilfe-Fall in den USA führte zu solch heftigen Reaktionen in der ersten Jahrhunderthälfte wie derjenige in Chicago 1915. Der Arzt Harry Haiselden unterließ die lebensrettende Operation eines behinderten Säuglings mit Einverständnis der Eltern. Er begründete sein Handeln abwechselnd darwinistisch, ökonomisch, mit dem Willen der Eltern und dem objektiven Interesse des Neugeborenen (Ausgabe vom 18.11.1915, S. 1).

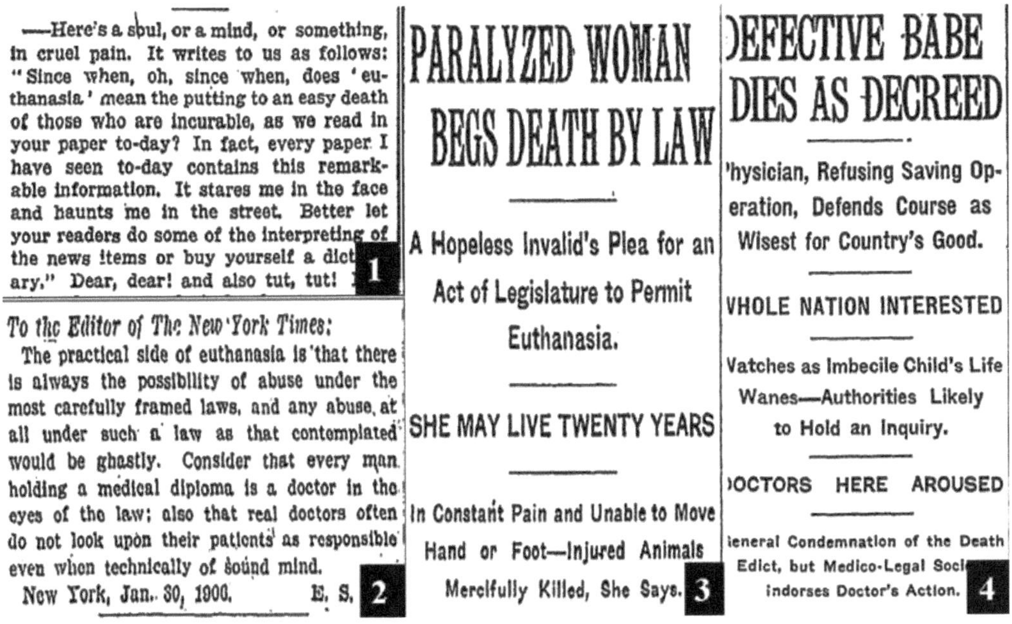

—Here's a soul, or a mind, or something, in cruel pain. It writes to us as follows: "Since when, oh, since when, does 'euthanasia' mean the putting to an easy death of those who are incurable, as we read in your paper to-day? In fact, every paper I have seen to-day contains this remarkable information. It stares me in the face and haunts me in the street. Better let your readers do some of the interpreting of the news items or buy yourself a dict[ion]ary." Dear, dear! and also tut, tut! 1

To the Editor of The New York Times:

The practical side of euthanasia is that there is always the possibility of abuse under the most carefully framed laws, and any abuse, at all under such a law as that contemplated would be ghastly. Consider that every man holding a medical diploma is a doctor in the eyes of the law; also that real doctors often do not look upon their patients as responsible even when technically of sound mind.

New York, Jan. 30, 1906. E. S. 2

PARALYZED WOMAN BEGS DEATH BY LAW

A Hopeless Invalid's Plea for an Act of Legislature to Permit Euthanasia.

SHE MAY LIVE TWENTY YEARS

In Constant Pain and Unable to Move Hand or Foot—Injured Animals Mercifully Killed, She Says. 3

DEFECTIVE BABE DIES AS DECREED

Physician, Refusing Saving Operation, Defends Course as Wisest for Country's Good.

WHOLE NATION INTERESTED

Watches as Imbecile Child's Life Wanes—Authorities Likely to Hold an Inquiry.

DOCTORS HERE AROUSED

General Condemnation of the Death Edict, but Medico-Legal Soci[ety] Indorses Doctor's Action. 4

Abb. 9.2: Collage aus Zeitungsartikeln der „New York Times" aus der ersten Hälfte des 20. Jahrhunderts. [9]

Berichten Medien über Sterben und Tod, stehen Aspekte der Sterbehilfe bzw. des assistierten Suizids mit meist eher jungen Menschen als betroffenen Kranken im Mittelpunkt. Warum wird diesen Themen erheblich mehr Aufmerksamkeit geschenkt als etwa den eingangs erwähnten Defiziten in der Sterbebegleitung? Die Gewichtung in der Berichterstattung resultiert aus den Erzählregeln, denen Medien folgen. Sie berichten primär über Ereignisse, d.h. über dramatische Einzelfälle, die Normverstöße und Außergewöhnliches enthalten und deren Helden ein **hohes identifikatorisches Potenzial für den Rezipienten** besitzen. So wird häufig entweder über Ärzte und Angehörige berichtet, die einem „unmenschlichen" Recht zum Trotz aus altruistischen Motiven Sterbehilfe leisten bzw. wissentlich Medikamente für den Suizid zur Verfügung stellen, oder über Schwerkranke, die das juristische Verbot dieser Tötungsformen öffentlich kritisieren. Die Art der Berichterstattung führt zu einer erheblichen Reduktion der Komplexität der Thematik sowie zu einem primär emotionalen und durch den Einzelfall geprägten Zugang zum Problem der Sterbehilfe. Schließlich beeinflusst sie erheblich die öffentliche Meinung im Sinn einer Liberalisierung der aktiven Sterbehilfe bzw. des assistierten Suizids.

9.4 Todeskonzepte

9.4.1 Tod und Kultur

Nicht nur die normativen Vorstellungen, die Menschen vergangener Jahrhunderte mit einem guten Sterben verbanden, wandelten sich unter dem Einfluss des Säkularisierungsprozesses seit dem 18. Jahrhundert. Auch der Tod, seine Definition und Bedeutung sowie die Vorstellungen darüber, was nach ihm folgt, veränderten sich radikal:

Stellte der Tod vor Beginn der Säkularisierung nur einen **Übergang** dar, der die personale Identität nicht infrage stellte, wandelte sich dies allmählich mit dem Verlust der sicheren Gewissheit eines Jenseits. Seitdem versuchen wir auch, eine **genaue Grenzlinie** zwischen tot und lebendig zu ziehen. Gemäß der alten humoralpathologischen Medizin hatten sich Ärzte zuvor ausschließlich damit befasst, eine Prognose bzgl. des zukünftigen Eintritts des Todes zu geben. Seit dem 18. Jahrhundert bemüht sich die Medizin darum, sichere Todeszeichen zu finden, um so Leben und Tod exakt voneinander trennen zu können. Die Abgrenzung ist heute allerdings immer noch nicht vollständig vollzogen. So bringen wir dem toten Körper eine besondere Ehrerbietung entgegen. Der Leichnam ist weder rechtlich noch nach herkömmlichem Empfinden ein Gegenstand wie jeder andere.

In den westlichen Kulturen hat die Medizin die Definitionsmacht über den Tod gewonnen und setzt ihn mit seinem **biologisch-physischen Tod** gleich. In anderen Kulturkreisen fallen beide häufig nicht zusammen. So kann dort jemand als lebendig definiert sein, der nach unserer Auffassung tot ist – wie natürlich auch umgekehrt.

9.4.2 Todeskriterien

Der Tod eines Menschen wurde bis etwa 1970 mit seinem **Herz-Kreislauf-Tod** gleichgesetzt. Dann setzte sich das bis heute gültige Konzept durch, das des Ganzhirntodes. Der **Ganzhirntod** beschreibt den irreversiblen Ausfall aller Hirnfunktionen, wobei die Herz-Kreislauf-Funktion durch kontrollierte maschinelle Beatmung und intensivmedizinische Maßnahmen aufrechterhalten wird. Klinische Zeichen wie Koma, Atemstillstand und Hirnstamm-Areflexie sowie bestätigende apparative Diagnostik finden bei der Feststellung des Ganzhirntodes ihre Anwendung.

Im englischsprachigen Raum wird ein weiteres Hirntodkonzept diskutiert, der **Teilhirntod,** der durch einen isolierten und irreversiblen Ausfall höherer Hirnfunktionen wie Bewusstsein und Kognition definiert ist. Für solche komplexen zerebralen Funktionen fehlen allerdings einheitliche Definitionen, eindeutige anatomisch-topografische Korrelate und valide diagnostische Verfahren (s. Tab. 9.2).

Merke!

Alle (auch die medizinischen) Todeskonzepte sind kulturbedingte Setzungen. Sie ergeben sich weder von selbst aus naturwissenschaftlichem Erkenntnisgewinn noch sind sie wertneutral. Eine natürliche Grenze zwischen Leben und Tod, der wir uns durch die Einführung des Ganzhirntod-Kriteriums weiter annähern, gibt es nicht.

Tab. 9.2: Die drei unterschiedlichen Todeskriterien Herz-Kreislauf-Tod, Ganzhirntod und Teilhirntod.

Todesdefinition, -begriff	Irreversibler Ausfall der Blutzirkulation	Irreversibler Ausfall der integrierenden ZNS-Funktionen und irreversibler Ausfall von Bewusstsein und Kognition	Isolierter und irreversibler Ausfall höherer Hirnfunktionen
Todeskriterium	Herz-Kreislauf-Tod	Ganzhirntod	Teilhirntod
Diagnostische Testverfahren	Blutdruck, Puls, EKG	Zum Beispiel EEG (Null-Linie), Dopplersonografie (Stillstand der Hirndurchblutung)	?

Kritik am Ganzhirntodkonzept

Obwohl das Ganzhirntodkonzept von der Bundesärztekammer und gesetzlich durch das 1997 im Bundestag verabschiedete Transplantationsgesetz anerkannt ist, ist es nicht unumstritten. Folgende drei Argumente wurden in den letzten dreißig Jahren im Wesentlichen gegen das Konzept angeführt:

Die **historisch argumentierende Kritik** bemängelt, das Konzept des Ganzhirntodes habe das des Herztodes nicht aufgrund seiner größeren Plausibilität, sondern aus pragmatischen Gründen – dem Organbedarf der entstehenden Transplantationsmedizin – abgelöst. Bei Geltung des Herztodkriteriums bedeutet eine Organentnahme bei einem Menschen mit irreversibel geschädigtem Gehirn, aber aufrechterhaltener Herz-Kreislauf-Funktion einen Eingriff am sicher Sterbenden, aber noch Lebenden, unter dem Ganzhirntodkriterium ist sie hingegen ein Eingriff an einer Leiche, bei der dann entsprechend geringere ethische Standards gelten.

Gegen diese Kritik führen Anhänger des Ganzhirntodkriteriums zwei Punkte an: Zum einen sei in der westlichen Kultur das Ganzhirntod-Kriterium implizit immer schon das Todeskriterium gewesen. So lege es das abendländische Menschenbild, die leiblich-seelische Ganzheit des Menschen, zugrunde, indem es den Ausfall der höheren kognitiven Funktionen wie Bewusstsein und Kognition (Teilhirntod) und den der Integrationsfunktion des körperlich-organischen Ganzen (Stammhirntod) voraussetze. Zum anderen müssten Genesis und Geltung auseinandergehalten werden. Auch wenn das Ganzhirntodkriterium aus pragmatischen Erwägungen eingeführt worden sei, müsse davon unabhängig seine Plausibilität geprüft werden.

Die **Kritik des Todeskonzepts** lautet, mithilfe naturwissenschaftlicher Methoden lasse sich keine sichere Aussage über den genauen Zeitpunkt des Todes eines Menschen treffen, da ausschließlich biologische Parameter erfasst werden. Aufgrund unserer Unwissenheit über den Tod solle für invasive Eingriffe, wie eine Organentnahme, ein möglichst später Zeitpunkt gewählt werden, damit die größtmögliche Wahrscheinlichkeit bestehe, dass der Spender auch tatsächlich tot ist. Mit der Ablösung des Konzepts des Herztodes durch das des Ganzhirntodes sei der Todeszeitpunkt aber auf einen frühen Zeitpunkt verlegt worden.

Hiergegen wird vor allem eingewendet, dass es für Spender keinen Unterschied mache, ob eine Organentnahme zum Zeitpunkt ihres Ganzhirn- oder ihres Herztodes stattfinde. Auch die Gegner des Ganzhirntodkonzepts bestritten nicht, dass zum Zeitpunkt des Ganzhirntodes der Sterbeprozess irreversibel, d. h. die Prognose infaust ist.

Wie bei der Sterbehilfe wird auch für die Todesdefinition das **Argument der schiefen Ebene** angeführt. Dieses geht von einer Abfolge vom Herztod- über das Ganzhirn- zum Teilhirn-Kriterium aus. Schwerkranken werde so zunehmend ihr Status als Mensch abgesprochen. So wären anenzephale Säuglinge und sogar Patienten mit apallischem Syndrom, die heute als behinderte bzw. chronisch kranke Menschen bezeichnet werden und sich nicht in einem Sterbeprozess befinden, unter dem Teilhirntodkriterium als „tot" definiert. An ihnen ließen sich dann als „Leichen" Eingriffe durchführen, die bei Lebenden als unethisch bezeichnet würden.

Denkanstöße

1. Welche Erfahrungen haben Sie bisher im Krankenhaus bezüglich des Umgangs mit sterbenden Menschen gesammelt? Wie wurde darüber entschieden, dass eine medizinische Therapie nicht mehr begonnen bzw. dass sie begrenzt wird?
2. Eine gemeinsame ethische Frage in den Diskussionen um die Sterbehilfe und den ärztlich assistierten Suizid lautet: Wie weit soll der Kreis der Personen juristisch gezogen werden, die eine Form der Sterbehilfe erhalten können? Nur schon sterbende Menschen? Auch Personen, die nach medizinischem Ermessen noch wenige Monate zu leben haben? Oder sogar chronisch kranke Menschen, die u. U. noch viele Jahre leben können, wie Frau Thomas oder Patienten mit apallischem Syndrom?
3. Die Liste von Menschen, die als unproduktiv eingeschätzt wurden, war viel länger als die immer wieder angeführten psychisch kranken und behinderten Menschen. Warum gab es kaum Vorschläge, z. B. auch alte Menschen, die zahlreichen Kriegsinvaliden nach dem Ersten Weltkrieg oder Arbeitslose zu töten?

Zusätzliche Lesehinweise

- Benzenhöfer, Udo: Der gute Tod? Euthanasie und Sterbehilfe in Geschichte und Gegenwart, Beck: München 1999.
- Elias, Norbert: Über die Einsamkeit der Sterbenden in unseren Tagen, Suhrkamp: Frankfurt a. M. 1982.
- Fittkau, Ludger: Autonomie und Fremdtötung. Sterbehilfe als Sozialtechnologie, Mabuse: Frankfurt a. M. 2006.
- Schlich, Thomas; Wiesemann, Claudia (Hg.): Hirntod. Zur Kulturgeschichte der Todesfeststellung, Suhrkamp: Frankfurt a. M. 2001.

10 Gesundheitsverhältnisse im 19. und 20. Jahrhundert – der Rückzug des Todes

Jörg Vögele

Zum Üben und Diskutieren

Fallbeispiel

„Eine städtische Gesundheitsfürsorgerin geht von Haus zu Haus, um junge Mütter über Säuglingsfürsorge und -ernährung zu informieren. Man begegnet ihr mit Misstrauen und Ablehnung. In einem Haus öffnet ihr die Großmutter die Tür, die sie nach ihrem Begehr fragt. Auf die Vorstellung der Gesundheitsfürsorgerin hin entgegnet sie: „Wir brauchen Sie hier nicht. Meine Tochter ist gesund, mein Enkel auch. Im Übrigen habe ich selbst 14 Kinder geboren und nur sieben sind gestorben." (Düsseldorf 1907)

10.1 Einführung

Medizinisches Handeln ist stets von den **gesellschaftlichen Lebensumständen** abhängig. Die Medizin reagiert auf die historischen Entwicklungen, die vorherrschenden ethischen Konventionen, Krankheitsvorstellungen, gesundheitlichen Bedingungen etc. Diese befinden sich wiederum in stetigem Wechselspiel mit demografischen und epidemiologischen Gegebenheiten und prägen die jeweils vorherrschenden Gesundheitsverhältnisse. Nach der Definition der Weltgesundheitsorganisation (WHO) bedeutet **Gesundheit** einen **Zustand völligen körperlichen, seelischen und sozialen Wohlbefindens.** Ein so weit gefasster Gesundheitsbegriff lässt sich allerdings kaum operationalisieren. Dies gilt umso mehr für historische Untersuchungen. Hier werden in der Regel **Mortalität** und **Lebenserwartung** als Indikatoren herangezogen, nach verschiedenen Kriterien (z.B. Alter, Geschlecht) ausdifferenziert und über die Zeit verfolgt. Dabei zeigen sich grundlegende säkulare Veränderungen.

So hat sich die durchschnittliche Lebenserwartung bei der Geburt in Westeuropa während der letzten 150 Jahre mehr als verdoppelt. Betrug sie bei der Gründung des Deutschen Reiches 1871 bei Männern rund 36 Jahre und bei Frauen rund 39 Jahre, so hat sie sich bis zum Jahr 2000 auf etwa 75 Jahre bei Männern und 81 Jahre bei Frauen erhöht. Dieser Trend wurde von einem grundlegenden Wandel des Todesursachenpanoramas begleitet. Zahlreiche Krankheiten sind aus den Industrienationen verschwunden, andere haben ihren Charakter verändert oder sind beherrschbar geworden, andere wiederum befinden sich auf dem Vormarsch. Diese Entwicklungen und ihre Ursachen sollen im Folgenden anhand des Modells des **epidemiologi-**

schen Übergangs vorwiegend am Beispiel Deutschlands beschrieben und analysiert werden.

10.2 Das Modell des epidemiologischen Übergangs

Das langfristige Absinken der Sterbeziffern und der Wandel des Todesursachenpanoramas können unter dem Modell des epidemiologischen Übergangs zusammengefasst werden. Es verfolgt die **Entwicklungstrends der Sterberate** und geht von **Wechselwirkungen** zwischen dem durchschnittlichen **Gesundheitszustand einer Bevölkerung** und dem **sozioökonomischen Wandel** aus. Drei regelhaft ablaufende Phasen werden unterschieden:

- Phase 1: Die **Periode der Seuchen und Hungersnöte** ist durch eine hohe und stark schwankende Sterbeziffer gekennzeichnet; die durchschnittliche Lebenserwartung bei der Geburt ist niedrig und liegt zwischen 20 und 40 Jahren.
- Phase 2: In der eigentlichen Übergangsphase, der **Periode der rückläufigen großen Epidemien**, verstetigt sich die Sterberate und nimmt allmählich ab; die schweren Epidemien werden seltener und bleiben später ganz aus; die Lebenserwartung bei der Geburt steigt auf rund 50 Jahre.
- Phase 3: Die bis in die jüngste Zeit andauernde **Periode der gesellschaftlich verursachten Zivilisationserkrankungen** („Man-Made Diseases") ist durch eine niedrige Sterberate und eine gleichzeitig hohe Lebenserwartung bei der Geburt geprägt, die 70 Jahre übersteigen kann.

Mittlerweile wird dieses Modell angesichts der Zunahme neuer, aber auch längst besiegt geglaubter Infektionskrankheiten gelegentlich um weitere Phasen ergänzt. Gleichwohl bietet es auch in der klassischen Form nach wie vor eine **wichtige Grundlage für historische Arbeiten.** Ferner ist das Konzept konkretisiert worden, indem die bedeutende Rolle sozialer und wirtschaftlicher Veränderungen herausgestellt wurde. So erklärte man das Verschwinden der Pest aus Mittel- und Westeuropa im späten 17. Jahrhundert mit den geringeren Militäraktivitäten und einer veränderten Militärorganisation in dieser Zeit. Im Zuge wachsender, mit zunehmender Bevölkerungs- und Kommunikationsdichte einhergehender Marktintegration traten neue Seuchen auf, zum Beispiel die Cholera. Zudem wandelten sich die sogenannten „Human-Crowd Diseases" (v. a. Pocken, Masern, Scharlach und Keuchhusten) im Europa des späten 18. und frühen 19. Jahrhunderts von altersunspezifischen Krankheiten zu typischen Kinderkrankheiten. Dieser Prozess war mit einer wachsenden relativen Bedeutung von gastrointestinalen Infektionskrankheiten verbunden, die primär Säuglinge und Kleinkinder bedrohten. Da dieser Krankheitskomplex zudem besonders empfindlich auf die sozioökonomischen Lebensbedingungen reagierte, wurde die Lebenserwartung immer stärker durch **schichtenspezifische Unterschiede** bestimmt.

Merke!

- Die Lebenserwartung hat sich in den letzten 150 Jahren mehr als verdoppelt.
- Das Modell des epidemiologischen Übergangs beschreibt die Entwicklung der Sterblichkeit und den Wandel des Todesursachenpanoramas. Im Mittelpunkt stehen Wechselwirkungen zwischen dem Gesundheitszustand einer Bevölkerung und dem sozioökonomischen Wandel.

Der epidemiologische Übergang in Deutschland

Im Mittelpunkt der Diskussion um den epidemiologischen Übergang steht die Phase 2, da der Beginn von Phase 1 und das Ende von Phase 3 offen sind. Als Beginn von Phase 2 galten zunächst die 1870er-Jahre bzw. die Wende zum 20. Jahrhundert. Doch das Auslaufen von Phase 1 des epidemiologischen Übergangs (das „Zeitalter der Seuchen und Hungersnöte") und der Beginn von Phase 2 können in Deutschland bereits um 1820/30 datiert werden. Eine Rechtfertigung erfährt diese vergleichsweise frühe Datierung zum einen durch die merkliche Verstetigung des Bevölkerungswachstums seit den 1820er-Jahren (Beginn des „Zeitalters der verdeckten Bevölkerungskrisen" im Gegensatz zu den „offenen Krisen" des Ancien Régime mit seinen Sterbeüberschüssen). Zum anderen haben sich Veränderungen des Todesursachenpanoramas ergeben (Ausbleiben der „großen Seuchen" im überregionalen Maßstab; Wandel der „Human-Crowd Diseases" zu Kinderkrankheiten; sinkende Häufigkeit der Pocken-, Typhus- und Tuberkulosesterbefälle). Das Ende von Phase 2 wird je nach Datengrundlage und Gewichtung der einzelnen Kriterien zwischen der Wende zum 20. Jahrhundert und den 1920er-Jahren angesetzt.

Entwicklung der Sterblichkeit

In Deutschland verringerte sich die Sterblichkeit in verschiedenen Regionen bereits während des späten 18. und frühen 19. Jahrhunderts. Die tatsächlichen Sterbeziffern blieben zwar auf hohem Niveau. Dennoch ging im ausgehenden 18. Jahrhundert in vielen Gebieten Deutschlands die Häufigkeit der Jahre zurück, in denen die Anzahl der Todesfälle diejenige der Geburten überstieg. Solche **Mortalitätskrisen** verschwanden zusehends. Außerdem nahm die Intensität der jährlichen Schwankungen in der Sterblichkeit ab und die durchschnittlichen Sterbeziffern verringerten sich in zahlreichen Teilen Deutschlands. Allerdings wurde der **langfristige Rückgang der Sterblichkeit** um die Mitte des 19. Jahrhunderts unterbrochen. Erst seit den 1870/80er-Jahren war die Sterblichkeitsentwicklung schließlich durch einen bis in die Gegenwart sinkenden Trend gekennzeichnet – ausgenommen sind dabei die demografischen Auswirkungen der Kriegsjahre sowie der Influenza-Epidemie von 1918–1919 (s. Abb. 10.1).

Alters- und geschlechtsspezifische Entwicklungen

Sowohl das Sterberisiko als auch der säkulare Sterblichkeitswandel fielen altersspezifisch differenziert aus. Im 19. Jahrhundert bildeten die Säuglinge die Hauptrisikogruppe. Somit lässt sich die gesteigerte Lebenserwartung zu einem entscheidenden Maß auf den Rückgang der Säuglingssterblichkeit zurückzuführen (s. Tab. 10.1). Während zur Mitte des 19. Jahrhunderts mehr als 20 % eines Geburtsjahrgangs nicht den ersten Geburtstag erlebten, liegt die Säuglingssterblichkeit heute weit unter einem Prozent. Ein merklicher Rückgang der Sterblichkeit fand auch bei Kindern, Jugendlichen und etwas weniger ausgeprägt in den mittleren Altersgruppen sowie in den Altersklassen über 60 Jahre statt. Heute hat sich der Tod nicht nur aus Kindheit und Jugend, sondern überhaupt aus den Altersstufen bis zum 70. Lebensjahr weitgehend zurückgezogen. Dieses Abdrängen des Todes in die allerhöchsten Altersgruppen brachte den

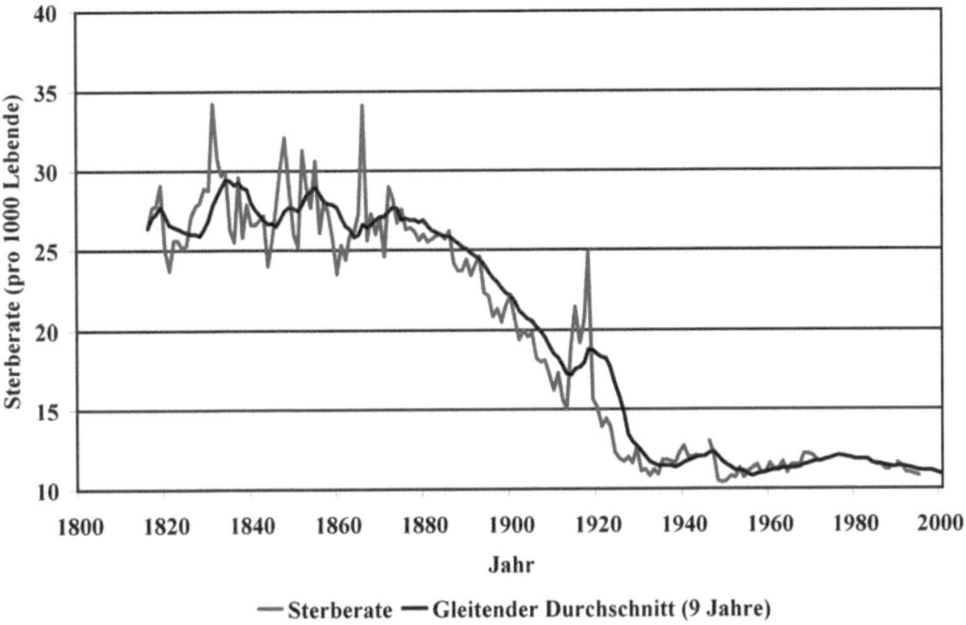

Abb. 10.1: Die Entwicklung der Sterblichkeit in Deutschland.

Tab. 10.1: Die Entwicklung der durchschnittlichen Lebenserwartung für ausgewählte Altersjahre, 1871–2000. Quelle: Vögele, Jörg: Der Epidemiologische Übergang: Modell und empirische Befunde, in: Beiträge zur historischen Sozialkunde 30, 3 (2000): Bevölkerung und Industrialisierung: Zur Frage des demographischen Übergangs, S. 100–116; Statistisches Bundesamt.

	Verbleibende Lebenserwartung im vollendeten ... Lebensjahr (in Jahren)					
	0		30		60	
Jahr	m	w	m	w	m	w
1871/80	36	39	31	33	12	13
1881/90	37	40	32	34	12	13
1891/00	41	44	34	36	13	14
1910/11	47	51	35	37	13	14
1924/26	56	59	39	40	15	16
1932/34	60	63	40	41	15	16
1946/47	53	63	39	43	15	17
1959/60	67	72	41	45	16	18
1970/72	67	74	41	46	15	19
1993/95	73	80	44	50	18	23
2000	75	81	46	51	20	24

Wandel von einer „unsicheren“ zu einer **„sicheren“ Lebenszeit** und zur vermeintlichen Planbarkeit des eigenen Lebens. So umfasst das Leben für die meisten Menschen eine identische Zeitspanne, wodurch die **Altersphase** zu einer **kollektiven Erfahrung** und zu einem **Element der Sozialstruktur** wurde. Die Lebenserwartung der Männer blieb dabei in allen Altersgruppen hinter derjenigen der Frauen zurück. Bis in die jüngste Zeit haben sich die geschlechtsspezifischen Unterschiede sogar verstärkt.

Merke!

Der Rückzug des Todes:

- aus Kindheit und Jugend,
- aus den Altersstufen bis zum 70. Lebensjahr generell.

Dieses Abdrängen des Todes in die allerhöchsten Altersgruppen bewirkte:

- den Wandel von einer „unsicheren" zu einer „sicheren" Lebenszeit,
- eine vermeintliche Planbarkeit des eigenen Lebens,
- das Alter als kollektive Erfahrung.

10.3 Der Wandel des Todesursachenpanoramas

Während das Konzept des epidemiologischen Übergangs relativ vage und deskriptiv bleibt, lassen sich die **Ursachen des Sterblichkeitswandels** durch eine Analyse des Todesursachenpanoramas genauer bestimmen. Dabei ist zu berücksichtigen, dass sich die historischen Medizinalstatistiken einer im Vergleich zu heute vollkommen anderen Nosologie bedienten, die sich zudem immer wieder änderte. Eine Interpretation sollte deshalb mit äußerster Vorsicht geschehen. Sie ist aber dennoch möglich, da das Todesursachenpanorama in den damaligen Statistiken, im Gegensatz zu den heutigen 999 offiziellen Todesursachen laut der ICD (International Classification of Diseases), auf wesentlich weniger Krankheiten beschränkt war, von welchen noch weniger eine epidemiologisch bedeutende Rolle spielten. Zu den wichtigsten zählten die klassischen Infektionskrankheiten sowie gastrointestinale Infektionen, deren Diagnose im Gegensatz zu

Tab. 10.2: Der Wandel des Todesursachenpanoramas in Deutschland, 1877–1995 (Sterbeziffer pro 10.000 Lebende).
Quelle: Preußische Statistik, Bd. 50, S. 138 ff.; Preußische Statistik, Bd. 214, S. 48 f.; Statistisches Jahrbuch für das Deutsche Reich 1932 (52), Berlin 1932, S. 38–41; Statistisches Bundesamt.

Todesursache	*Standardisierte Sterbeziffern**				*Sterbeziffer*
	1877	1907	1930	1995	1995
Infektionskrankheiten	35	8	6	1	1
Komplikationen der Schwangerschaft	2	2	1	0	0
Bösartige Neubildungen	3	7	11	11	27
Krankheiten der Verdauungsorgane	71	39	21	2	5
Krankheiten des Nervensystems und der Sinnesorgane	15	11	9	1	2
Krankheiten des Herz- und Kreislaufsystems	10	14	17	19	53
Krankheiten der Atmungsorgane	53	47	22	2	7
Krankheiten der Harn- und Geschlechtsorgane	1	3	3	1	1
Verletzungen und Unfälle	6	6	7	3	5
Sonstige Todesursachen	57	52	15	5	8
Gesamt	252	188	110	45	108

* Standardisiert auf die Bevölkerungsstruktur Preußens 1877

den heutigen Todesursachen relativ unproblematisch war (und ist) und die im Wesentlichen mit spezifischen Krankheitsbildern nach modernem Verständnis interpretierbar sind. Eine saisonale und altersspezifische Ausdifferenzierung gibt weitere Aufschlüsse. So deutet ein Sommergipfel in der Säuglingssterblichkeit auf infektiöse Durchfallerkrankungen hin, während eine Häufung in den kalten Wintermonaten eher auf Erkrankungen der Atemwege verweist. Und schließlich bietet eine auf Massendaten basierende Analyse nach dem Gesetz der großen Zahl zusätzliche Sicherheit.

Haupttodesursachen der Hochindustrialisierungsphase waren vor allem gastrointestinale Infektionen (die besonders Säuglinge betrafen), Erkrankungen der Atmungsorgane (inklusive der Tuberkulose) sowie die klassischen, meist im Kindesalter auftretenden Infektionskrankheiten (s. Tab. 10.2). Diese spielen heute keine Rolle mehr. **Dominierende Todesursachen heute** sind vielmehr Herz- und Kreislaufkrankheiten sowie Krebs. Wie ein Vergleich der Sterbeziffern für das Stichjahr 1995 zeigt, ist dies sowohl durch den Wandel in der Inzidenz einzelner Todesursachen als auch durch Verschiebungen im Altersaufbau der Bevölkerung bedingt: So starben beispielsweise 1995 an bösartigen Neubildungen 27 Menschen (pro 10 000 Lebende). Legt man die Altersstruktur von der Bevölkerung Preußens 1877 zugrunde, wären es lediglich elf gewesen. Bei Herz- und Kreislaufkrankheiten belaufen sich die Raten auf 53 bzw. – wiederum standardisiert – auf 19 (pro 10 000 Lebende) Menschen.

Merke!

Haupttodesursachen der Hochindustrialisierungsphase:
- gastrointestinale Infektionserkrankungen (die vor allem Säuglinge betrafen),
- Erkrankungen der Atmungsorgane (inklusive der Tuberkulose),
- klassische Infektionskrankheiten (meist im Kindesalter).

Heute dominierende Todesursachen:
- sog. Zivilisationserkrankungen (Herz-Kreislauf-Krankheiten, Krebs).

Mechanismen des Sterblichkeitswandels

Die Mechanismen des säkularen Sterblichkeitsrückgangs sind nach wie vor **ungeklärt.** Während man diese Entwicklungen traditionell den Fortschritten in der medizinischen Technologie zuschrieb, wurde in den letzten Jahrzehnten der Beitrag der kurativen Medizin eher bescheiden bemessen. Wesentliche Impulse gingen hier von den Arbeiten **Thomas McKeowns** aus. McKeown analysierte den Sterblichkeitswandel vornehmlich am englischen Beispiel. Er entwarf ein sehr einfaches **Risikomodell** mit vier unabhängigen Variablen: Dafür, dass zahlreiche Todesursachen bereits entscheidend zurückgingen, bevor spezifische medizinische Therapien zur Verfügung standen, sei als primärer Faktor der **steigende Lebensstandard** zu nennen, der von einer sowohl quantitativ als auch qualitativ verbesserten Ernährungssituation herrührt. Dies gelte insbesondere im Hinblick auf die Reduktion der durch Tuberkulose bedingten Sterblichkeit. An zweiter Stelle betont McKeown die Rolle der **sanitären Reformen,** die eine Abnahme der mit Fieber einhergehenden Krankheiten und insbesondere der Erkrankungen des Verdauungstrakts bewirkt hätten. Sodann verweist er als dritten Faktor auf **Veränderungen in der Virulenz bestimmter** Krankheitsorganismen – besonders bezüglich des Scharlachs. **Medizinische Interventionen** seien nur im Fall der Kuhpockenimpfung sowie der Serum-Therapie gegen Diphtherie effektiv gewesen und hätten lediglich marginal zum Sterblichkeitsrückgang beigetragen.

Die Wirkung von McKeowns Publikationen auf die gegenwärtigen gesundheitspolitischen Maßnahmen ist kaum zu überschätzen. Seine Arbeiten bestimmen bis heute wesentlich die strategischen Konzepte der WHO. Sein Ansatz ist dabei nach wie vor umstritten. Es gibt viele und vielfältige **Kritikpunkte.** Auf den Sterblichkeitsrückgang bezogen, wird McKeown beispielsweise dem Beitrag der Medizin nicht gerecht, weil er sich in seinen Überlegungen auf kurative medizinische Interventionsstrategien beschränkt, ohne Aspekte der öffentlichen Gesundheitsvorsorge zu berücksichtigen. Ferner bleiben regionale Unterschiede ebenso ausgespart wie die differenziellen Entwicklungen in den Städten und auf dem Land. Erst eine entsprechende Differenzierung erlaubt eine präzise Einschätzung der Einflussfaktoren.

10.4 Stadt und Gesundheit

Nicht zuletzt aus diesen Gründen hat sich die Forschung in den letzten Jahren den städtischen Verhältnissen zugewendet. Seit dem 17. Jahrhundert schon gelten die Städte im historischen Europa als besonders ungesunde Orte mit extrem hohen Sterberaten. Zahlreiche neuere Arbeiten zeigen, dass ein rapides **Bevölkerungswachstum** im Verlauf der Industrialisierung in Deutschland zu beengten Wohnverhältnissen und unzureichender gesundheitsbezogener Infrastruktur führte. Damit wurden die Städte zum idealen **Nährboden für Epidemien und Seuchen,** die zudem auf eine unzureichend ernährte und durch harte Arbeitsbedingungen geschwächte Bevölkerung trafen. Allerdings ist dabei auf ein wesentliches Entwicklungsmerkmal hinzuweisen: Gegen Ende des 19. und zu Beginn des 20. Jahrhunderts verringerten sich die städtischen Sterberaten deutlich, die städtische Übersterblichkeit ging zurück und verschwand schließlich sogar ganz. Vorreiter dieser Entwicklung waren in erster Linie die Großstädte. Offenbar verfügten diese über Möglichkeiten, schnell und effizient auf die hohen Sterbeziffern zur Jahrhundertmitte hin zu reagieren. Deshalb betonen einschlägige Arbeiten die **positiven Wechselbeziehungen zwischen Urbanisierung und Bevölkerungsentwicklung.** Diese Periode gilt als Blütezeit der kommunalen Selbstverwaltung, in der sich eine umfassende Leistungsverwaltung ausbilden konnte, die grundlegende Aspekte des öffentlichen Gesundheitswesens abdeckte. Dieser Umstand legt es nahe, die Auswirkungen der öffentlichen Gesundheitsfürsorge auf den säkularen städtischen Mortalitätsrückgang noch etwas genauer zu bestimmen. Zwei Forschungsschwerpunkte sollen hier beispielhaft angesprochen werden: die Wirkung der **sanitären Reformen** auf den Sterblichkeitswandel sowie die **Entwicklung der Gesundheitsverhältnisse spezieller städtischer Risikogruppen,** insbesondere der Säuglinge.

10.4.1 Sanitäre Reformen

Bislang vorliegende Studien zur Rolle der sanitären Reformen konzentrierten sich hauptsächlich auf **den Ausbau der zentralen Wasserversorgung und Kanalisation** in den deutschen Städten ab den 1870er-Jahren. In diesem Zeitraum vollbrachten die Kommunen, vor allem die Großstädte, technische und finanzielle Pionierleistungen. Im zeitgenössischen wie auch im heutigen Urteil werden dabei im Allgemeinen die positiven Auswirkungen betont. Eine adäquate Ausgestaltung solcher Infrastrukturmaßnahmen bot Schutz gegen Epidemien und trug offensichtlich zum Rückgang bestimmter umweltsensitiver Krankheiten, wie Abdominaltyphus oder Cholera, bei.

Andererseits konnten sie die Verbreitung von Seuchen bei unzureichender Ausführung auch begünstigen. In Hamburg etwa wurde das Trinkwasser nicht gefiltert, sodass sich Krankheitserreger besonders leicht durch die zentrale Wasserversorgung über das gesamte Stadtgebiet ausbreiten konnten. Aus diesem Grund wurde Hamburg in den 1890er-Jahren als einzige Großstadt von der letzten großen westeuropäischen Choleraepidemie heimgesucht. Mit über 8000 Todesfällen binnen weniger Wochen verlief diese Epidemie so dramatisch, dass danach in Rekordzeit eine Filteranlage gebaut wurde. Nach ihrer Eröffnung im Mai 1893 blieb die Stadt dann ebenfalls von weiteren Choleraepidemien verschont. Zudem sanken die Sterbeziffern für Abdominaltyphus auf ein niedrigeres Niveau.

10.4.2 Säuglingssterblichkeit

Epidemiologisch wesentlich bedeutsamer als Cholera und Typhus war im **19. Jahrhundert** die **enorm hohe Säuglingssterblichkeit.** Insbesondere in den heißen Sommermonaten starben Säuglinge (und Kleinkinder) in großer Zahl an gastrointestinalen Störungen. Der Rückgang der Säuglingssterblichkeit ist eine essenzielle Komponente des säkularen Sterblichkeitswandels. Hierbei ist ein komplexes Geflecht von Determinanten zu berücksichtigen: Ernährungspraktiken, Legitimität der Säuglinge, Fertilität, Witterung und Klima, verbesserte hygienische Bedingungen im Zuge sanitärer Reformen (Wasserversorgung, Milchversorgung, Kanalisation), öffentliche Gesundheitsfürsorge, Wohnsituation und allgemeine Lebensbedingungen, Bildungsgrad, Wohlstand und Beruf

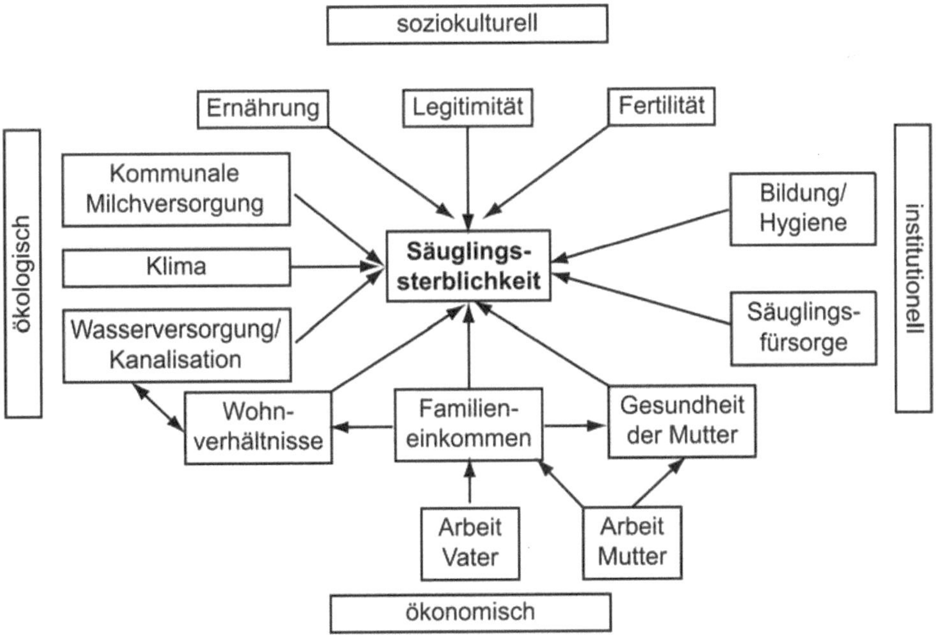

Abb. 10.2: Determinanten der Säuglingssterblichkeit im 19. Jahrhundert.

der Eltern sowie allgemeine Einstellungen zu Leben und Tod. Versucht man, das Wechselspiel dieser Faktoren in einem Modell darzustellen, so empfiehlt es sich, soziokulturelle, ökonomische, ökologische sowie politisch-institutionelle Einflussfaktoren zu unterscheiden (s. Abb. 10.2).

Dabei dürfen aber die vielfältigen **Interdependenzen** nicht außer Acht gelassen werden. So wird beispielsweise legitimen Säuglingen eine höhere Überlebenschance eingeräumt als illegitim Geborenen. Die Zahl der illegitimen Kinder hängt zunächst einmal von den Heiratsmöglichkeiten ab. Diese können politisch beschränkt werden, einerseits durch Gesetze, andererseits durch finanzielle Auflagen, die wiederum in soziale und ökonomische Bereiche führen. Darüber hinaus hängt die Zahl der geschlossenen Ehen von den kulturellen Einstellungen zur Heirat ab, was beispielsweise an den gegenwärtig sinkenden Eheschließungsquoten in den Industrienationen deutlich abzulesen ist. Über das Ausmaß der Benachteiligung illegitimer Kinder ist damit jedoch noch nichts gesagt. Dies hängt von verschiedenen Faktoren ab. Zentral ist, welche Einstellung eine Gesellschaft gegenüber illegitimen Kindern entwickelt, da sich diese auf der einen Seite direkt auf Umgang und Pflege, auf der anderen Seite indirekt über politische Maßnahmen auf den Lebensstandard (etwa einer alleinerziehenden Mutter) auswirken kann. Die ökonomische Situation schließlich bestimmt die Verdienstmöglichkeiten der Mutter und damit den Lebensstandard, d.h. sie wirkt sich auf Ernährung, Kleidung, Wohnung, aber auch auf die unmittelbare Umwelt (etwa das Stadtviertel) aus. Ähnliches gilt für die anderen Variablen. So hängen beispielsweise Veränderungen in der Fertilität (Kinderzahl pro kompletter Ehe, Alter der Frau bei der letzten Geburt) oder in der Ernährungsweise der Säuglinge von einer Vielzahl von Faktoren ab.

Für Deutschland werden die **traditionellen regionalen Differenzen** größtenteils auf unterschiedliche Einstellungen gegenüber Leben und Tod im Bewusstsein der Bevölkerung zurückgeführt. Im Laufe des 19. Jahrhunderts traten jedoch diese regionalen Unterschiede in den Hintergrund, während sich die **soziale Ungleichheit** vergrößerte. Da sich diese Unterschiede nicht mit der sozioökonomischen Schichtenzugehörigkeit deckten, verbietet es sich, den Sterblichkeitswandel in Deutschland nur mit sozioökonomischen Faktoren zu erklären. Als entscheidend gilt vielmehr die **Ernährungsweise der Säuglinge,** d.h. konkret die Frage, wie viele Frauen ihre Säuglinge gestillt haben und wann der Übergang zu Ersatznahrung erfolgte. Ersatznahrung war mit einer hohen Säuglingssterblichkeit verbunden, extensives Stillen dagegen mit niedrigen Sterbeziffern. Das Stillen der Säuglinge vermindert die Risiken einer Mangelernährung und bietet einen gewissen Schutz vor akuten Infektionskrankheiten. Muttermilch ist nicht nur ernährungsphysiologisch ideal, sondern überträgt auch Immunglobuline der Mutter und ist relativ rein. Dagegen fördert Ersatznahrung das Infektionsrisiko, besonders wenn sie mit Milch oder Wasser zubereitet oder, wie es in manchen Gegenden Brauch war, von Erwachsenen vorgekaut wurde. Berüchtigt war insbesondere die weitverbreitete Verwendung von Branntwein und Bier.

In Deutschland weisen zeitgenössische lokale Erhebungen darauf hin, dass die Stillhäufigkeit mit steigendem Einkommen abnahm und in den oberen Schichten wenig verbreitet war. Wesentlich markanter jedoch waren die starken regionalen Unterschiede hinsichtlich der Stillquoten. In den östlichen bzw. südöstlichen Gebieten des Deutschen Reichs ging die hohe Säuglingssterblichkeit mit dem Nichtstillen der Säuglinge in diesen Regionen einher. Nach reichsweiten Schätzungen zu Beginn des 20. Jahrhunderts war die Sterblichkeit der „Flaschenkinder“ bis zu siebenmal höher als diejenige der „Brustkinder“.

Während die hohe Säuglingssterblichkeit traditionell als nicht abzuwendendes Schicksal verstanden wurde, lösten **sinkende Geburtenraten** gegen Ende des 19. Jahrhunderts Befürchtungen aus, dass die Zukunft der Nation in wirtschaftlicher und militärischer Hinsicht nicht mehr gewährleistet sei. Insbesondere der direkte Vergleich mit England und Frankreich führte in Wissenschaft und Politik zu hektischen Aktivitäten. So wurde einerseits die Versorgung mit adäquater Milch als eine zentrale städtische Aufgabe definiert, andererseits bildeten sich nach der Jahrhundertwende vielerorts Vereine zur Säuglingsfürsorge, deren Ziel vor allem die Hebung der Stillquoten war. Im Jahr 1907 gab es bereits 101 solcher Fürsorgestellen.

Die praktische Ausgestaltung der Fürsorge war vor allem auf die Erziehung der Mütter ausgerichtet. Herzstück der Bewegung war die **Stillpropaganda,** unterstützt durch sogenannte Stillprämien. Wollte eine Mutter in den Genuss einer Stillprämie kommen, so musste sie ihr Einverständnis zu Hausbesuchen geben und sich mindestens 14-täglich in der Fürsorgestelle einfinden. Sie hatte nachzuweisen, dass sie selbst stillte, und musste dies vor dem anwesenden Personal demonstrieren oder den Stuhl ihres Kindes bzw. dessen gebrauchte Windeln mit in die Fürsorgestelle bringen. Hier wird deutlich, dass dieser Ansatz auf einer weitgehenden Unkenntnis der Lebensbedingungen in den unteren Schichten beruhte. Selbst wenn die Mütter diese neuen Einrichtungen und die damit verbundenen neuen Wertvorstellungen akzeptierten, konnten sie deren Potenzial nicht ausschöpfen. So erforderte z. B. ein Besuch der Mutter in der Fürsorgestelle der Großstadt häufig Zeit, Beschwernis und Unkosten. Die Wege zu den Stellen waren weit und konnten oft nur mit teuren öffentlichen Verkehrsmitteln zurückgelegt werden. Waren weitere Kinder vorhanden, mussten diese unbeaufsichtigt zu Hause gelassen oder mitgenommen werden. Kurzum, diese Ansätze konnten nicht funktionieren, weil sie die Lebenswelt städtischer Arbeiterschichten ignorierten und weder das familiäre Finanzbudget noch die vielfachen Belastungen der Frauen als Dazuverdienerin zum Familieneinkommen, als Hausfrau und Mutter berücksichtigten.

So stellten die heißen Sommermonate nach wie vor ein Risiko für die Säuglinge dar. Insbesondere solche, die Ersatznahrung bekamen, waren von der extremen **Sommersterblichkeit** betroffen, da es keine ausreichend kühle Lagerungsmöglichkeit für die Säuglingsmilch gab. Das Stillen hingegen bot einen gewissen Schutz in den heißen Sommermonaten. Erst in den Jahren des Ersten Weltkriegs ging diese Sommerspitze in Deutschland zurück. Zwar professionalisierte sich die Säuglingsfürsorge zunehmend, aber angesichts des desolaten Versorgungszustands – besonders in den Kriegsjahren – sind die Veränderungen der Säuglingssterblichkeit wohl eher auf eine in den Notzeiten einsetzende Trendwende im Stillverhalten der Mütter zurückzuführen. Die Stillquoten stiegen wieder langfristig an, der Sommergipfel verschwand und die Säuglingssterblichkeit ging weiter zurück.

Selbstverständlich ändert sich im Lauf der Zeit die Gewichtung der einzelnen Faktoren. Während das Stillen im 19. Jahrhundert von immenser Bedeutung war und andere sozioökonomische Faktoren, wie etwa das Haushaltseinkommen, austarieren konnte, hat die Ernährungsfrage heutzutage, zumindest in Bezug auf die Sterblichkeit der Säuglinge der Industrienationen, keinen Einfluss mehr.

10.5 Fazit

Das klassische dreiphasige Konzept des epidemiologischen Übergangs beschreibt den Wandel von traditionellen Sterblichkeitsverhältnissen mit dem Vorherrschen von Seuchen und geringer Lebenserwartung zur modernen Situation mit hoher Lebenserwartung und dominierenden degenerativen Todesursachen. Diese für die westlichen Industrienationen herausgearbeitete Entwicklung verlief nicht linear, sondern war von Verwerfungen und Rückschlägen gekennzeichnet. Sie ist auch nicht unumkehrbar, wie die gegenwärtige Rückkehr längst besiegt geglaubter Infektionskrankheiten demonstriert. Eine Analyse der Mechanismen und Ursachen dieser historischen Entwicklung trägt deshalb nicht nur zum Verständnis der geschichtlichen Entwicklung bei. Sie mag auch für gegenwärtige Strategien im Kampf gegen AIDS, Malaria und andere Bedrohungen der öffentlichen Gesundheit hilfreich sein. Ebenfalls nicht zu unterschätzen sind die Implikationen für Gesundheitswesen, Arbeitsmarktstruktur oder Sozialpolitik – um nur einige Bereiche zu nennen.

Denkanstöße

1. Welche Parallelen fallen Ihnen zwischen den bevölkerungspolitischen Diskussionen um 1900 und den gegenwärtigen Debatten ein?
2. Welchen Stellenwert hatte die kurative Medizin für den Rückgang der Sterblichkeit in den letzten 200 Jahren?

Zusätzliche Lesehinweise

- Ehmer, Josef: Bevölkerungsgeschichte und historische Demografie 1800–2000, Oldenbourg: München 2004.
- Harris, Bernard: Public Health, Nutrition, and the Decline of Mortality: The McKeown Thesis Revisited, in: Social History of Medicine 17, 2004, 379–407.
- Spree, Reinhard: Der Rückzug des Todes. Der epidemiologische Übergang in Deutschland während des 19. und 20. Jahrhunderts, Universitätsverlag Konstanz: Konstanz 1992.
- Vögele, Jörg: Urban Mortality Change in England and Germany, 1870–1910, Liverpool University Press: Liverpool 1998.
- Vögele, Jörg: Sozialgeschichte städtischer Gesundheitsverhältnisse während der Urbanisierung, Duncker und Humblot: Berlin 2001.

11 Medizin und Ökonomie

Uwe Heyll

Zum Üben und Diskutieren

Fallbeispiel

Ein in Deutschland gesetzlich Krankenversicherter konsultiert seinen Hausarzt wegen allgemeiner Abgeschlagenheit und Müdigkeit. Zunächst muss er ein „Praxisgeld" von zehn Euro entrichten. Nach Anamneseerhebung, körperlicher Untersuchung und orientierender Labordiagnostik erklärt der Arzt, er könne keine krankhaften Veränderungen feststellen. Er empfehle aber die Durchführung einer weitergehenden, umfassenden Vorsorgediagnostik im Sinne eines „General-Check-up" mit kompletter Laboranalyse, Ultraschalluntersuchung des Bauchraums, Echokardiografie und Dopplerdiagnostik der Gefäße. Da es sich hierbei nicht um eine Kassenleistung handle, sondern eine sogenannte IGeL (individuelle Gesundheitsleistung), müssten diese Maßnahmen vom Patienten selbst getragen werden. Nach kurzer Überlegung entscheidet sich der Betroffene gegen das Angebot und verlässt die Arztpraxis. Seine Ehefrau ist privat krankenversichert. Sie konsultiert einen anderen Arzt wegen weitgehend identischer Beschwerden. Dort wird sie umfassend und ausführlich unter Einsatz aller verfügbaren diagnostischen Hilfsmittel untersucht und erhält anschließend eine Verordnung über ein Stärkungsmittel. Bei der Verabschiedung wird bereits ein Termin für eine Kontrolluntersuchung vereinbart.

11.1 Einführung

Das vorstehende Fallbeispiel zeigt, dass die Handlungsweisen von Ärzten nicht allein von medizinischen Gesichtspunkten gesteuert werden. Hinzu treten Aspekte wie der Versicherungsstatus des Patienten, die Höhe des erzielbaren Entgelts sowie die aktuell gültigen Vorschriften und Regelungen. Solche äußeren Einflussgrößen können als Anreize oder Fehlanreize den Fortgang der Konsultation bestimmen. Auf den ersten Blick könnte es so scheinen, als sei der **gesetzlich Krankenversicherte** im Fallbeispiel deutlich schlechter gestellt als seine **privat versicherte** Ehefrau. Dies träfe aber nur dann zu, wenn die zusätzlichen Gesundheitsleistungen tatsächlich einen belegbaren Nutzen besäßen. Ansonsten handelte es sich lediglich um eine Form der ärztlichen Betreuung oder Zuwendung, die für die Gesundheit ohne Bedeutung bliebe. Wie lässt sich dies messen? In welchem Verhältnis stehen die Leistungen der Krankenkassen und -versicherungen zu den gezahlten Beiträgen? Wer legt den Leistungsumfang für gesetzlich oder privat Versicherte fest? Wie lässt sich ein Gesundheitswesen möglichst effizient und gerecht organisieren? Um diese Fragen geht es in diesem Kapitel.

11.2 Die historische Entwicklung des Gesundheitswesens in Deutschland

Von den Anfängen bis zur Einführung der gesetzlichen Krankenversicherung

Bis zur Einführung von Versicherungen konnten sich nur solche Kranke professionelle ärztliche Hilfe leisten, die über die hierfür erforderlichen Geldmittel verfügten. Die Frage der **Honorierung** war dabei stets mit Schwierigkeiten verbunden. Nicht allein das Rollenverständnis des Arztes als Helfer kollidierte mit der Forderung nach Geld. Oft blieb auch der Nutzen der Behandlung uneinsichtig, vor allem wenn der Patient trotz Behandlung starb. Vom griechischen Arzt Hippokrates wird berichtet, dass er geraten habe, Honorarfragen möglichst auf einen späteren Zeitpunkt zu verschieben, um die Krankheitsbehandlung nicht negativ zu beeinflussen und das ärztliche Ansehen nicht zu gefährden.

Arme Patienten waren im Krankheitsfall zunächst auf Almosen und wohlwollende Ärzte angewiesen. Seit der Antike gab es kommunal angestellte **Stadtärzte,** die nicht nur Aufgaben des öffentlichen Gesundheitsdienstes wahrnahmen, sondern auch eine **Sprechstunde als Armenarzt** abhalten mussten. Die **mittelalterlichen Hospitäler** dienten vorwiegend der karitativen Pflege Gebrechlicher, verfügten aber in der Regel nicht über eigene Ärzte, sondern wurden vom Stadtarzt mit betreut. Ohnehin stand in den ressourcenarmen vormodernen Epochen weniger die medizinische Leistung im Vordergrund als der Verdienstausfall des Kranken und der von ihm finanziell Abhängigen. Aus diesem Grund konnten Zünfte, Gilden, Bruder- oder Nachbarschaften sowie ihre „Kranken- und Sterbeladen" genannten Sozialfonds kaum Gelder für Ärzte oder Apotheker bereitstellen. Lediglich für das Lazarettwesen und später für die universitären Krankenhäuser besaßen ärztliche und chirurgische Tätigkeiten eine herausragende Bedeutung.

Nach dem Niedergang der Ständegesellschaft wurde im **19. Jahrhundert** das Armenwesen rationalisiert. Dabei erlangten Ärzte eine wichtige Zuteilungsfunktion, indem sie als Gutachter fungierten und über Leistungen entschieden, wie z.B. die Krankschreibung eines Fabrikarbeiters oder eine Unfallrente. Zentrales Ziel war die **Wiederherstellung der Arbeitskraft** – karitative und humanitäre Motive spielten im Vergleich mit früheren Zeiten eine untergeordnete Rolle. Allerdings fand der Teufelskreis von Armut und Krankheit im 19. Jahrhundert zunehmend Beachtung und führte zu weitreichenden Forderungen nach einer **kostenfreien medizinischen Grundversorgung.**

Von der Einführung der gesetzlichen Krankenversicherung bis heute

Um 1850 wurden erste – wenn auch in Mitgliederzahl und Finanzkraft noch sehr beschränkte – **örtliche Hilfskassen** sowie **Betriebskrankenkassen** geschaffen. Die Politik des 1871 neu gegründeten Deutschen Reichs zielte darauf ab, die Arbeiter den Einflüssen sowohl der Sozialdemokratie als auch des Katholizismus zu entziehen. Im Zuge dieser „inneren Reichsgründung" setzte Otto v. Bismarck im Rahmen einer umfangreichen Sozialgesetzgebung die staatliche Version einer **gesetzlichen Krankenversicherung (GKV)** durch. Das „Gesetz zur Krankenversicherung der gewerblichen Arbeiter" trat 1884 als erstes der Sozialgesetze in Kraft. Bis 1900 steigerte sich die Zahl der Versicherten vor allem durch die Mitversicherung von Angehörigen auf 9,5 Millionen. 1911 wurde die **Reichsversicherungsordnung (RVO)** als gesetzliche Grundlage des Sozialstaats in Deutschland verabschiedet. In ihr waren die gesetzlichen Regelungen der Arbeiterkrankenversicherung, das Unfallversicherungsrecht sowie das Invaliditäts- und Altersversicherungsrecht zusammengefasst. Parallel dazu stieg auch die Zahl der Vertragsabschlüsse bei **privatrechtlich organisierten Krankenversicherern (PKV).** 1926 erfolgte die Gründung des PKV-Verbands. Zu diesem Zeitpunkt zählten die privaten Krankenversicherer 2,5 Millionen Mitglieder.

Der stetigen Ausweitung der gesetzlichen Krankenversicherung auf immer mehr Menschen stand die Ärzteschaft zwiespältig gegenüber. Einerseits führte die Entwicklung zu einer immensen Expansion der Kaufkraft auf dem Gesundheitsmarkt. Andererseits gerieten die Ärzte in eine immer stärkere Abhängigkeit von den Krankenkassen. **Ärztevereine,** wie der 1900 gegründete Leipziger Verband – der heutige Hartmannbund – polemisierten gegen die „Proletarisierung“ ihrer Profession. Durch Streikaktionen und politische Interventionen gelang es der Ärzteschaft in der Zeit zwischen den Weltkriegen, ihre Position gegenüber den Krankenkassen erheblich zu verbessern. Strukturen der gemeinsamen Selbstverwaltung von Krankenkassen und Kassenärzten sollten den Frieden wahren und einvernehmliche Lösungen herbeiführen. Im Jahr 1931 wurde das Vertragsmonopol der Krankenkassen ganz abgeschafft. Die Kassenarztanerkennung und die Honorierung wurden nun von den **kassenärztlichen Vereinigungen** geregelt, die Pauschalverträge mit den Krankenkassen abgeschlossen.

In der Zeit des **Nationalsozialismus** erfolgten weitere wichtige Weichenstellungen für die Organisation der ärztlichen Berufsausübung. Die Einbeziehung der Ärzte in die Gewerbeordnung durch den Norddeutschen Bund im Jahr 1869 hatte die Heilkunst zwar von staatlichen Reglementierungen befreit und Forderungen wie die Niederlassungsfreiheit und die freie Honorarvereinbarung erfüllt. Aus ärztlicher Sicht unbefriedigend blieb jedoch die Konkurrenz durch nichtärztliche Behandler. Die Schaffung einer Reichsärztekammer mit Zwangsmitgliedschaft für alle Ärzte durch die Reichsärzteordnung vom 13. Dezember 1935 entsprach den Wünschen der Ärzte. Auf diese Weise wurde der Ärztestand zum offiziellen Träger des Gesundheitsdienstes und erhielt das Recht auf Selbstverwaltung mit eigener Berufsgerichtsbarkeit.

Nach dem Krieg entstand in der DDR ein sozialistisches Gesundheitssystem mit staatlich organisierter Gesundheitsversorgung. Dagegen blieben in der Bundesrepublik die alten Strukturen weitgehend erhalten und konnten nach 1989 auf ganz Deutschland ausgedehnt werden. Das **Gesetz über das Kassenarztrecht** von 1955 sah die Neugründung der kassenärztlichen Vereinigungen und die Bildung der **Kassenärztlichen Bundesvereinigung (KBV)** als Selbstverwaltungskörperschaften vor. Die ärztliche Selbstverwaltung erhielt zwar eine föderale Struktur, weshalb die Bundesärztekammer nur als Arbeitsgemeinschaft der Landesärztekammern neu begründet werden konnte. Sie entsprach aber ansonsten den Inhalten der alten Reichsärzteordnung. Ab 1975 wurde schrittweise das **Sozialgesetzbuch (SGB)** erarbeitet, das die Reichversicherungsordnung in vielen Bereichen ersetzte. 1988 wurde durch das **Gesundheitsreformgesetz** die gesetzliche Krankenversicherung als Teil V des Sozialgesetzbuchs ausgegliedert. Auch die private Krankenversicherung blieb als privatwirtschaftlicher Geschäftszweig erhalten. 50 Versicherungsunternehmen teilen sich heute rund 7,9 Millionen Voll- und ca. 7,7 Millionen Zusatzversicherte.

Merke!

Zu den grundlegenden Organisationsprinzipien des deutschen Gesundheitswesens gehören heute:
- eine autonome, nach „standesrechtlichen" Prinzipien organisierte Ärzteschaft als Trägerin der ambulanten medizinischen Versorgung,
- stationäre, zunehmend privatwirtschaftlich organisierte Therapieeinrichtungen (Krankenhäuser, Rehabilitationseinrichtungen, Sanatorien, Kurkliniken) mit angestellten Ärzten, die organisatorisch weitgehend vom ambulanten Sektor getrennt sind,
- Parallelität von gesetzlichen Krankenkassen (GKV) mit etwa 70 Millionen Versicherten und privaten Krankenversicherungen (PKV) mit etwa acht Millionen Vollversicherten,
- Regelung von ärztlicher Kassenzulassung, Honorierung und ambulanter Versorgung im Bereich der GKV durch die kassenärztlichen Vereinigungen (KV).

11.3 Bioethische Prinzipien und Ökonomie

Die historische Betrachtung des vorstehenden Abschnitts hat gezeigt, dass die Herausbildung der ökonomischen Organisation des heutigen Gesundheitswesens zu komplexen Strukturen geführt hat. Für diese Entwicklung lassen sich vielfältige Partikularinteressen der beteiligten Berufsgruppen, Geschäfts- und Industriezweige sowie der Politik, Kostenträger und Versicherer verantwortlich machen. Aus Sicht des Verbrauchers, der Gesundheitsleistungen nachfragt, bemisst sich die Güte des Gesundheitswesens jedoch einzig daran, in welchem

Umfang es Mittel zur Befriedigung der eigenen Bedürfnisse bereitstellt. Die Dimensionen, in denen diese Frage erscheint, lassen sich gut im Hinblick auf die bekannten bioethischen Prinzipien der Benefizienz, Nonmalefizienz, Autonomie und Verteilungsgerechtigkeit diskutieren (s. Kap. 1). Hierzu allerdings ist es notwendig, diese Prinzipien in ihrer ökonomischen Bedeutung neu zu definieren.

11.3.1 Benefizienz/Nonmalefizienz

Die Prinzipien der Benefizienz und Nonmalefizienz lassen sich aus gesundheitsökonomischer Perspektive als **Gebot eines möglichst kosteneffizienten Einsatzes der für die Gesundheitsversorgung verfügbaren Mittel** verstehen. Das bedeutet, dass die vorhandenen Ressourcen so zu verwenden sind, dass sie den größtmöglichen Nutzen für die Gesamtheit aller beteiligten Personen in Form einer verbesserten Lebensqualität und/oder einer verlängerten Lebenszeit versprechen. Die praktische Umsetzung dieser grundsätzlichen Forderung wird durch Zielkonflikte und Probleme der Gewichtung von Krankheitssymptomen erschwert. Wofür sind die vorhandenen Mittel vorrangig einzusetzen: für die Besserung von Krankheitsbeschwerden oder für die Verlängerung des Überlebens? Welche Symptome müssen als besonders schwerwiegend gelten und bedürfen daher einer bevorzugten Behandlung? Um hier eine einheitliche Bewertungsgrundlage zu schaffen, wurde in der Gesundheitsökonomie der Parameter der **„qualitätsangepassten Lebensjahre“** (Quality-Adjusted Life Years/ QUALY) eingeführt. Mit diesem Instrument lässt sich der Nutzen aller medizinischen Interventionen einheitlich bestimmen und vergleichen. Abweichungen der Gesundheitsversorgung vom angestrebten Optimum werden als Fehlversorgung, Überversorgung oder Unterversorgung definiert:

- **Fehlversorgung** tritt auf, wenn medizinische Leistungen mit negativem Nettonutzen ausgeführt werden.
- **Überversorgung** tritt auf, wenn medizinische Leistungen ausgeführt werden, deren Nettonutzen nicht nachgewiesen ist oder die nicht als kosteneffektiv anzusehen sind.
- **Unterversorgung** tritt auf, wenn medizinische Leistungen unterlassen werden, deren Nettonutzen und Kosteneffektivität nachgewiesen sind.

11.3.2 Autonomie

Autonomie bezeichnet in gesundheitsökonomischen Zusammenhängen **die Möglichkeiten und Fähigkeiten des Einzelnen, sich die nach seiner Überzeugung wünschenswerten medizinischen Güter und Dienstleistungen zu beschaffen.** Es muss betont werden, dass sich die subjektiven Wünsche des Einzelnen von den Feststellungen und Forderungen, die aus objektiven medizinischen Erkenntnissen ableitbar sind, deutlich unterscheiden können. So kann es vorkommen, dass Kranke aus persönlichen Überzeugungen oder unbegründeten Ängsten eine eigentlich wirksame Behandlung ablehnen und stattdessen eine ungesicherte Methode ohne nachgewiesenen Nutzen in Anspruch nehmen. Vielfach führen auch spekulative Annahmen, eigenwillige Krankheitsdeutungen oder Fehlinformationen zu Behandlungswünschen, für die aus medizinischer Sicht keine begründeten Indikationen feststellbar sind. Die strikte Beachtung der Autonomie des Einzelnen kann demnach eine medizinische Fehlversorgung zur Folge haben und auf diese Weise den Prinzipien der Benefizienz und Nonmalefizienz zuwiderlaufen. Gleichwohl wird ein Arzt im Regelfall den Wünschen seines Patienten nachkommen. Grundlage der Arzt-Patient-Beziehung ist der Behandlungsauftrag des Kranken an seinen Arzt. Solange der Arzt den Behandlungsauftrag erfüllt, ist die Autonomie des Patienten gewahrt.

Probleme entstehen dort, wo ein Arzt durch gesetzliche Vorschriften, Sparvorgaben der Krankenkassen, Leistungseinschränkungen oder andere äußere Zwänge dem Behandlungsauftrag nicht nachkommen kann. In diesem Fall wird der Arzt – gewollt oder ungewollt – zum Agenten eines Dritten, also des Gesetzgebers, der Kassen etc. Diese Einschränkung seiner Autonomie wird jeder Patient als unangemessen und falsch empfinden. Folge kann eine erhebliche Störung der Arzt-Patient-Beziehung sein.

11.3.3 Verteilungsgerechtigkeit

Grundsätzlich gibt es im Umgang mit knappen Mitteln zwei Möglichkeiten:

- Bei der **Rationalisierung** (= Effizienzsteigerung) soll gleicher Nutzen auf kostengünstigeren

Wegen erreicht werden. Die Rationalisierung setzt also Mittel frei, ohne dass dadurch die Gesundheitsversorgung beeinträchtigt oder reduziert wird. Aus ethischer Sicht ist die Rationalisierung unproblematisch, weil sie keinem der dargelegten Prinzipien zuwiderläuft. Rationalisierungspotenziale lassen sich in allen Bereichen des Gesundheitswesens identifizieren. Besonders häufig genannt werden die fehlende Verzahnung zwischen ambulantem und stationärem Sektor mit den dadurch bedingten Problemen der fortlaufenden, koordinierten Krankenbetreuung sowie die Vielzahl unnötiger Arzneiverordnungen. Problematisch ist zudem die freie Arztwahl, die von einigen Kranken zum „Doctor Hopping“ missbraucht wird und dann zu einer unwirtschaftlichen Mehrfachdiagnostik führt.

- **Rationierung** (= Leistungsbegrenzung) nennt man die Zuteilung beschränkt vorhandener Güter oder Dienstleistungen nach einem vorgegebenen Verteilungsprinzip. Die Rationierung kann sich nach Art und Schwere der Krankheit richten. Daneben ist eine Auswahl nach personengebundenen Merkmalen möglich. Letzteres geschieht, wenn beispielsweise für bestimmte Behandlungen eine Altersbegrenzung eingeführt oder der Zugang zu teuren Therapien von Zuzahlungen abhängig gemacht wird. Die Rationierung nach personengebundenen Merkmalen enthält immer ein „malefizientes“ Moment, weil bestimmte Personengruppen von der Gesundheitsversorgung ausgeschlossen werden.

Merke!

- **Rationalisierung**: Kostensenkung durch Effizienzsteigerung. Dies geschieht durch Vermeiden unnötiger medizinischer Maßnahmen wie Arzneibehandlungen ohne Wirksamkeitsnachweis, chirurgische Eingriffe trotz fehlender Indikation oder Durchuntersuchungen und „Check-ups“ ohne belegten Nutzen.
- **Rationierung**: Kostensenkung durch Vorenthalten medizinischer Maßnahmen, deren Nutzen belegt und deren Anwendung deshalb eigentlich indiziert ist. Beispiele sind die Ausgliederung bestimmter Arzneigruppen aus dem Bestand erstattungspflichtiger Heilmittel, die Begrenzung des Zugangs zu Kur- und Rehabilitationsmaßnahmen oder die Anwendung weniger wirksamer Verfahren aus Kostengründen.

Eine Rationierung medizinischer Güter und Dienstleistungen gilt dann als akzeptabel im Sinne der Verteilungsgerechtigkeit, wenn bestimmte **Allokationskriterien** eingehalten werden. Allokation (vom lateinischen „allocare“, zu Deutsch „platzieren“) bedeutet die Zuordnung einer begrenzten Menge von Ressourcen auf eine gegebene Zahl von Empfängern.

- **Formale Allokationskriterien** betreffen das Verfahren der Zuteilung. Es sollte auf der Grundlage einer demokratischen Willensbildung erfolgen, transparent sein, dem Gebot der Chancengleichheit folgen und die Möglichkeit des Widerspruchs im Einzelfall gewähren.
- Den formalen stehen die **materialen Allokationskriterien** gegenüber, die medizinische Gesichtspunkte geltend machen. Besondere Bedeutung besitzen hier die Kriterien der Dringlichkeit und der Effizienz bzw. Erfolgswahrscheinlichkeit. Die Auswahl der Kriterien und ihre Gewichtung stellen kritisch zu hinterfragende moralische Entscheidungen dar und lassen sich nicht „objektiv“ medizinisch begründen.

Ein Beispiel für die Zuteilung knapper Güter in der Medizin nach den vorgenannten Prinzipien der Allokation ist die **Transplantationsmedizin.** Nach Angaben der Deutschen Stiftung Organtransplantation (DSO) wurden 2006 in Deutschland 3906 Organtransplantationen durchgeführt, bei denen Organe Verstorbener verwendet wurden. Dieser Zahl stehen jedoch etwa 14 000 Kranke gegenüber, die eine Transplantation benötigen und auf der Warteliste stehen. Seit 1997 regelt das Transplantationsgesetz (TPG) die Zulässigkeit und das Vorgehen bei der Organspende. Die Bestimmungen des Gesetzes werden durch Leitlinien der Bundesärztekammer weiter präzisiert.

Im Gegensatz zur Organspende, bei der alle vorgenannten Allokationsprinzipien in gewichteter Form zur Anwendung kommen, folgt die **Triage,** das Verfahren zur Feststellung von Behandlungsprioritäten bei Massenunfällen, ausschließlich dem **Effizienzprinzip.** Das bedeutet, dass Verletzte, die auch ohne ärztliche Versorgung gute Chancen haben zu überleben, ebenso zurückgestellt werden wie Schwerstverletzte, bei denen die verfügbare Hilfeleistung kaum Erfolgsaussichten bieten kann. Das Vorgehen der Triage beinhaltet also eine Abkehr vom medizinischen Behandlungsprinzip der Dringlichkeit oder Bedürftigkeit und ist daher nicht unumstritten.

11.4 Die Gesundheitsversorgung aus ethischer Perspektive

Mit der Darstellung der **ökonomischen Relevanz bioethischer Prinzipien** wurde eine Basis gewonnen, um die möglichen Organisationsformen der Gesundheitsversorgung einer grundsätzlichen Betrachtung hinsichtlich ihrer Effekte auf die Allokation medizinischer Dienstleistungen und Güter zu unterziehen.

11.4.1 Staatliche Gesundheitsfürsorge und kurative Medizin

Eine **staatliche Gesundheitsfürsorge** umfasst alle Maßnahmen, die von öffentlichen Stellen ergriffen werden, um Krankheitsrisiken zu entdecken, die gesundheitliche Gefährdung der Bevölkerung zu minimieren, Erkrankungen frühzeitig zu erkennen und Hilfestellungen zur Krankheitsabwehr zu gewähren. Beispiele für derartige Maßnahmen sind staatlich angeordnete oder organisierte Impfungen, Reihenuntersuchungen, Vorschriften zur Sicherheit am Arbeitsplatz, Kampagnen gegen Rauchen oder Alkoholmissbrauch, Kurverfahren, gesetzliche Höchstwerte für Emissionen und ärztliche Untersuchungen bei Einschulung und Musterung. Demgegenüber beginnt der Aufgabenbereich der **kurativen Medizin** erst dort, wo eine Krankheit bereits manifest geworden ist.

Staatliche Gesundheitsfürsorge und kurative Medizin sind keine Gegensätze, sondern einander ergänzende medizinische Systeme. Gleichwohl steht in der Wertschätzung der Öffentlichkeit die kurative Medizin im Vordergrund. Dies liegt daran, dass im Krankheitsfall das Hilfsbegehren besonders dringlich ist und der kurativ tätige Arzt im Auftrag seines Patienten tätig wird. Demgegenüber werden die Maßnahmen der staatlichen Gesundheitsfürsorge häufig als weniger bedeutsam angesehen, weil sie gesunde Personen betreffen, die keinen Anlass für besondere Aktivitäten sehen. Zudem erwecken bürokratische Interventionen immer den Eindruck der unnötigen Reglementierung und der Beschneidung von Freiheitsrechten. Angesichts dieser Asymmetrie ist es kein Wunder, dass den Behandlungen der kurativen Medizin allgemein ein weit größerer Nutzen zugesprochen wird als den Maßnahmen der Gesundheitsfürsorge. Dementsprechend wird die Verlängerung der Lebenszeit in den industrialisierten Ländern ganz selbstverständlich als Verdienst der kurativen Medizin angesehen. Tatsächlich aber gibt es deutliche Hinweise darauf, dass die Verbesserung der Lebensumstände, zu denen auch die Gesundheitsfürsorge beiträgt, eine weitaus wichtigere Rolle spielt. Insofern wäre es unter den Gesichtspunkten der Benefizienz und Nonmalefizienz durchaus überlegenswert, die verfügbaren Ressourcen stärker in den Bereich der staatlichen Gesundheitsfürsorge zu investieren. Allerdings liefe diese Entscheidung der Autonomie des Einzelnen zuwider, die in der kurativen Medizin größere Anerkennung findet.

11.4.2 Staatliches Gesundheitswesen und freie Heilberufe

Auch die kurative Medizin kann vollständig von staatlichen Institutionen organisiert und getragen werden. Dies ist beispielsweise in Großbritannien der Fall, wo es ein **staatliches Gesundheitswesen** gibt. Die Alternative hierzu ist die **Zulassung freier Heilberufe,** die ihre Leistungen nach marktwirtschaftlichen Prinzipien anbieten und ausführen. Der Vorteil staatlicher Gesundheitssysteme liegt darin, dass Gesundheitsleistungen besser gesteuert werden können. Dadurch lassen sich Fehlversorgungen vermeiden und eine umfassende, kostengünstige und gerechte Versorgung der Bevölkerung sicherstellen. Demgegenüber spricht das Prinzip der Autonomie eher für eine marktwirtschaftliche Organisation des Gesundheitssektors, bei der der Einzelne selbst entscheiden kann, welche Gesundheitsleistungen er in Anspruch nehmen will. Zudem hat sich gezeigt, dass in marktwirtschaftlichen Systemen die erforderlichen Investitionen für Innovationen schneller aufgebracht werden können.

11.4.3 Gesetzliche Krankenkassen und private Krankenversicherungen

Sofern kein staatliches Gesundheitssystem mit offenem Zugang für alle Personen besteht, stellt sich die Frage nach einer **materiellen Absicherung im Krankheitsfall.** Auch diese lässt sich wiederum als staatliche Institution in Form gesetzlicher Krankenkassen oder als private Krankenversicherung auf der Basis eines Vertrags mit einem Wirtschaftsunternehmen organisieren.

Bei der **gesetzlichen Krankenversicherung** kann der Staat die Finanzierung, den Umfang der Leistungen, die Vertragsgrundlagen mit den Leistungsanbietern und die Form der Honorierung frei gestalten. Für die Versicherten liegt darin eine gewisse Unsicherheit, weil sich die rechtlichen Grundlagen der Leistungsgewährung ändern können. Deshalb gibt es keinen sicheren Schutz vor steigenden Eigenleistungen in Form von Zuzahlungen oder Einschränkungen der Ansprüche im Krankheitsfall. Andererseits hat der Staat die Möglichkeit, Fehlversorgungen zu unterbinden, für eine gerechte Verteilung der Güter und Dienstleistungen zu sorgen und einen unkontrollierten Anstieg der Beiträge durch kostensenkende Maßnahmen zu unterbinden. Das bedeutet, dass die Prinzipien der Benefizienz, Nonmalefizienz und der Verteilungsgerechtigkeit eher für die Einrichtung gesetzlicher Krankenkassen sprechen.

Demgegenüber bringt die **private Krankenversicherung** die Autonomie stärker zur Geltung. Der Einzelne kann selbst entscheiden, ob und in welchem Umfang er sich absichern will. Nach Vertragsabschluss bleiben die allgemeinen Versicherungsbedingungen (AVB) dauerhafte Grundlage seiner Leistungsansprüche. Spätere Einschränkungen des Leistungsumfangs braucht ein privat Versicherter nicht zu befürchten. Allerdings ist er gegen steigende Prämien weniger geschützt als ein gesetzlich Krankenversicherter.

Das geht Sie an!

Ökonomische Faktoren nehmen auch auf Diagnostik und Therapie von Krankheiten Einfluss (z. B. Wartezeiten für privat und gesetzlich Versicherte, Verschreiben neuer und häufig teurer Medikamente) und beeinflussen so die Arzt-Patient-Beziehung.

11.4.4 Einzelleistungs- und Pauschalvergütung

Sowohl für die gesetzliche als auch für die private Krankenversicherung stellt sich die Frage nach der Organisation der Honorierung ärztlicher Leistungen. Von der Art der Honorierung können Fehlanreize ausgehen, die unerwünschte Effekte zeigen. Eine **Einzelleistungsvergütung,** bei der jede einzelne Maßnahme gesondert in Rechnung gestellt werden kann, motiviert den behandelnden Arzt zu möglichst umfangreichen Untersuchungen und Behandlungen. Erfolgt demgegenüber die Vergütung bei jedem Behandlungsfall mit einer **Pauschale,** ist es für den Arzt wirtschaftlicher, seine Leistungen so weit wie möglich zu reduzieren. Einzelleistungsvergütungen bewirken demnach tendenziell eine Überversorgung, während Pauschalvergütungen die Gefahr der Unterversorgung bergen.

11.5 Grundlagen und Methoden der Gesundheitsökonomie

Aus der Zusammenschau von ethischen Prinzipien und Organisationsformen ergibt sich, dass jedes Gesundheitssystem mit spezifischen Vor- und Nachteilen behaftet ist. Ein „optimales" Gesundheitssystem gibt es nicht. Allgemein lässt sich sagen, dass staatlich organisierte Systeme der Krankenversorgung und Absicherung eher den Prinzipien der Benefizienz, Nonmalefizienz und Gerechtigkeit entsprechen, während privatwirtschaftliche Organisationsformen die Autonomie stärker wahren. Das aktuelle deutsche Gesundheitssystem ist ein historisch gewachsenes Kompromissmodell, das Anteile aller angesprochenen Organisationsformen enthält.

Die Betrachtung der medizinischen Organisationsformen unter ethischen Prinzipien vermag jedoch nur zu zeigen, welche grundsätzlichen Richtungsentscheidungen möglich oder wünschenswert sind. Zur konkreten Umsetzung bedarf es weiterer Informationen. Die Vermeidung von Fehl-, Über- und Unterversorgung, die Rationalisierung der Versorgung oder auch die Rationierung von Gütern nach Kriterien der Gerechtigkeit sind nur dann möglich, wenn **genaue Daten zum Nutzen und zu den Kosten** der einzelnen Verfahren und Leistungen verfügbar sind. Solche Informationen liefert die **Gesundheitsökonomie,** die teilweise auch als **Gesundheitsökonomik** oder **Medizin-Ökonomie** (engl. Medical Economics) bezeichnet wird. Von ihren Grundlagen her kann die Gesundheitsökonomie als eine **interdisziplinäre Verbindung von Medizin und Wirtschafts- bzw. Sozialwissenschaften** verstanden werden. Ihr wichtigstes methodisches Hilfsmittel sind vergleichende quantitative Studien zu Nutzen und Kosten medizinischer Interventionen.

Grundlage gesundheitsökonomischer Analysen sind die in klinischen Studien gewonnenen Daten der **evidenzbasierten Medizin** (Evidence Based Medicine, EBM). Diese werden durch modellierte Kostenrechnungen zu umfassenden Gutachten ergänzt. Derartige Gutachten, die Aussagen zum Bedarf, den Kosten und den Effekten einer bestimmten Gesundheitsleistung enthalten, werden als **HTA-Report** (Health Technology Assessment) bezeichnet. Die Bewertung der jeweiligen Gesundheitsleistung erfolgt dabei unter Anwendung der Zielkriterien Wirkung, Wirksamkeit und Effizienz (engl.: efficacy, effectiveness, efficiency):

- **Wirkung (efficacy):** Effekt einer Gesundheitsleistung unter den kontrollierten und idealen Bedingungen einer klinischen Studie
- **Wirksamkeit (effectiveness):** Effekt einer Gesundheitsleistung unter den Alltagsbedingungen, die sich aus den gegebenen Strukturen der medizinischen Versorgung ergeben
- **Effizienz (efficiency):** Effekt einer Gesundheitsleistung unter dem ökonomischen Aspekt der Kosten-Nutzen-Abwägung

Anmerkung: Wirkung und Wirksamkeit einer Gesundheitsleistung lassen sich im Hinblick auf beliebige Parameter messen, beispielsweise Laborwerte, Körperfunktionen oder Arbeitsleistung. Der Nutzen (value) ist demgegenüber stets mit der Patientenperspektive verbunden und lässt sich allein in den Dimensionen der Lebenslänge und der Lebensqualität bestimmen.

Das **Arbeitsfeld der Gesundheitsökonomie** umfasst nach einer Definition von Leonhard Hajen folgende Problembereiche:

- Problem der **Allokation:** Werden die verfügbaren Ressourcen einer Gesellschaft bedarfsgerecht eingesetzt und an die Mitglieder verteilt? Erhält der Gesundheitssektor im Vergleich zu anderen Gütern und Dienstleistungen angemessene Mittel? Ist die Verteilung zwischen Gesundheitsförderung und kurativer Medizin sowie zwischen ambulanter und stationärer Versorgung gerechtfertigt?
- Problem der **Effizienz:** Werden die Gesundheitsleistungen bei gegebener Qualität zu möglichst geringen Kosten erbracht oder werden knappe Mittel verschwendet?
- Problem der **Distribution:** Wie werden die Gesundheitsleistungen auf die verschiedenen Bevölkerungsschichten und -gruppen verteilt? Erhält jede Person Zugang zu einer bezahlbaren und qualitativ hochwertigen Versorgung? Oder hängt die Verteilung von Einkommen, Alter, Geschlecht oder anderen Merkmalen ab?
- Problem der **Wertschöpfung:** Welche Bedeutung hat der Gesundheitssektor als Wirtschaftsfaktor und als Einkommensquelle?

Merke!

Die Gesundheitsökonomie untersucht die Allokation, Effizienz, Verteilung und Wertschöpfung von Gesundheitsleistungen auf der Grundlage des Kosten-Nutzen-Kalküls als Entscheidungsregel und Verhaltensmaßnahme.

11.6 Fazit

Medizin und Ökonomie sind – wie das eingangs gegebene Fallbeispiel zeigt – in der Praxis untrennbar miteinander verbunden. Die Ökonomie stellt die Mittel für die Durchführung medizinischer Leistungen bereit. Durch die Art, wie dies geschieht, werden Anreize oder Fehlanreize geschaffen, die Zugangsmöglichkeiten zu bestimmten Gütern erschwert oder erleichtert sowie Gesundheitsleistungen rationalisiert oder rationiert. Diese Entscheidungen sind für den Patienten spürbar und können die Arzt-Patient-Beziehung erheblich beeinflussen.

Verschiedene Entwicklungen setzen das bestehende Gesundheitswesen unter Kostendruck und werden in den nächsten Jahrzehnten tief greifende

Veränderungen erzwingen. Zu diesen Entwicklungen zählen:

- der Rückgang der Beiträge der gesetzlichen Krankenkassen aus versicherungspflichtiger Beschäftigung,
- die Veränderung der Altersstruktur der Bevölkerung und
- der Kostendruck durch medizinische Innovationen.

Medizingeschichte, Medizinethik und Gesundheitsökonomie können dazu beitragen, dass die erforderlichen Veränderungen im Interesse der Kranken und der potenziellen Kunden von Gesundheitsdienstleistungen vorgenommen werden. Die Medizingeschichte zeigt, wie die aktuellen Strukturen des Gesundheitswesens zustande gekommen sind, an denen die weiteren Reformbemühungen ansetzen müssen. Die Medizinethik kann Aufklärung über die erwünschten und unerwünschten Effekte grundlegender Richtungsentscheidungen geben. Die Medizinökonomie schließlich liefert Daten, die eine rationale Basis für die Implementierung von Gesundheitsleistungen unter den Gesichtspunkten von Nutzen und Kosten bereitstellen. Es ist zu erwarten, dass vor allem die Gesundheitsökonomie erheblich an Bedeutung gewinnen und Einfluss auf die zukünftige Entwicklung des Gesundheitswesens nehmen wird. Ein erster Schritt in diese Richtung war die Schaffung des **Instituts für Qualität und Wirtschaftlichkeit im Gesundheitswesen** (IQWIG) 2004, das im Auftrag des Bundesgesundheitsministeriums (BMG) und des Gemeinsamen Bundesausschusses (G-BA) der Ärzte und Krankenkassen gesundheitsökonomische Analysen und Bewertungen ausführt.

Denkanstöße

1. Wo liegen die Vor- und Nachteile eines privatwirtschaftlich und eines staatlich organisierten Gesundheitssystems?
2. Kennen Sie Beispiele aus dem medizinischen Bereich für Rationalisierungen und (intransparente) Rationierungsentscheidungen?

Zusätzliche Lesehinweise

- Adam, Hans; Henke, Klaus-Dirk: Gesundheitsökonomie, in: Hurrelmann, Klaus; Laaser, Ulrich; Razum, Oliver (Hg.): Handbuch Gesundheitswissenschaften, 4. Aufl., Juventa: Weinheim, München 2006, 1147–1168.
- Hajen, Leonhard; Paetow, Holger; Schumacher, Harald: Gesundheitsökonomie. Strukturen – Methoden – Praxisbeispiele, Kohlhammer: Stuttgart 2000.
- Jütte, Robert (Hg.): Geschichte der deutschen Ärzteschaft. Organisierte Berufs- und Gesundheitspolitik im 19. und 20. Jahrhundert, Deutscher Ärzte-Verlag: Köln 1997.
- Lauterbach, Karl W.; Schrappe, Matthias: Gesundheitsökonomie, Qualitätsmanagement und Evidence Based Medicine. Eine systematische Einführung, 2. Aufl., Schattauer: Stuttgart 2004.
- Lauterbach, Karl W.; Stock, Stephanie; Brunner, Helmut: Gesundheitsökonomie. Lehrbuch für Mediziner und andere Gesundheitsberufe, Huber: Bern 2006.

12 Krankenhäuser

PHILIPP OSTEN

Zum Üben und Diskutieren

Quelle:

„Krankenhäuser sind Waffen der Gesellschaft im Kampfe gegen die gesundheitlichen Schäden des Volkskörpers." Mit diesem Satz beginnt das 1911 vom preußischen Innenministerium in Auftrag gegebene Standardwerk „Das deutsche Krankenhaus". Aus diesem 1000 Seiten umfassenden Handbuch sind die folgenden Passagen einer exemplarischen Hausordnung entnommen. Sie wurde von dem Leiter der Universitätsklinik Jena erarbeitet und mit den hier in eckige Klammern gesetzten Kommentaren versehen und sollte ärztlichen Leitern und Verwaltungsdirektoren als Formulierungshilfe dienen.

Krankenordnung

Jeder Kranke unterwirft sich bei seinem Eintritt in die Anstalt der Hausordnung. Er ist den Ärzten, den Beamten, den Pflegern und Pflegerinnen Gehorsam schuldig.

Jeder Kranke hat sich in der Anstalt ruhig und gesittet, gegen Ärzte, Angestellte, Pfleger, Pflegerinnen und Mitkranke bescheiden und zuvorkommend zu benehmen. Lautes Reden, Schreien, Lärmen, Pfeifen, Singen, lautes Auftreten, rasches Laufen ist in der Anstalt untersagt.

Für jede mutwillige oder fahrlässige Beschädigung oder Verunreinigung der Anstaltsräume, des Mobiliars, der Kleidung, Wäsche, der Apparate und ärztlichen Werkzeuge kann der Kranke zur Rechenschaft gezogen und haftpflichtig gemacht werden.

Streng verboten ist das Ausspucken in Taschentücher und auf den Boden, sei es im Freien oder im Hause, das Wegwerfen von Abfällen, Papieren, Verbandstoffen und anderen Gegenständen auf den Boden, aus dem Fenster oder über die Mauer. Für das Ausspucken sind die überall vorhandenen Spuckschalen, Spucknäpfe oder spülbaren Ausgüsse bestimmt.

Es wird erwartet, daß der Kranke so viel wie möglich seinen Mitkranken einfache Hilfeleistungen nicht versagt.

[Die Heranziehung Kranker zu Arbeitsleistungen ist innerhalb der durch die Krankheit gebotenen Grenzen wünschenswert. Es werden dadurch im Interesse der Anstalt und mittelbar der Kranken oder ihrer Kassen Arbeitskräfte gespart.]

Die Annahme von Trinkgeldern ist dem Pflegepersonal auf das strengste zu untersagen.

[Bei Duldung des Trinkgeldwesens besteht die Gefahr der Erpressung und stillen Mißhandlung des Kranken von seiten gewissenloser Pfleger oder Pflegerinnen. Denn nur ausnahmsweise wagt der unterjochte Kranke während seines Anstaltsaufenthaltes gegen das ihn bedienende Personal als Ankläger aufzutreten. Mit Recht fordert daher auch die organisierte Vereinigung von Pflegerinnen die Ablehnung jeglicher Geschenke (mit Ausnahme von Blumen).]

Jeder Kranke, dessen Zustand es gestattet, soll morgens rechtzeitig – im Sommer um 6 Uhr, im Winter um 7 Uhr – sein Bett verlassen und selbst in Ordnung bringen. Sodann hat er sich zu waschen, zu kämmen und den Mund zu spülen.

[Anzustreben wäre die Forderung des Zahnbürstens, wenigstens des Morgens.]

Sobald ein Arzt den Krankenraum betritt, sowie bei Verteilung der Mahlzeiten muß jeder nicht in seinem Bette befindliche Kranke sich alsbald an seine Lagerstätte begeben und während der Anwesenheit des Arztes sich still verhalten. Ohne ärztliche Erlaubnis darf kein Kranker den ihm zugewiesenen Raum verlassen.

Außerhalb der Visiten sind nicht mit Ruhestörung verbundene Beschäftigungen (Lesen, Kartenspiele) erlaubt, jedoch das Spielen um Geld verboten.

Der Aufenthalt im Garten ist nur mit ärztlicher Erlaubnis zu gestatten. Das Umherstehen an offenen Gartentoren, insbesondere der Verkehr durch diese mit Personen auf angrenzenden Straßen und Plätzen ist nicht zu dulden. Das Übersteigen über Geländer, Planken, Umfassungsmauern hat die sofortige Entlassung zur Folge, ebenso das unerlaubte Entweichen aus der Anstalt, namentlich wenn es unter Vorweis gefälschter Scheine oder mit Nachschlüsseln bewirkt wird.

Besuche der Kranken durch Angehörige und Bekannte sind zwischen 2 und 4 Uhr (in einigen Anstalten nur zweimal wöchentlich) zugelassen. Aus besonderen Gründen (Rücksicht auf den Kranken, ungebührliches Verhalten etc.) kann der Besuch untersagt werden.

[An manchen Anstalten ist der Besuch syphilitischer Kranker überhaupt nicht gestattet, eine Maßregel, die mir zu drakonisch erscheint und wohl aus älterer Zeit stammt.]

Glaubt ein Kranker Ursache zu einer Klage über die Kost, Pflege, Behandlung zu haben, so hat er sich an die Pflegerin oder den Assistenzarzt seines Krankenraums zu wenden.

Ein Kranker, der gegen die Vorschriften der Hausordnung handelt oder durch sein Benehmen, unberechtigte Äußerungen der Unzufriedenheit, Unverträglichkeit die Ruhe und Ordnung in der Anstalt gefährdet, kann sofort entlassen werden, falls die Ausweisung seinen Zustand nicht ernstlich gefährdet. Im letzteren Falle wird er anderweitig derart untergebracht, daß Störungen möglichst verhindert werden. Auch hat der Leitende Arzt die Befugnis, Disziplinarstrafen, wie zeitweilige Entziehung warmer Kost, dauernde Bettlage, Verlegung, zu verhängen.

[Beschränkung der Kost (Hungerdiät), schmerzhafte Heilverfahren (faradische Pinselung, Kauterisation etc.), Emetica sind als Strafen unzulässig. Die Verordnung kräftiger Laxantien ist ein bei Simulanten und Arbeitsscheu oft erprobtes Expellens, mit dem nichts geschadet, aber viel genützt werden kann.]

(Quelle: Stintzing, Roderich: Der ärztliche Dienst und die Krankenordnung, in: Grober, Julius; Dietrich, Eduard (Hg.): Das Deutsche Krankenhaus, Fischer: Jena 1911, S. 638–666. Die zitierten Passagen sind gekürzt wiedergegeben.)

12.1 Einführung

„Das Königliche Reichshospital steht auf uraltem Sumpfland. Hier waren in alten Zeiten die Färberteiche, hier wässerten die Bleicher ihre riesigen Tücher. Der Dampf, der aus den nassen Stoffen aufstieg, hüllte den Ort in dauernden Nebel.

Jahrhunderte später wurde hier das Königliche Reichskrankenhaus gebaut, die Bleicher wichen den Ärzten und Forschern, den klügsten Köpfen des Landes mit ihrer hochmodernen Technologie. Zum krönenden Abschluß nannten sie das Krankenhaus das „Königreich“. Von nun an sollte gemessen und gezählt werden, auf daß nie wieder Aberglaube und Unwissenheit die Bastion der Wissenschaft erschüttere.“

Mit sonorer Stimme vorgetragen erklingt dieser Prolog zu Beginn einer jeden Folge der Fernsehserie „Hospital der Geister“ des dänischen Regisseurs Lars von Trier. So wirklichkeitsnah wie in kaum einer anderen Arztserie wird ein gewöhnlicher Klinikalltag geschildert. Die Kamera blickt hinter die Kulissen, zeigt Keller, Versorgungstrakt, Umkleidekabinen und die Großküche. Alles scheint authentisch, wären da neben dem gutmütig-naiven Chef, einem übellaunigen Oberarzt, leichtsinnigen Studenten und einigen ängstlichen Patienten nicht die Geister der Vergangenheit, die in dem schmucklosen Betonklotz aus den 1970er-Jahren ihr Unwesen treiben (s. Abb. 12.1). Nach und nach lässt das Drehbuch Protagonisten aus der 250-jährigen Geschichte des Kopenhagener Rigshospitalet aufeinandertreffen, die namenlosen Bleicher, die dort Aufnahme fanden, tuberkulosekranke Kinder und einen skrupellos experimentierenden Klinikleiter aus dem frühen 20. Jahrhundert. Die Serie wurde am Originalschauplatz gedreht, sie verknüpft Gegenwart und durchaus realistische Versatzstücke aus der Krankenhausgeschichte zu einem grotesken Horrorszenario.

Moderne Krankenhäuser sind gleichermaßen Wirtschaftsunternehmen, Forschungsstätten und Ausbildungszentren. Während auf den Websites von Universitätskliniken Lehre und Forschung ganz oben auf der Task-Leiste stehen, nennen konfessionelle Träger karitative Motive und private Krankenhausholdings ökonomische Effizienz als handlungsleitende Prinzipien. Krankenhäuser sind niemals allein nur Orte der Krankenversorgung. Sie können wirtschaftliche, weltanschauliche, gesellschaftliche oder staatliche Interessen verfolgen.

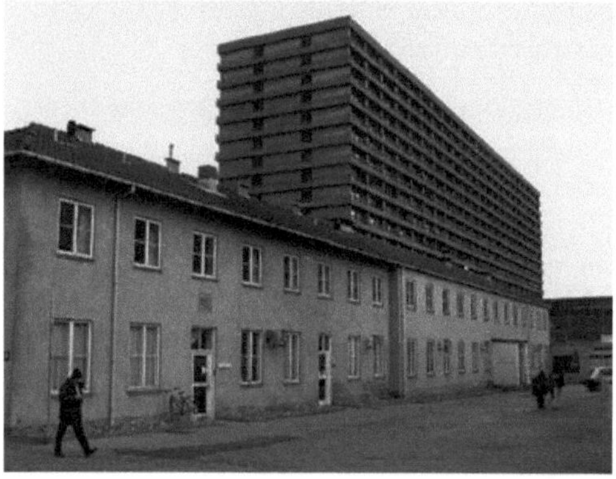

Abb. 12.1: Das 1757 gegründete Kopenhagener Rigshospitalet am Blegdamsvej ist Dänemarks traditionsreichste Klinik. [10]

Laut Statistischem Bundesamt gab es im Jahr 2004 in Deutschland 2166 Krankenhäuser mit insgesamt knapp 530 000 Betten. **Statistiken** gab es schon vor 100 Jahren: Bereits um 1900 listen sie für das Deutschen Reich mehr als 3000 Krankenhäuser auf. Dazu gehörten Akutkliniken, Tuberkuloseheilstätten, Entbindungshäuser, psychiatrische Einrichtungen, Kurkliniken, Kinderkrankenhäuser, Heime der „Krüppelfürsorge“, Trinkerheilanstalten, Lazarette und eine Vielzahl großer und kleiner privater Einrichtungen. Manche von ihnen waren bessere Wohnheime mit gelegentlicher ärztlicher Betreuung. Angesehene Privatkliniken hingegen verfügten nicht selten über bessere Ausstattungen als vergleichbare Abteilungen in Universitäten. Im Wesentlichen aber waren die Krankenhäuser des 19. Jahrhunderts Institutionen der Armenpflege.

Seit knapp 100 Jahren herrscht der Trend, Krankenbetten unter Wegfall kleinerer Einheiten auf größere Zentren der sogenannten Regel- bis Maximalversorgung mit einem breiten Spektrum an medizinischen Fachdisziplinen zu konzentrieren. Vor allem in jüngster Zeit schlossen gerade in den ärmeren Bundesländern etliche Krankenhäuser. Allein in Berlin wurden, innerhalb von 15 Jahren nach der Wiedervereinigung, 67 Häuser aufgelöst. Ein weiterer Grund für diese hohe Zahl ist die Fusion von Standorten: Wenn, wie in Berlin geschehen, drei Krankenhäuser der Maximalversorgung (das Rudolf Virchow Krankenhaus, die Charité und das Klinikum Steglitz) unter eine Verwaltung zusammengefasst werden, zählt die Statistik künftig nur noch eine Institution.

Nicht nur Statistiken (aktuelle wie historische) sind biegsam, auch die ihnen zugrunde liegende Definition des Krankenhauses unterliegt einem ständigen Wandel. Zuletzt kam den Polikliniken dieser Status abhanden. Das ist vor allem deshalb bemerkenswert, weil in Deutschland viele medizinische Fächer (wie beispielsweise die Orthopädie) bis weit in die 1920er-Jahre hinein überhaupt nur an universitären Polikliniken unterrichtet wurden. Aktuell fließen in die Krankenhausstatistik nur noch jene Institutionen ein, die für eine allgemeine Öffentlichkeit stationäre Akutbehandlungen durchführen.

Dass sich die **Definition des Krankenhauses** innerhalb der beiden vergangenen Dekaden so grundlegend änderte, kann als Echo auf die zahlreichen Bedeutungsverschiebungen verstanden werden, die der Begriff im Verlauf der Jahrhunderte erfuhr. Ob Inselkrankenhaus Föhr-Amrum oder Aachener Großklinikum, Obdachlosenambulanz am Berliner Bahnhof Lichtenberg oder Klinik für Plastische Chirurgie auf der Düsseldorfer Königsallee – die vielen verschiedenen Gebilde, die unter den Begriff „Krankenhaus" subsumiert werden, haben eine facettenreiche Geschichte.

Verbreitet ist die Ansicht, Krankenhäuser seien ab der Wende zum 19. Jahrhundert im Zuge eines rasanten Paradigmenwechsels entstanden, als Schauplätze für die Anwendung physiologischer Methoden am Krankenbett. Doch lange bevor mit wissenschaftlichem Anspruch gemessen und gezählt wurde, hat es Krankenhäuser gegeben, die sich der Aufnahme und fachkundigen Behandlung von Kranken widmeten.

Das geht Sie an!

Gegenwärtige Entwicklungstrends für den Krankenhausbereich:

- Krankenhausschließungen sind heute eher die Regel als Neubauprojekte (Zahl der Krankenhäuser 1991–2004: −11,3 %; aufgestellte Krankenhausbetten 1991–2004: −23,6 %).
- Die durchschnittliche Verweildauer hat sich erheblich verkürzt (1993–2004: −30,4 %).
- Immer mehr Krankenhäuser werden von einer öffentlichen in eine private Trägerschaft überführt (z. B. Universitätsklinikum Gießen und Marburg (2006), Anteil der privaten Krankenhäuser in der Bundesrepublik 1991–2004: 14,8 %–25,6 %).

Arbeitnehmer müssen ca. 15 % ihres Lohns für Krankenversicherungen ausgeben, Menschen mit einem höheren Einkommen dürfen sich zu weit niedrigeren Sätzen privat versichern. Dass Arbeiter und Angestellte bis heute das Gros der Krankenhauskosten tragen, ist eine Folge der bismarckschen Sozialgesetzgebung, die darauf gerichtet war, die öffentliche Hand von den Kosten der Armenpflege zu entlasten.

12.2 Die frühen „Krankenhäuser"

Der Kult des Asklepios

Dem griechischen Heilgott Asklepios wurden im Verlauf der Spätantike über 200 Tempel geweiht. Zu dem Kult, der diesem Gott dargebracht wurde, gehörte ein **Heilschlaf,** der in speziell dafür vorgesehenen Räumlichkeiten eines Heiligtums vollzogen wurde. Dieses Ritual setzte eine stationäre Aufnahme der Pilger voraus. Im Tempel erfuhren sie Beratung über Diät und Heilmethode. An zahlreichen Asklepien etablierten sich medizinische Praktiken, die mit balneologischen und weiteren, bisweilen durchaus invasiven therapeutischen Maßnahmen verbunden waren. Der Kult entwickelte sich über einen Zeitraum von mehr als 800 Jahren und erreichte einen ersten Höhepunkt im 6. Jahrhundert v. Chr. in Epidauros auf dem Peloponnes. Das 200 Jahre später errichtete Heiligtum bei Pergamon behielt seine Bedeutung bis weit in die Zeit der römischen Herrschaft. Die Eroberer integrierten Asklepios in ihre Mythologie, wo er dem römischen Gott Salus gleichrangig war. Vorbehalten waren die Heilkuren nahezu ausnahmslos **Mitgliedern höherer gesellschaftlicher Schichten.** Die heiligen Orte wurden architektonisch ausgebaut, erhielten Ausbildungsstätten für Ärzte und Priester und verhalfen ihrem Umland zu wirtschaftlicher Prosperität, die bis zum Beginn der Christianisierung unvermindert anhielt. Insbesondere die Antikensehnsucht der Gründerzeit um 1890 hat den medizinhistorischen Blick auf die Asklepien verklärt. Dass ausgerechnet diese griechischen Tempel als Wiege der stationären Krankenbehandlung angesehen werden und nicht byzantinische, ägyptische oder buddhistische Heiligtümer, ist Ausdruck einer abendländisch-eurozentristischen Geschichtsauffassung.

Krankenversorgung als Gottesdienst

Auch in den wohlhabenden Benediktinerklöstern des Mittelalters herrschte eine enge räumliche **Verbindung von Kult und Medizin.** Als ideales Modell für die architektonische Gliederung diente ihnen der um das Jahr 800 im Bodenseeraum entstandene **Sankt Galler Klosterplan.** Der Krankentrakt erscheint in diesem Grundriss wie ein Kloster im Kloster. Die Patienten verfügen über einen eigenen Innenhof mit Kreuzgang und über eine eigene Kapelle an der Rückseite der Klosterbasilika. Funktionseinheiten wie Küche, Bad oder der Raum, in dem die im Sinne der Liturgie als unrein, medizinisch aber als notwendig erachteten Aderlässe und Abführprozeduren durchgeführt wurden, waren in eigene Gebäude ausgelagert. Historiker schätzen den St. Galler Klosterplan, weil er ihnen hilft, einzelne Funktionsbereiche zu identifizieren, und ihnen damit die Möglichkeit eröffnet, innere Verhältnisse und alltägliche Abläufe nachzuvollziehen. Dieser Anschaulichkeit steht der Nachteil gegenüber, dass nie auch nur ein einziges Kloster nach diesem Plan errichtet wurde. Er war zur Zeit seiner Entstehung ein idealisiertes Modell und ist heute Projektionsfläche für das, was wir uns unter der **monastischen Medizin des Mittelalters** vorstellen.

Der Dienst am Kranken war **Gottesdienst.** Das galt im übertragenen und im wörtlichen Sinn, sowohl für die Klöster als auch für die sogenannten Großhospitäler, die sich, ausgehend von Italien, Spanien und Südfrankreich, ab 1100 in ganz Europa etablierten. Im Osten einer jeden Krankenhalle dieses Typs befand sich ein Altar. Die heilige Kraft der Predigten und der dort aufbewahrten Reliquien sollten den hintersten Winkel der Säle erreichen. Abstrakt betrachtet, haben sich die in Asklepien, Klöstern und christlichen Hospitälern etablierten Elemente der stationären Krankenversorgung bis heute kaum verändert. Die performative Essenz von liturgischen Abfolgen, Predigten und rituellen Handlungen entspricht jener von Visiten und Diagnostik, ergänzt durch Diätetik, Medikation und einen peinlich genau geregelten Tagesablauf.

Leprosorien und Pesthäuser

Mehr als alle anderen Krankheiten gaben Lepra, Pest und Cholera dazu Anlass, Institutionen zur **Absonderung der Infizierten** zu gründen. Dass die **Leprahäuser,** sogenannte Leprosorien, Vorreiter dieser Entwicklung waren, verweist erneut auf die enge Verbindung der Krankenhausgeschichte mit der Armenpflege. Mit ihrer bis zu einem Jahr währenden Inkubationszeit war die Lepra nicht von vornherein als kontagiöse Krankheit zu erkennen. Für Zeitgenossen wurde sie vielmehr zum Inbegriff eines langwierigen und entstellenden, aber nicht tödlichen Leidens. Die Betroffenen verloren bald nach Ausbruch der Erkrankung durch die Schädigung der Akren ihre Arbeitsfähigkeit. Lepra war mit Armut verbunden. Bettelnde Leprakranke sind Protagonisten zahlreicher alt- und neutestamentarischer Texte, sie thematisieren Abscheu und Ekel vor den Aussätzigen. Das 3. Buch Mose schreibt ihnen vor, sich von der Gesellschaft abzusondern.

Als Papst Gregor II. im 8. Jahrhundert das Gebot einer zwangsweisen Separierung der Leprösen von ihrem Umfeld erneuerte, hatte das wenig mit der Angst vor eventueller Ansteckung zu tun. Es war vielmehr Ausdruck des Empfindens, dass die von knotigen Geschwüren an Händen und Gesicht gezeichneten Patienten mit der Krankheit eine **Gottesstrafe** empfangen hätten. In ländlichen Gebieten Frankreichs wurde ihnen ab 1179 die Beerdigung auf christlichen Friedhöfen verweigert. Die strikte Zurückweisung seitens des Klerus machte die Unterbringung der Leprakranken zu einer Aufgabe weltlicher Institutionen, ein Novum in der bis dahin überwiegend kirchlich geprägten Hospitalgeschichte. Ab dem Ende des 11. Jahrhunderts spezialisierte sich die **Laienbruderschaft des Lazarusordens** auf die Einrichtung von Lepra-Lazaretten, die mit den Kreuzzügen europaweite Verbreitung fanden. Von reinen Armenasylen unterscheiden sich diese Einrichtungen durch zwei neue Elemente, die für spätere Krankenhäuser charakteristisch bleiben sollten: **Krankheitsdiagnose** und **Separierung.**

Zwischen 1348 und 1350 starb ein Viertel der Einwohner Westeuropas an der **Pest.** Dass sich die Seuche von einem Kranken auf den nächsten verbreitete, war auch ohne bakteriologische Kenntnisse offensichtlich. In Windeseile wurden Maßnahmen gegen die Verbreitung des Pesthauchs getroffen, von dem man annahm, er hafte an den Kleidern, Haaren und Poren der Kranken. Erste Quarantänebestimmungen wurden erlassen. Oberitalienische Städte errichteten **Pesthäuser** in windabgewandter Richtung weit vor ihren Toren. Besonders Mailand und Venedig, die eigene Kommissionen zur Eindämmung der Pest einsetzten, waren für ihr effektives und aggressives Katastrophenmanagement bekannt. Nicht nur einheimische Pestkranke, auch verdächtige Fremde und Bettler wurden in Pesthäuser verbracht, sobald sie Symptome von Unwohlsein zeigten. Dramatisch klingen Berichte aus dem Inneren dieser Lazarette, die die Zustände um das Jahr 1650 schildern sollen. Bis zu fünf Personen hätten gemeinsam in einem Bett gelegen, einige gefesselt. So sollten neben Fluchtversuchen auch Übergriffe der Kranken untereinander verhindert werden. Urin- und Schweißgestank sei von den Hausvätern mit Rosenöl und Tabakrauch bekämpft worden, denn eben diese fauligen Dünste galten als „Erreger" der Pest. Früher schilderten Medizinhistoriker die Pestzüge in solchen Berichten gerne als **apokalyptisches Chaos,** in dem Recht, Ordnung und die einfachsten Grundsätze zwischenmenschlichen Verhaltens aus den Fugen gerieten. Pestordnungen und detaillierte Vorschriften legen allerdings nahe, dass sich gerade zu Zeiten der Pest ein straff geordnetes Gemeinwesen formierte, wobei die Pesthäuser vor allem die Funktion einnahmen, die Gesellschaft an ihren Rändern einer strikten Kontrolle zu unterziehen.

Ärztliches Personal wurde vor allem für **diagnostische Zwecke** benötigt und rekrutierte sich aus den **Absolventen medizinischer Akademien.** Es wird diskutiert, ob einige Städte diese Ausbildungsstätten nur deshalb einrichteten und alimentierten, um im Fall einer drohenden Pest „freiwilliges" ärztliches Personal für die Lazarette vorhalten zu können. Vielerorts kehrten Pestepidemien im Abstand von einer Generation wieder. Diese Beobachtung trug dazu bei, dass Pesthäuser ständige Einrichtungen blieben. In der Interimszeit dienten sie als Blatternhäuser – oder als Hospitäler.

12.3 Entwicklungen im 19. Jahrhundert

Das Krankenhaus: ein Ort für arme Kranke

Der zentrale, alles entscheidende **Wendepunkt der modernen Krankenhausgeschichte** hat sich in den letzen Jahren aus Sicht der Forschung immer wieder verschoben. Gesucht wird der historische Moment, an dem Hospitäler von Krankenhäusern abgelöst wurden. Wer heute den Begriff **Hospital** verwendet, meint meist das englische Wort für Krankenhaus. Die ursprüngliche Bedeutung war breit gefächert; ein Hospital konnte ein Heim für Alte, Obdachlose und in Not geratene Personen sein. Man kann sich darunter ein Armenhaus in einer frühneuzeitlichen Stadt vorstellen, aber auch Irrenhäuser oder Heime für Kranke und Körperbehinderte. Diese Institutionen besaßen eine wesentliche Funktion für Gesellschaften, in denen nur wenige Menschen finanzielle Rücklagen erwirtschaften konnten, wie beispielsweise ledige Tagelöhner oder Kleingewerbetreibende und später auch Fabrikarbeiter. Wer aufgrund von Krankheit, Arbeitslosigkeit oder Alter seine Erwerbsfähigkeit verlor, büßte jede Möglichkeit ein, für die eigene Existenz zu sorgen. Bis zum Beginn der 1840er-Jahre waren die Heimatorte der in Not Geratenen für die Mindestversorgung verantwortlich. Doch mit der beginnenden Industrialisierung und der Landflucht vieler Besitzloser geriet dieses System an seine Grenzen. Es war bereits zu diesem Zeitpunkt maßgeblich von karitativen Einrichtungen abhängig. Jüdische Gemeinden sahen sich schon seit Langem gezwungen, für ihre Bedürftigen eigene Hospitäler einzurichten. Katholische, reformierte und protestantische Gemeinschaften folgten diesem Beispiel, vor allem in Gegenden, die von der jeweils anderen Konfession geprägt waren.

1842 wurde die insuffiziente Sozialgesetzgebung des preußischen Heimatrechts reformiert. Fortan mussten die Kommunen all diejenigen unterstützen, die mehr als drei Jahre am Ort gelebt und gearbeitet hatten. Allein der Wohnsitz entschied nun darüber, welche Gemeinde für die Unterstützung zuständig sein sollte. Infolge des **neuen Armenrechts** entstand in den wachsenden Städten eine Vielzahl neuer Institutionen verschiedenster Ausprägung. Ärztliche Versorgung stand dabei nicht im Mittelpunkt, die Anstalten dienten der **möglichst effizienten Verwahrung.** Und doch griffen Armenwesen und Krankenhauswesen institutionell so eng ineinander, dass es kompliziert ist, die Unterschiede in ihrer Motivation auseinanderzuhalten. Ein Beispiel ist die **Göttinger Geburtsklinik.** Ärzte betätigten sich für gewöhnlich nicht als Geburtshelfer. Ab 1750 wuchs allmählich ihr Interesse, das Tätigkeitsfeld der Hebammen zu verwissenschaftlichen. Das Göttinger Accouchierhaus war eines der ersten „Labore", in denen Mediziner planmäßig den Geburtsablauf studierten. Ohne Not hätte sich keine Schwangere dorthin begeben. Die in einem Armenhaus untergebrachte Anstalt bot mittellosen und alleinstehenden Frauen Kost und Unterkunft, auch wurden Frauen nicht nach dem Vater des Kindes befragt. Dafür dienten sie als Objekte von Forschung und Unterricht. Wer zur Geburt in ein Krankenhaus ging, besaß den niedrigsten Status in der Gesellschaft. Bis zum Beginn des 20. Jahrhunderts kamen in Kliniken fast ausschließlich „uneheliche" Kinder zur Welt.

Kranke, die auf ein stabiles soziales Netzwerk vertrauen konnten, wurden im 19. Jahrhundert zu Hause von ihren Angehörigen versorgt. Wer es sich leisten konnte, erhielt bei Bedarf Besuch von seinem Arzt oder von einer anderen Person seines Vertrauens, die sich mit Heilmitteln auskannte. Der medizinische Markt bot vielseitige Alternativen. Der Gebrauch von Heilkräutern und Tropfenmixturen gehörte damals ebenso zum Alltag wie heute der Griff zur Aspirintablette. Wer Geduld hatte, konnte seinem Arzt die Symptome in einem Brief beschreiben und erhielt per Post Rat und kostenpflichtige Arznei zurückgesandt. Ab Ende der 1820er-Jahre ist ein **Boom medizinischer Ratgeberliteratur** zu verzeichnen, angestoßen durch die zahlreichen Schriften, die Verhaltensmaßregeln für eine damals grassierende Choleraepidemie enthielten. Selbstmedikation unter ärztlicher Anleitung konnte als die Behandlungsmethode der Wahl gelten. Kritisch beobachteten medizinische Laien die Methoden professioneller Heiler, und viele von ihnen vermochten sich ein profundes Urteil zu bilden.

Merke!

Bis ins 20. Jahrhundert waren Krankenhäuser in erster Linie Instrumente der Armenversorgung. Ernährung und Unterbringung mittelloser Kranker verursachten den größten Anteil der von den Krankenkassen zu tragenden Kosten. Ärztliche Behandlung und geistlicher Beistand ergänzten das Angebot der frühen Krankenhäuser. Choleralazarette und Pesthäuser dienten der Seuchenbekämpfung durch die Obrigkeit.

Die Klinik: eine Methode

Michel Foucault (1926–1984), Professor für die Geschichte der Denksysteme am Pariser Collège de France, bezeichnete medizinische Forschungseinrichtungen der zweiten Hälfte des 18. Jahrhunderts, wie sie beispielsweise durch das Göttinger Geburtshaus repräsentiert werden, als **Protokliniken,** als Institutionen, in denen interessante Fälle beobachtet, vermessen und beschrieben wurden. Von diesen Vorläuferinstitutionen wurden keine neuen wissenschaftlichen Entdeckungen erwartet, vielmehr wurden dort Krankheiten nach den Kenntnissen vorhandenen Wissens aufgezeichnet und organisiert. Die **klinische Medizin** entstand, indem sie die gesamte Bandbreite menschlicher Leiden nach der Systematik ihrer Symptome und Ursachen ordnete. Sein Buch über diesen, sich im Verlauf eines knappen Jahrhunderts vollziehenden Prozess nannte Foucault **„Die Geburt der Klinik".** Er schildert darin, wie sich ein diagnostischer Blick ausbildete, der immer feinere Nuancen körperlicher Symptome immer komplexeren Nosologien zuzuordnen vermochte. Puls und Fieberkurven, Lackmusstreifen und Zählfelder für Zellanalysen bildeten erste Aufzeichnungssysteme, die weitere Einteilungen und Klassifikationen nach sich zogen. Allmählich determinierte nicht mehr die Zugehörigkeit zu einer sozialen Klasse, in welchem Trakt ein Patient unterzubringen war; die empirisch ermittelte Diagnose bestimmte über die Einweisung in eine der sich stetig weiter differenzierenden Abteilungen innerhalb der neuen Institution. Die Klinik war nun nicht mehr nur Ort der Unterbringung und Armenversorgung. Sie war (und ist) eine Methode. Ihr hatten sich die Zuweisung der Patienten, die räumliche Struktur der Funktionseinheiten und die Abläufe innerhalb der Institution unterzuordnen.

Merke!

Klinische Medizin und modernes Krankenhaus entwickelten sich in wechselseitiger Abhängigkeit ab der zweiten Hälfte des 18. Jahrhunderts.

Das Beispiel der Berliner Charité

Wie eng die innere Konstruktion der großen Kliniken mit der **Ausbildung von Medizinstudenten** in Universitätsstädten zu Beginn des 19. Jahrhunderts zusammenhing, lässt sich besonders gut am Beispiel der Berliner Charité zeigen. Wer Arzt werden wollte und nicht über ein vermögendes Elternhaus verfügte, erhielt anstelle eines universitären Medizinstudiums eine **Ausbildung zum Feldchirurgen** und musste die angefallenen Kosten anschließend in einem fünfjährigen Militärdienst abarbeiten. In der Charité gab es zwei Innere Abteilungen: In der **Deutschen Klinik** lernten die Schüler der militärärztlichen Pepinière, in der **Lateinischen Klinik** wurden die Studenten die Berliner Universität unterrichtet. Die Namensgebung erfolgte nach der Sprache des Studentenunterrichts: Die zukünftige ärztliche Elite Preußens erhielt ihr Bedside Teaching in Latein, Militärärzte in spe wurden auf Deutsch angewiesen. Die Verhältnisse in den chirurgischen Krankensälen der Charité aber wollte man den zahlenden jungen Männern aus besseren Verhältnissen nicht zumuten. Vor allem die Ausbildung von Studenten brachte den Universitätsprofessoren Geld ein, weit mehr als die Behandlung der mittellosen Kranken. In Berlin auf Dauer zahlende Hörer zu gewinnen schien bei der Enge der hygienisch vernachlässigten Quartiere und aufgrund des Elends der darin verwahrten Patienten unmöglich. Um „bessere" Studenten anzuziehen, wurde einen Kilometer spreeaufwärts von der Charité gelegen, in einem ehemaligen Fabrikgebäude eine **Chirurgische Universitätsklinik** eingerichtet. Die königliche Charité selbst verkam in den folgenden Jahren dramatisch. Um die Finanzmisere abzumildern, wurden immer mehr Patienten aufgenommen. Die Stadt Berlin buchte pro Jahr pauschal 100 000 Verpflegungstage für die Versorgung von Armen und Kranken. Ausgebildetes Personal konnte sich die Charité kaum leisten, die Krankenwärter waren berüchtigt für ihre Rohheit. Auch Ärzte wurden nicht nach wissenschaftlicher Qualifikation angestellt, sondern rekrutierten sich in der Mehrzahl aus Medizinalpraktikanten, die dort ihr Studium abarbeiteten und zu diesem Zweck in der Nähe des Anstaltsgeländes kaserniert wurden. Ende 1893 begannen sich Patienten und Hausärzte gegen die Zustände an der Charité zu wehren. Sie riefen zum **Boykott der Klinik** auf. Ihre Flugblätter sind ein Spiegel der damaligen Verhältnisse: „Höchstens 18 Patienten in einem Raum, abgetrennte Toiletten und Waschräume, gesunde Kost, Fortfall des Kasernentones" und eine „liebevolle Behandlung der Patienten von der Aufnahme bis zur Entlassung" lautete der Forderungskatalog. Kaum einer dieser Wünsche bezog sich auf medizinische Elemente. Es wurden Missstände thematisiert, die ebenso in Armenhäusern oder Obdachlosenasylen hätten herrschen können.

12.4 Das moderne Krankenhaus des frühen 20. Jahrhunderts

Die Küche als Vorbild?

Zu Beginn des 20. Jahrhunderts war die Binnendifferenzierung in größeren Krankenhäusern weitgehend abgeschlossen. Nicht nur diagnostische Abteilungen, Stationen und OP-Trakte emanzipierten sich zu **eigenen Funktionseinheiten,** sondern auch andere Bereiche, wie Großküche oder Wäscherei, die einem nicht sofort unter dem Stichwort „Krankenhaus" einfallen, da sie von den meisten Krankenhausverwaltungen in den vergangenen Jahren aus ökonomischen Gründen ausgelagert, privatisiert oder ganz abgeschafft wurden. So bizarr es aus heutiger Sicht klingt, die ersten „Abteilungen" innerhalb der Krankenhäuser, die sich im modernen Sinn ausdifferenzierten, Eigenständigkeit erwarben und dem ganzen Unternehmen seinen Sinn gaben, waren die **Küchen.** Denn aus Patientensicht war „Krankenversorgung" noch zu Beginn des 20. Jahrhunderts wörtlich zu verstehen, als Verpflegung und Unterbringung. Noch bis Mitte des 19. Jahrhunderts befanden sich die Küchen vielfach im Keller der Anstalten, bald darauf bezogen sie eigene Wirtschaftsgebäude. Bevorratung und Zubereitung wurden räumlich getrennt, Handlungsabläufe systematisiert und kurz vor der Jahrhundertwende verfügten die Krankenhausküchen

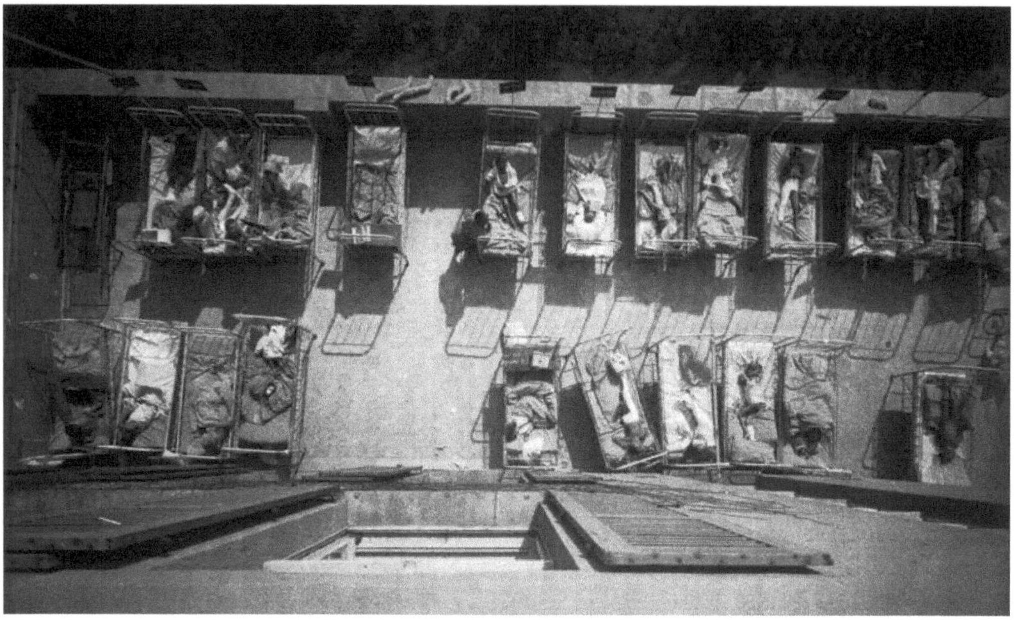

Abb. 12.2: Patienten auf der Sonnenterrasse eines orthopädischen Kinderkrankenhauses. [11]

über einen weit eindrucksvolleren Gerätepark als die benachbarten Laboratorien. Zwei generelle Entwicklungen der Krankenhäuser nahmen die Küchen damit vorweg: die **architektonische Trennung von Funktionsbereichen** und die **Professionalisierung hygienischer Maßnahmen.** Die Auslagerung in Wirtschaftsgebäude war erfolgt, um Personal und Patienten Geruchsbelästigungen zu ersparen. Darin kann man einen ersten Schritt hin zum **Pavillonsystem** sehen, das ab den 1880er-Jahren die alten Korridor-Krankenhäuser ablöste und kommenden Klinikgeländen die bauliche Gliederung von Feldlazaretten verlieh. Später wurden Bevorratung und Zubereitung aus hygienischen Gründen getrennt. Kontrollen der Lebensmittelhygiene hielten in etwa zur gleichen Zeit Einzug wie aseptische Operationsverfahren. Nun erhielten auch Operationssäle ihren eigenen Trakt, versehen mit Oberlicht und Panoramafenster. Denn selbst die Helligkeit trüber Tage war der Lichtausbeute funzeliger Gaslaternen überlegen. Während in den Küchen längst Schürzen und Hauben als vorbildlich gereinigte Berufsbekleidung zum weiß gestärkten Standard geworden waren, operierten die Chirurgen bis in die 1910er-Jahre im dunklen Anzug – wenn auch Hygienevorschriften darauf zielten, sie davon abzubringen. Erst als man die Militärärzte des Ersten Weltkriegs publizistisch als „Helden im weißen Kittel" feierte, setzte sich die Arbeitskleidung endgültig durch. Außerhalb potenziell septischer Bereiche getragen, diente der **Arztkittel** nun standesbewusster Distinktion und besaß damit eine Qualität, die weißen Küchenschürzen fehlte.

Beispiele technischer Innovationen

Als im Frühjahr 1898 viele städtische Krankenhäuser erste **Röntgenanlagen** bewilligt bekamen, begann sich, nur zwei Jahre nach der Entdeckung der „neuen Strahlen", ein Prozess im Zeitraffer zu vollziehen, den die Anstaltsküchen innerhalb mehrerer Dekaden durchlaufen hatten. Zunächst wurden die Kathodenstrahlröhren in offenen Kellerregalen gelagert, wo auch die ersten Durchleuchtungen stattfanden. Als man die Gefahr erkannte, die von den Strahlen ausging, wurden die Verliese notdürftig mit Bleiplatten abgeschirmt und erhielten kurze Zeit später eigene Pavillons. Bis in die 1950er-Jahre blieben separate Röntgenhäuser als Reminiszenz des Pavillonsystems üblich. Nicht zuletzt sorgte die Anwendung der Röntgenstrahlen für einen weiteren Modernisierungsschub: Krankenhäuser, die diese Technik nutzen, benötigten **Strom.** Vor dem Ausbau städtischer Versorgungsnetze bedeutete das die Anschaffung von Dampfkesseln und Dynamos. Kurz vor Beginn der Röntgenära hatte man solche Innovationen noch verworfen: Eine probeweise am neu errichteten Berliner Krankenhaus Am Urban in Betrieb genommene Anlage zeigt, wie kompliziert die praktische Anwendung der Technik um 1890 war: Eine lärmende Dampfturbine legte die Anstalt in dichten Qualm. Nachts wurde sie abgestellt, damit Personal und Patienten schlafen konnten. Für diese Zeit musste der Strom in Bleiakkumulatoren gespeichert werden. Immerhin verfügte der OP über einen der ersten Elektrokauter. Bei feuchter Witterung kam es jedoch regelmäßig zu Kurzschlüssen. Ärzte und Patienten beschwerten sich über plötzliche schmerzhafte Stromstöße aus dem Boden. Ein Beispiel für eine der zahlreichen therapeutischen Innovationen gibt Abb. 12.2, ein Bild aus den frühen 1920er-Jahren. UV-Lichtbäder waren ein zentrales Element der Therapie in Heilstätten der ersten Hälfte des 20. Jahrhunderts. Sie wurden zur Behandlung von Tuberkulose und Rachitis eingesetzt.

Die Patienten

Mit welcher **Aufnahmeprozedur** ein Patient zu rechnen hatte, der Anfang der 1890er-Jahre in Berlin per Krankenwagen in ein städtisches Krankenhaus eingeliefert wurde, lässt sich anhand von **Dienstanweisungen** rekonstruieren: Sobald eine Krankendroschke das Anstaltsportal passierte, kontrollierte der Pförtner als Erstes, ob die Kutsche den Vorschriften über Sauberkeit und Ausstattung entsprach. Dann rief er durch zweimaliges Läuten einer Glocke den Aufnahmewärter herbei, der ihm half, den Kranken in einen Sammelraum zu bringen. Von dort holte sich der Aufnahmeinspektor die Patienten zum Verhör. Er durfte nur Kranke aufnehmen, die entweder ein Attest der Armen-Commission vorlegen konnten oder die Verpflegungskosten für einen Monat im Voraus entrichteten. Nur wer in Lebensgefahr schwebte, wurde ohne Vorbedingungen eingelassen. „Epileptische, Cholera-, Pocken-, Krätze- und Syphiliskranke" sowie Schwangere ab dem achten Monat wurden generell nicht aufgenommen.

Waren alle Anforderungen erfüllt, wurde der Patient von einem Wärter seines Pavillons abgeholt und zum Badehaus gebracht. Dort musste er sich ausziehen. Alle Kleidungsstücke wurden desinfiziert und der Effectenkammer übergeben. Erst bei Entlassung sollten sie ihrem Eigentümer wieder ausgehändigt werden. Die Anstaltskleidung bestand in der Regel aus Unterrock, Rock, Jacke, Hose, Hemd, Pantoffeln, Hut sowie einem Hals- und einem Taschentuch. Die Oberbekleidung war vertikal gestreift. Als Nächstes war der Neuankömmling „unter Verwendung von Seife" zu baden. Männern, die in Verdacht standen, „von Ungeziefer befallen zu sein", wurden die Haare geschnitten. Schließlich wurde der Patient in den Krankensaal seines Pavillons geführt, den er sich mit 31 Leidensgenossen teilte.

Vor der Jahrhundertwende galten noch Bauvorschriften, die aus der vorbakteriologischen Ära stammten, als Ausdünstungen und Dämpfe und nicht Mikroorganismen als Verursacher kontagiöser Krankheiten betrachtet wurden. Um den Abzug schädlicher Miasmen zu befördern, verfügten Krankensäle bei aller Enge der Grundfläche immerhin über hohe Decken und ein aufwendiges Belüftungssystem. An einigen Altbauten aus jener Zeit kann man heute noch die per Seilzug von außen zu öffnenden Miasmenklappen am Dachfirst bewundern.

Der Soziologe **Erving Goffman** hat für Anstalten, Gefängnisse, Erziehungsheime und Waisenhäuser in den 1960er-Jahren den Begriff **„totale Institution"** geprägt. Darunter subsumierte er Einrichtungen mit einem festen Regelwerk, die ihre Insassen von der Außenwelt absonderten. Es gab Kranke, die freiwillig und zu ihrem eigenen Vorteil in einer solchen Einrichtung untergebracht wurden, und es gab Personengruppen, bei denen dies gegen ihren Willen im Auftrag von Staat oder Gesellschaft geschah. Für viele Patienten werden die feinen Nuancen zwischen Zwang und Freiwilligkeit kaum ersichtlich gewesen sein. Ob sie aufgrund potenzieller Ansteckungsgefahr zwangsweise isoliert wurden oder mit dem Ziel ihrer Genesung ein Krankenhaus aufsuchten, vor dem strikten Reglement der Hausordnung waren alle gleich. Die Uniformität der Anstaltskleidung kennzeichnete die Patienten auch äußerlich als Insassen der Institution.

Merke!

Der amerikanische Soziologe Erving Goffman prägte in den 1960er-Jahren den Begriff „totale Institution". Charakteristika solcher Einrichtungen sind u. a.:

- Absonderung der Insassen/Patienten/Bewohner von der Außenwelt
- Entwicklung eigener Binnenregeln (z. B. Haus- und Stationsordnungen)
- hohes Maß an Fremdbestimmung für Insassen/Patienten/Bewohner, bürgerliche Freiheitsrechte scheinen weitgehend außer Kraft gesetzt.

Das medizinische Personal

Nicht nur die Patienten, auch Ärzte, Pfleger und Schwestern waren auf dem Gelände der städtischen Krankenhäuser in Preußen **kaserniert.** Allein das Privileg eines freien Nachmittags in der Woche unterschied sie von ihren Pfleglingen. **Hausordnungen** und die **Satzungen der Schwesternschaften** griffen tief in das Privatleben ein. Assistenzärzten war es verboten, zu heiraten – nicht allein aus Prüderie, sondern weil die Krankenhausverwaltungen davon ausgingen, das von ihnen gezahlte Gehalt reiche nicht, um eine Familie standesgemäß zu ernähren. Während sich die strengen Regeln für Mediziner nach dem Ersten Weltkrieg langsam lockerten, blieben sie für viele Krankenschwestern noch bis zum Beginn der 1970er-Jahre in Kraft.

Therapien

Ärztliche Interventionen waren noch zu Beginn des 20. Jahrhunderts kaum entscheidend für die Genesung eines Kranken. Die Chirurgie hatte durch Asepsis und Antisepsis seit 1860 große Fortschritte gemacht. Simple Grundsätze wie „ubi pus, ibi evacua" („wo Eiter ist, soll man ausräumen") retteten Leben und gelegentlich glückten auch spektakuläre Eingriffe am Magen-Darm-Trakt. Doch so gewaltig, dass ein Chirurg seinen Patienten guten Gewissens zu einer Blinddarmoperation raten konnte, waren die Fortschritte nicht. Bis ca. 1910 verschlechterte eine Appendektomie die Prognose eher, als dass sie sie verbesserte. **Ernährung** blieb das zentrale Element der Krankenversorgung. Regelmäßige, nach wissenschaftlichen Erkenntnissen optimierte Kost, Unterbringung, Pflege und im günstigsten Fall auch geistiger Beistand waren die einzigen Gründe, die dafür sprachen, ein Krankenhaus aufzusuchen. Die Möglichkeiten einer kurativen Krankenbehandlung schätzten selbst die Gründerväter „moderner" Krankenhäuser eher gering ein. Der oberste Repräsentant einer katholischen Gemeinde fasste bei der Verkündung eines Krankenhausneubaus im Jahr 1850 in nüchternem Fatalismus zusammen, was zukünftige Patienten von seiner Institution erwarten konnten: „Wir wollen sie aufnehmen, wir wollen für ihren kranken Körper und, wenn sie in Todesgefahr sind, für ihre Seele sorgen."

Denkanstöße

1. Was spielt Ihrer Auffassung nach eine größere Rolle für die Entwicklung der Institution Krankenhaus: soziale Funktionen oder medizinische Behandlungsmöglichkeiten?
2. Abgesehen von den Miasmenklappen am Dachfirst einiger Altbauten, welche Relikte aus der Krankenhausgeschichte haben sich bis heute im Klinikalltag gehalten?
3. Wie hat sich die Bedeutung von Krankenhauskost und ärztlicher Visite und wie hat sich das Verhältnis der beiden Elemente zueinander in den vergangenen 150 Jahren verändert?
4. Stellen heutige Krankenhäuser totale Institutionen dar? Wenn ja – für wen?

Zusätzliche Lesehinweise

- Risse, Guenter B.: Mending Bodies, Saving Souls. A History of Hospitals, Oxford University Press: New York/Oxford 1999.
- Foucault, Michel: Die Geburt der Klinik. Eine Archäologie des ärztlichen Blicks, Fischer: Frankfurt a. M. 1988.
- Labisch, Alfons; Spree, Reinhard (Hg.): „Einem jeden Kranken in einem Hospitale sein eigenes Bett". Zur Sozialgeschichte des Allgemeinen Krankenhauses in Deutschland im 19. Jahrhundert, Campus: Frankfurt a. M. 1996.
- Goffman, Erving: Asyle. Über die soziale Situation psychiatrischer Patienten und anderer Insassen, 1. Auflage 1973, 15. Auflage Suhrkamp: Frankfurt a. M. 2006.

13 Öffentliche Gesundheit – Staat und Individuum

THORSTEN HALLING

Zum Üben und Diskutieren

Fallbeispiel

Die 71-jährige alleinstehende Frau H. leidet seit zehn Jahren an einem Morbus Parkinson. Beim nächtlichen Gang zur Toilette stürzt sie in ihrer Wohnung und zieht sich eine Oberschenkelhalsfraktur rechts zu. Daraufhin wird im Krankenhaus mit Einwilligung der Patientin eine Hüftprothese implantiert. Postoperativ entwickelt Frau H. Fieber. Die Abstriche weisen eine Wundinfektion mit einem Methicillin-resistenten Staphylococcus-aureus-Stamm (MRSA-Stamm) nach. MRSA ist ein gefürchteter, verbreiteter Krankenhauskeim, der gegen zahlreiche Antibiotika resistent ist. Da Frau H. postoperativ kognitive Defizite zeigt und als nicht entscheidungsfähig eingestuft wird, ernennt das Vormundschaftsgericht ihre Tochter zur Betreuerin. Dieser wird mitgeteilt, dass Frau H. mit Antibiotika behandelt und in einem Einzelzimmer isoliert werde, um eine Weiterverbreitung des MRSA-Stamms im Krankenhaus zu verhindern. Frau H. dürfe den Raum nicht verlassen, Zutritt sei nur mit Mundschutz, Kittel und Einmalhandschuhen möglich. Die Patientin bleibt wochenlang im Einzelzimmer isoliert. Die Schutzmaßnahmen führen zur Ausbildung eines Hospitalismussyndroms mit Antriebsminderung und autoaggressivem Verhalten und zu körperlichen Schäden: Krankengymnastische und pflegerische Behandlungen werden durch die Isolierung so erheblich erschwert, dass sich Kontrakturen ausbilden.

Quelle

„‚Keine Hüftgelenke mehr für die ganz Alten' – Chef der Jungen Union fordert radikale Einschnitte bei Sozialversicherung

[…] Mißfelder kritisierte, dass die gesamte Politik – einschließlich der Union – das Prinzip des solidarischen Generationenvertrags zu einem ‚Generationenverrat' habe verkommen lassen. Die Sozialsysteme bürdeten den jungen Generationen einseitig die Lasten auf. Nach der Vorstellung des JU-Vorsitzenden sollte es in der Rentenversicherung nur noch eine ‚Grundsicherung gegen die schlimmste Altersarmut' geben. […] Mißfelder sprach sich auch für eine deutliche Einschränkung der Leistungen bei der gesetzlichen Krankenversicherung aus: Die Sozialsysteme seien „nicht dafür zuständig, dass jeder Senior ‚fit für einen Rentner-Adventure-Urlaub' sei. ‚Ich halte nichts davon, wenn 85-Jährige noch künstliche Hüftgelenke auf Kosten der Solidargemeinschaft bekommen', sagte der

Nachwuchspolitiker. Früher seien die Leute schließlich auch auf Krücken gelaufen, erklärte er. Scharfe Kritik übte Mißfelder an den Unionsparteien, die zu wenig programmatische Vorschläge böten. Die jetzige Generation der Politiker verspiele die Zukunft der jungen Menschen."

(Quelle: Tagesspiegel vom 3.8.2003)

13.1 Einführung

Im Fallbeispiel wird der Patientin die persönliche Freiheit entzogen. Damit werden ihr ihre verfassungsrechtlich verbrieften Rechte vorenthalten. Der Schutz der übrigen Patienten (und allgemein der Bevölkerung) wird somit höher bewertet als das individuelle Recht auf Freiheit. In der Primärquelle wird dem Patienten unter Berücksichtigung seines Lebensalters eine medizinische Leistung verweigert, die die Lebensqualität erhöhen würde, nicht aber lebens- bzw. zur Wiederherstellung der Arbeitskraft notwendig ist.

Die beiden Beispiele umreißen zwei Extreme, die das **Spannungsverhältnis zwischen staatlichen und individuellen Interessen** charakterisieren. Interessanterweise ist die Quarantäne seit den ersten umfassenden Maßnahmen dieser Art – im 15. Jahrhundert in Venedig zum Schutz vor der Pest – als gängige seuchenpolizeiliche Praxis bei epidemischen Krankheiten zumeist aus ökonomischen Gründen, d. h. aus Angst vor Beeinträchtigungen des Warenverkehrs, diskutiert und bekämpft worden. Der Aspekt des Freiheitsentzugs ist, außer bei den Betroffenen selbst, bis heute zumeist zweitrangig. Insbesondere bei nicht einwilligungsfähigen Patienten gerät die Isolierung aufgrund von ansteckenden Krankheiten erst langsam in die Kritik. Weitaus energischere öffentliche Reaktionen erzeugen hingegen Vorschläge (s. Primärquelle), medizinische Leistungen für alte Patienten aus dem Leistungskatalog der öffentlichen Kassen zu streichen.

In diesem Kapitel sollen die grundlegenden Begriffe, Konzepte und der Wandel des öffentlichen Gesundheitswesen in Deutschland aufgezeigt werden. Dabei sind die skizzierten grundsätzlichen Probleme – die Art und Weise staatlicher Intervention, der (zumeist ökonomisch begründete) Ein- und Ausschluss von Menschen und von Leistungen sowie das Verhältnis von gesellschaftlicher und individueller Verantwortung für Gesundheit und Krankheit – zu klären.

Das geht Sie an!

Schutzimpfungen finden in der Bundesrepublik heutzutage auf freiwilliger Basis statt. Das heißt, diejenigen, die den von der Ständigen Impfkommission (STIKO) empfohlenen Impfungen nicht folgen, haben keine negativen Sanktionen zu befürchten. Die individuelle Freiheit wird im Fall der Schutzimpfung also als ein höheres Gut bewertet als der Schutz der Gesellschaft. Ärzte haben daher auch eine besondere Pflicht, über Vor- und Nachteile von Impfung und Nicht-Impfung aufzuklären.

13.2 Begriffe

Gesundheit – Gesundheitssicherung
Für **Gesundheit** gibt es eine große Bandbreite an Definitionen. Sie lässt sich, um zwei bekannte Extrembeispiele anzuführen, negativ als bloße **Abwesenheit von Krankheit** bestimmen oder mit deutlich utopischem Gehalt, wie die Weltgesundheitsorganisation (WHO) vorschlägt, als **„Zustand vollständigen körperlichen, geistigen und sozialen Wohlbefindens"**.

Nach der allgemeinen Erklärung der Menschenrechte der Vereinten Nationen gehört Gesundheit zu den Grundrechten. Ihre Erhaltung und Verbesserung, d. h. die Gesundheitssicherung, ist Aufgabe und Ziel eines staatlich regulierten Gesundheitssystems.

Volksgesundheit
Der Begriff „Volksgesundheit" bezeichnet eine (hypothetische) **statistische Größe** im Sinn einer Summe, die sich aus der Addition der individuellen Gesundheitszustände aller Bürger ergibt, quantifizierbar durch Größen wie **Lebenserwartung** und **Säuglingssterblichkeit.** Der Begriff wird immer

seltener verwendet und seit den 1980er-Jahren zunehmend durch andere Ausdrücke, wie z. B. „öffentliche Gesundheit", ersetzt. Dem allmählichen Wandel liegen veränderte Vorstellungen über die eigene Nation zugrunde, die die Verwendung des Begriffs „Volk" problematisch erscheinen lassen. Vor allem in der ersten Hälfte des 20. Jahrhunderts war „Volksgesundheit" ein weitverbreiteter Ausdruck, der sich, einer organizistischen Vorstellung folgend, auf die Gesundheit eines Kollektivkörpers Volk bezog.

Public Health = Gesundheitswissenschaften

Public Health – im Sinne von Gesundheitswissenschaften – ist die **Wissenschaft von der Gesunderhaltung der Bevölkerung.** Sie versucht, bei der Frage nach der optimalen gesundheitlichen Versorgung einer Bevölkerung medizinische, soziologische und ökonomische Aspekte zu verbinden. Nicht die individuelle Gesundheit einer Person, sondern der gesundheitliche Status einer Bevölkerung steht im Mittelpunkt. Forschungsbereich von Public Health sind die **Bedingungen von Gesundheit,** insbesondere die Identifikation von Risikofaktoren (genetische, klinische, soziale) und die Analyse und Evaluation von Versorgungsstrukturen (Prävention, Therapie, Rehabilitation, Pflege).

Public Health versteht sich als eigenständige, sehr stark interdisziplinär ausgerichtete Wissenschaft. Sie weist zahlreiche Überschneidungen u. a. zur Epidemiologie, zur Medizinsoziologie, zu den Sozialwissenschaften, zur Sozial- und Präventivmedizin, zum Management im Gesundheitswesen, zur Gesundheitsökonomie, zur Gesundheitspolitik, zum Gesundheitsrecht, zur Gesundheitssystemforschung, zur Versorgungsforschung, zur Umweltmedizin, zur Qualitätssicherung und zur Pflegewissenschaft auf. Methodische Schwerpunkte bilden u. a. die Statistik, die empirische Sozialforschung sowie ökonomische Analysen. Seit den 1990er-Jahren kann Public Health an verschiedenen Universitäten als Zusatzstudiengang studiert werden.

Darüber hinaus umfasst Public Health – im Sinne von öffentlicher Gesundheit – auch die **Infrastruktur des öffentlichen Gesundheitswesens** eines Staates sowie alle staatlich und privat geregelten Maßnahmen zur Gesundheitsvorsorge, z. B. präventive Aufklärungsprogramme zur Entstehung und Vermeidung sogenannter Volkskrankheiten. Interventionsbereich öffentlicher Gesundheit ist somit die Alltags- und Arbeitswelt der Menschen und die Gesundheitsförderung als gesellschaftliche Aufgabe.

Medikalisierung

Als Medikalisierung wird die **gesellschaftliche Ausbreitung medizinischer Macht** bezeichnet. Im westlichen Europa setzte dieser komplexe und bis heute andauernde Prozess im 17. Jahrhundert mit Beginn der Säkularisierung, d. h. mit dem allmählichen Bedeutungsverlust der Religion, ein. Seitdem folgen die Wahrnehmung, das Denken und Fühlen in einem immer stärkeren Maße medizinischen Vorstellungen und Normen, Phänomene der Lebenswelt und Alltagskultur werden zunehmend medizinisch gedeutet. Beispiele betreffen die Ernährung, die Kindererziehung, das Reinlichkeitsverhalten, die Geburt und das Sterben. Es lassen sich allerdings auch gegenläufige Entwicklungen feststellen. So hat in den letzten Jahrzehnten eine Entpathologisierung abweichenden Sexualverhaltens stattgefunden. Homo- und Transsexualität werden z. B. heute nicht mehr als Krankheit definiert.

Merke!

Als Medikalisierung werden die Verbreitung und Durchsetzung medizinischer Konzepte, deren Beginn im 17. Jahrhundert lag, bezeichnet (z. B. als medizinische Deutungsmacht über Lebensereignisse, Zunahme ärztlicher Macht).

Prävention

Gesundheitliche Prävention bedeutet **Vorbeugung von Gesundheitsschäden und gesundheitlichen Beeinträchtigungen.** Im Rahmen öffentlicher Gesundheit dominieren bis heute Maßnahmen der **Primärprävention,** vor allem zum Schutz vor Infektionserkrankungen. Dazu zählen der gezielte Einsatz von Schutzimpfungen, die Sicherstellung hoher hygienischer Standards in der Patientenversorgung, im weiteren Rahmen die Entwicklung wirksamer antibakterieller Wirkstoffe, aber auch Quarantänemaßnahmen, insbesondere im Zusammenhang mit dem internationalen Reiseverkehr. Zu einer präventiven Gesundheitspolitik zählen zudem u. a. **Aufklärung** und Information über gesundheitliche Gefahren (Sucht), die Einflussnahme auf gesundheitsgefährdende Umweltbedingungen und die Sicherheit von Arzneimitteln und Medizinprodukten. Eine starke Beachtung findet der Aspekt der **kostensenkenden Effekte** von Prävention, Gesundheitsförderung und Gesundheitsschutz. So soll die Kampagne „Gesund Altern" des Bundesgesundheitsministeriums zur „Selbsthilfe und Eigenverantwortung anregen" und so die Verschlimmerung einer Krankheit verhindern oder einer Pflegebedürftigkeit vorbeugen.

Kritiker warnen davor, dass solche Programme die soziale Verantwortung zurückdrängen und zur Entpolitisierung sozialer Missstände beitragen, zumal Präventionsmaßnahmen eher in bildungsstarken und tendenziell gesundheitsbewussten sozialen Schichten die stärkste Wirkung zeigen. Ein noch größeres Problem ist ein weitgehend fehlender Effizienznachweis, insbesondere bei den großen Kampagnen.

Öffentlicher Gesundheitsdienst – Gesundheitsfachverwaltung
Der öffentliche Gesundheitsdienst ist ein Teilbereich des (öffentlichen) Gesundheitswesens und umfasst die **Gesundheitsfachverwaltung auf kommunaler und Länderebene** (u. a. Gesundheitsämter, Bezirksregierungen, Ministerien) sowie auf Bundesebene. Traditionell sind die Akademien für öffentliches Gesundheitswesen bzw. für Staatsmedizin für die Aus- und Weiterbildung von Beschäftigten des öffentlichen Gesundheitswesens sowie die angewandte Forschung auf diesem Sektor zuständig.

13.3 Konzepte der öffentlichen Gesundheitssicherung in Deutschland

13.3.1 Experimentelle Hygiene

Ende des 18. Jahrhunderts entstanden die ersten systematischen Abhandlungen zur sogenannten **„Medizinischen Policey"**, die eine umfassende Einflussnahme auf die Gesundheit der Bevölkerung beinhaltete. Gesunde, arbeitsfähige und für den Wehrdienst taugliche Untertanen sollten die Wohlfahrt des Landes sichern.

Das erste an naturwissenschaftlichen Methoden ausgerichtete Konzept der öffentlichen Gesundheitssicherung, die **„experimentelle Hygiene"**, basierte auf einer Grundwasser-/Bodentheorie und setzte sich etwa ab 1855 in Deutschland durch. Der Münchener Mediziner Max von Pettenkofer (1818–1901), ab 1865 erster Ordinarius für Hygiene, gilt als Begründer und Hauptverfechter dieser Theorie in Deutschland. Er betrachtete Fäulnis und Zersetzung, in feuchtem Grund entstandene Ausdünstungen („Miasmen") als Ursache zahlreicher Seuchen, insbesondere von Cholera und Typhus. Durch Trockenlegung des Bodens, so meinte er, könnten diese Prozesse gestoppt werden. Auch wenn sich diese Prämissen später als falsch herausstellten, bewähren sich die vorgeschlagenen Maßnahmen bis heute. Die „Assanierung" der Städte, d. h. Aufbau bzw. Modernisierung einer sanitären Infrastruktur (u. a. Kanalisation, Müllabfuhr) verbesserten die städtischen Gesundheitsverhältnisse nachhaltig.

Neu war auch der **präventive Charakter** dieses Konzepts öffentlicher Gesundheit. Während die traditionelle staatliche Seuchenbekämpfung durch die sogenannte **Sanitätspolizei** erst mit oder unmittelbar vor Ausbruch einer Epidemie in Aktion treten konnte, insbesondere durch Quarantänemaßnahmen, ermöglichte die experimentelle Hygiene den Städten durch die Änderung der Umweltverhältnisse eine dauerhafte Gesundheitssicherung. Gesundheit und Krankheit galten nicht länger als unveränderbares Schicksal. Man glaubte vielmehr, sie durch Verbesserungen der Umweltbedingungen positiv beeinflussen und vorbeugend eingreifen zu können. Zur Durchsetzung dieser kostenintensiven Maßnahmen argumentierten Pettenkofer und seine Nachfolger u. a. mit Berechnungen, die auf die volkswirtschaftlichen Verluste durch Krankheits- und Todesfälle verwiesen (s. Abb. 13.1). Die aus der Miasmentheorie abgeleitete Annahme, das Trinkwasser spiele bei der Verbreitung von Cholera und Typhus keine Rolle, führte beispielsweise in Hamburg zum Verzicht auf den Bau eines mit modernen Filteranlagen ausgestatteten Wasserwerks und 1890 zu einer verheerenden Choleraepidemie mit über 16 000 Todesopfern.

Eine Berechnung der finanziellen Schädigung Hamburgs durch die Choleraepidemie des Jahres 1892 ergab folgende Werte:

Zahl der Choleratodesfälle: 8605; daraus berechneter Kapitalverlust	143,6 Mill. Mk.
Zahl der Choleraerkrankungsfalle 18956; daraus berechneter Verdienstverlust	1,9 „ „
Verdienstausfall des Gastwirtsgewerbes	3,5 „ „
Abnahme der Einfuhr	159,0 „ „
„ „ Ausfuhr	122,0 „ „
Annähernd zahlenmäßig feststellbarer Gesamtverlust	430,0 Mill. Mk.
Ausgaben für das im Jahre 1893 gebaute Wasserwerk	22,6 „ „
Der rechtzeitige Bau des Wasserwerkes hätte allein an Geldverlust ersparen können	407,4 Mill. Mk.

A. Gottstein, Die Lehre von den Epidemien, Berlin, 1929, 182

Abb. 13.1: Finanzielle Verluste durch die Choleraepidemie in Hamburg 1892. [12]

13.3.2 Bakteriologie

Ab den 1880er-Jahren wurde die experimentelle Hygiene durch die Erfolge der Bakteriologie abgelöst. Als Begründer der modernen Bakteriologie gilt **Robert Koch** (1843–1910), der naturwissenschaftliche Standardmethoden einführte, mit denen er die Ursachen epidemischer Krankheiten wie Cholera, Milzbrand und Schlafkrankheit auf spezifische Bakterien zurückführen konnte. Weltruhm erlangte Koch mit der **Entdeckung des Tuberkelbazillus** im Jahr 1882. Das von Koch entwickelte Tuberkulin konnte die großen Erwartungen als wirksames Medikament gegen die damals weitverbreitete Tuberkulose allerdings nicht erfüllen. Langzeitheilungen traten nicht ein, zudem versagte die damals als Serum verstandene Substanz bei vielen Patienten. Mithilfe der Impfreihen ließ sich allerdings berechnen, dass 98 % der erwachsenen Bevölkerung mit dem Erreger infiziert waren, die Krankheit allerdings nur bei einem Bruchteil dieser Menschen ausbrach. Damit wurde die Theorie eines monokausalen Zusammenhangs zwischen Erreger und Krankheit unhaltbar und es setzte sich die Auffassung durch, dass auch andere Faktoren wie beispielsweise die soziale Lage von Individuen berücksichtigt werden mussten.

13.3.3 Sozialhygiene

Im Gegensatz zur experimentellen Hygiene und Bakteriologie konzentrierte sich die **Sozial- bzw. soziale Hygiene** nicht isoliert auf die Bekämpfung bestimmter Krankheiten, sondern auf die Häufung von Krankheiten in bestimmten Gruppen und deren offensichtlich pathogene Lebensverhältnisse. Bestimmte soziale Gruppen, wie Säuglinge, stillende Mütter, Kinder, Alte und einige Berufsgruppen, wurden als **potenziell gefährdet,** andere, wie Tuberkulöse und Alkoholiker, als **gefährdend** klassifiziert. Die „soziale Pathologie“, wie **Alfred Grotjahn** (1869–1931) eines seiner einflussreichsten Werke zur sozialen Hygiene betitelte, verband damit die experimentellen und bakteriologischen Erkenntnisse mit einem sozialwissenschaftlichen Konzept. Grotjahn gilt als der wichtigste Wegbereiter der sozialen Hygiene in Deutschland, die sich ab 1900 entwickelte und die Gesundheitspolitik der Weimarer Republik dominierte.

Zu den wichtigsten Elementen der Gesundheitsfürsorge gehörten die ärztliche Beobachtung der gesundheitsgefährdeten und -gefährdenden Bevölkerungsgruppen, die möglichst präventive Erfassung von Krankheitsanlagen und -anfängen sowie eine umfassende hygienische Aufklärung, Beratung und Erziehung. Die Gesundheitsfürsorge wurde dabei als spezifisch kommunale Aufgabe der Industriestädte und Industrieregionen aufgefasst. Als bleibende Innovation im öffentlichen Gesundheitswesen etablierte die Sozialhygiene daher die gruppenbezogene gesundheitsfürsorgerische Infrastruktur der **kommunalen Gesundheitsämter.**

Neben der individuellen Bedeutung des Guts Gesundheit galt bereits der sozialen Hygiene die Stärkung des sogenannten „Volkskörpers" als vorrangiges Ziel, das in erster Linie durch Inklusion pathogener Bevölkerungsgruppen erreicht werden sollte.

13.3.4 Rassenhygiene

Exkludierenden Charakter hatte hingegen die etwa zeitgleich entstandene Rassenhygiene (engl. „eugenics", Kap. 14). Sie ist in Deutschland maßgeblich mit den Namen **Wilhelm Schallmayer** (1857–1919) und **Alfred Ploetz** (1860–1940) verbunden und stellt zugleich eine Reaktion auf die Fortschritte der Hygiene dar. Ziel war es, die erbliche Degeneration durch eine gezielte gesellschaftliche, d.h. gesundheitspolitisch geplante und öffentlich-medizinisch organisierte Aussonderung (**„negative Eugenik"**) bzw. durch eine Förderung von Trägern als „gut" definierter Erbanlagen (**„positive Eugenik"**), zu verhindern. Der „Wert" oder „Unwert" eines Menschen für die Gesellschaft wurde dabei einerseits unter konstruierten „rassischen" Gesichtspunkten, u.a. in der Fiktion eines „arischen Volkskörpers", andererseits in seiner ökonomischen Bedeutung für die Volkswirtschaft definiert.

Merke!

„Volkswohlfahrt" und „Gemeinwohl" unterliegen wechselnden, in sich verschränkten ideologischen und ökonomischen Kriterien. Die Betonung der volkswirtschaftlichen Bedeutung von Gesundheit kann sowohl der Argumentation für eine Ausweitung als auch derjenigen für eine Einschränkung des öffentlichen Gesundheitswesens bzw. für einen Ausschluss bestimmter Bevölkerungsgruppen dienen.

13.4 Ressourcenknappheit und Verteilungsgerechtigkeit

Mittelknappheit im Gesundheitswesen

Anhaltend steigende Gesundheitsausgaben, unabhängig von der Struktur des Gesundheitssystems, sind ein generelles Phänomen in den meisten westlichen Industrienationen. **Medizinisch-technische Fortschritte** eröffnen immer neue, oftmals kostenintensive Diagnose- und Therapieformen, die sowohl die Nachfrage nach medizinischen Leistungen als auch die Kosten im Gesundheitssektor erhöhen. Gleichzeitig stehen die sozialen Sicherungssysteme und damit auch das Gesundheitswesen vor dem Problem einer **alternden Gesellschaft.** Der demografische Wandel verringert die Anzahl der erwerbstätigen Beitrags- und Steuerzahler und erhöht zugleich die Ausgaben für die geriatrische Versorgung. Hinzu kommen die **Abnahme sozialversicherungspflichtiger Arbeitsplätze** und die **hohe Zahl an Arbeitslosen,** die zu einer verminderten Einnahme der gesetzlichen Krankenversicherung führen. Strategien zum Umgang mit der Ressourcenknappheit im Gesundheitswesen sind vor allem Rationalisierungen und Leistungsbegrenzungen, d.h. Rationierungen (s. Kap. 11.3.3).

Gesundheitliche Eigenverantwortung

Begünstigt durch die skizzierte Ressourcenknappheit im Gesundheitswesen werden verstärkt präventive Gesundheitskonzepte propagiert und eine gesundheitliche Eigenverantwortung des Einzelnen eingefordert. In der politischen Debatte um die gesetzliche Krankenversicherung wird eine „Vollkasko-Mentalität" bei Versicherten und eine „Überstrapazierung" der Solidargemeinschaft beklagt. Immer wieder werden Forderungen erhoben, Leistungen der gesetzlichen Krankenversicherung an gesundheitserhaltendes Verhalten zu koppeln bzw. gesundheitliches Fehlverhalten etwa durch erhöhte Versicherungsprämien zu sanktionieren, beispielsweise bei Rauchern oder Anhängern von „Risikosportarten". Bereits eingeführt sind solche Elemente bei Bonusleistungen u.a. im Bereich der zahnärztlichen Versorgung, die den regelmäßigen Zahnarztbesuch voraussetzen.

Auch in der wissenschaftlichen Auseinandersetzung wird die Bedeutung der Eigenverantwortung als Kriterium zur Verteilung begrenzter Ressourcen im Gesundheitswesen zunehmend diskutiert. Unterschieden werden kann dabei in **prospektive** und **retrospektive Verantwortung.** „Die Versicherten sind für ihre Gesundheit mitverantwortlich“ heißt es im Sozialgesetzbuch (V). Damit werden sie verpflichtet, für ihren gegenwärtigen, vor allem aber zukünftigen Gesundheitszustand Sorge zu tragen. Voraussetzung für die Wahrnehmung dieser prospektiven Verantwortung ist der Zugang zu Informationen über Gesundheitsrisiken und Vermeidungsstrategien.

Eigenverantwortung im retrospektiven Sinn bedeutet, Patienten im Nachhinein für eine vermeintlich selbst verschuldete Krankheit verantwortlich zu erklären. Häufig damit verbunden ist eine Kostenrückforderung zugunsten der Solidargemeinschaft. Daraus ergeben sich mindestens drei ethische Probleme:

- Problem der kausalen Verursachung
- Problem der Entscheidungsautonomie
- Problem der normativen Standards.

Eine retrospektive Zuschreibung von Verantwortung muss zwischen beeinflussbaren und nicht beeinflussbaren Risiken und damit zwischen individueller und gesellschaftlicher Verantwortung unterscheiden. Ein monokausaler Zusammenhang zwischen einer Gesundheitsstörung und einer eigenverantwortlichen Entscheidung liegt etwa beim klassischen Beispiel des Beinbruchs eines Skifahrers vor. Zu den nicht oder nur partiell veränderbaren Einflussfaktoren gehören die genetische Disposition, allgemeine Umweltbedingungen und insbesondere sozioökonomische Voraussetzungen. Soziale Herkunft, Arbeits-, Einkommens- und Wohnverhältnisse beeinflussen sowohl die gesundheitlichen Risiken und die Lebenserwartung als auch das gesundheitsrelevante Verhalten. Die soziale Ungleichheit hinsichtlich Krankheit und Tod ist bis heute ein konstantes Ergebnis sozialepidemiologischer Untersuchungen. Dies schränkt zugleich die Entscheidungsautonomie des Einzelnen ein. Auch bei Suchterkrankungen, bei denen von einer eingeschränkten Fähigkeit zur Selbstkontrolle ausgegangen wird, ist diese Voraussetzung von Eigenverantwortung zumindest fraglich.

Grundsätzlich ist das Kriterium des selbst verursachten Gesundheitsrisikos nur bedingt sinnvoll. Alltagsrisiken, wie den Treppensturz, aus der Regelversorgung auszunehmen ist wenig plausibel. Retrospektive Zuschreibungen schuldhaften gesundheitsgefährdenden Verhaltens setzen Definitionen von „normalen“, nicht vermeidbaren Gesundheitsrisiken voraus. Solche Diskussionen um Lebensstile und Gesundheitsverhalten bergen erhebliche Risiken, da entsprechende Grenzen aus keiner allgemeinen Gerechtigkeitstheorie abgeleitet werden können.

Merke!

Der Gesundheitszustand des Menschen ist von der genetischen Disposition, individuellem Gesundheitsverhalten und gesellschaftlichen Einflussfaktoren abhängig. Eine zentrale Bedeutung für Gesundheit, Lebenserwartung und somit für individuelle Entwicklungschancen haben soziale Ungleichheiten (Bildung, Einkommen und beruflicher Status).

13.5 Öffentliche Gesundheit und individuelle Handlungsfreiheit

Die vor allem im Zusammenhang mit Leistungen der gesetzlichen Krankenversicherung diskutierte gesundheitliche Eigenverantwortung steht im Rahmen öffentlicher Gesundheitsmaßnahmen einer teilweise radikalen Einschränkung der individuellen Handlungsfreiheit gegenüber. Zwei Formen staatlicher Intervention können unterschieden werden:

- Bevölkerungsstrategie
- Risikogruppenstrategie.

Zur ersten Kategorie gehören **Präventionsmaßnahmen, an denen große Teile der Bevölkerung teilnehmen müssen,** obwohl nur einige wenige direkt davon profitieren. So betrifft beispielsweise die allgemeine Gurtpflicht alle Autofahrer, obwohl das Risiko eines tödlichen Unfalls für den Einzelnen relativ gering ist, die Auswirkungen auf die Morbidität und Mortalität bezogen auf die Gesamtbevölkerung aber durchaus relevant sind. Besonders kontrovers wird diese Ambivalenz hinsichtlich von Rauchverboten in öffentlichen Gebäuden diskutiert.

Zur zweiten Kategorie gehören **Präventionsmaßnahmen, von denen bestimmte Hochrisikopopulationen betroffen sind.** Der Nutzen für den Einzelnen ist relativ groß, der Effekt auf die Morbidität und Mortalität der Bevölkerung zumeist eher gering. Eine Ausnahme bilden Quarantänemaßnahmen bei Epidemien, die durchaus eine erhebliche Auswirkung auf die Gesamtbevölkerung haben können, für den Einzelnen aber vor allem eine massive Einschränkung seiner persönlichen Freiheit bedeuten.

Merke!

Staatliche Interventionen zugunsten der öffentlichen Gesundheit beschränken vielfach die individuelle Handlungsfreiheit. Rechtliche Zwangsmaßnahmen zur gesundheitlichen Prävention müssen daher zunächst auf ihren populationsbezogenen Nutzen und auf ihr Kosten-Nutzen-Verhältnis hin geprüft und es müssen Alternativen (u. a. finanzielle Anreize) in Betracht gezogen werden.

Daten zur Entwicklung des öffentlichen Gesundheitswesens in Deutschland

- 1876: Gründung des Kaiserlichen Gesundheitsamtes (ab 1918 Reichsgesundheitsamt)
- 1883: Gesetz betreffend die Krankenversicherung der Arbeiter (GKV)
- 1911: Reichsversicherungsordnung (RVO)
- 1919: Förderung der Gesundheit als Staatsziel in der Weimarer Verfassung (Art. 7, 9). Etablierung von Fürsorgestellen (u. a. für Alkoholiker, Tuberkulosekranke, Mütter, Säuglinge)
- 1933: Gesetz zur Verhütung erbkranken Nachwuchses (Grundlage von ca. 400 000 Zwangssterilisationen während des Nationalsozialismus)
- 1934: Gesetz zur Vereinheitlichung des Gesundheitswesens (u. a. Einführung der staatlichen Medizinaluntersuchungsämter)
- 1936: Ersatzkassen wird untersagt, freiwillig Versicherte aufzunehmen. Beginn der privaten Krankenversicherung
- 1941: Rentner werden automatisch krankenversichert
- 1952: Errichtung des Bundesgesundheitsamtes (1994 aufgelöst, die Aufgaben werden seitdem in Einzelinstitutionen wahrgenommen)
- 1983: Einführung eines Krankenversicherungsbeitrags für Rentner
- 1995: Einführung der sozialen Pflegeversicherung (SPV)
- 1996: Wahlfreiheit für (fast) alle Krankenkassen, Öffnungsrecht für Betriebskrankenkassen

Denkanstöße

1. Welche (gesundheitspolitischen, ethischen etc.) Konsequenzen ergeben sich aus welchem Gesundheitsbegriff?
2. Sollte die medizinische Behandlung von Erkrankungen und Unfällen, die sich auf bestimmte Risiken zurückführen lassen bzw. aus dem Lebensstil des Kranken resultieren, nicht mehr von der GKV bezahlt werden? Nehmen Sie bitte unterschiedliche Perspektiven ein (Arzt, Politiker, sozialversicherter gesunder Bürger, nikotinabhängiger, an Lungenkrebs erkrankter Patient, Skifahrer mit komplizierter Beinfraktur).
3. Welche in der Geschichte aufgetretenen Formen der öffentlichen Gesundheitspflege können Sie benennen?

Zusätzliche Lesehinweise

- Häfner, Heinz (Hg.): Gesundheit – unser höchstes Gut?, Springer: Berlin u. a. 1999.
- Labisch, Alfons; Woelk, Wolfgang: Geschichte der Gesundheitswissenschaften, in: Hurrelmann, Klaus; Laaser, Ulrich; Razum, Oliver (Hg.): Handbuch Gesundheitswissenschaften, 4. Aufl., Juventa: Weinheim/München 2006, 49–91.
- Marckmann, Georg: Public Health und Ethik, in: Schulz, Stefan; Steigleder, Klaus; Fangerau, Heiner; Paul, Norbert (Hg.): Geschichte, Theorie und Ethik der Medizin, Suhrkamp: Frankfurt a. M. 2006, 209–223.
- Marckmann, Georg: Verteilungsgerechtigkeit in der Gesundheitsversorgung, in: Schulz, Stefan; Steigleder, Klaus; Fangerau, Heiner; Paul, Norbert (Hg.): Geschichte, Theorie und Ethik der Medizin, Suhrkamp: Frankfurt a. M. 2006, 183–208.
- Stöckel, Sigrid; Walter, Ulla (Hg.): Prävention im 20. Jahrhundert. Historische Grundlagen und aktuelle Entwicklungen in Deutschland, Juventa: Weinheim/München 2002.
- Vögele, Jörg; Woelk, Wolfgang: Der „Wert des Menschen" in den Bevölkerungswissenschaften vom ausgehenden 19. Jahrhundert bis zum Ende der Weimarer Republik, in: R. Mackensen (Hg.): Bevölkerungslehre und Bevölkerungspolitik vor 1933, Leske + Budrich: Opladen 2002, 121–133.

14 Utopien der Menschenzüchtung: Eugenik und Rassenhygiene im 20. Jahrhundert

HEINER FANGERAU

Zum Üben und Diskutieren

Fallbeispiel 1

Das Ehepaar M. versucht seit Jahren, ein Kind zu bekommen. Als Ursache für ihre Kinderlosigkeit wird bei der andrologischen Abklärung bei Herrn M. eine ursächlich ungeklärte Oligozoospermie mit für eine natürliche Befruchtung nicht ausreichender Spermienzahl festgestellt. Nach reiflicher Überlegung und Beratungsgesprächen mit Reproduktionsmedizinern entschließt sich das Paar, die Möglichkeit einer künstlichen Befruchtung mittels intracytoplasmatischer Spermieninjektion (ICSI) wahrzunehmen.

Als das Paar aus einer Fernsehsendung erfährt, dass Mädchen eine höhere Lebenserwartung als Jungen hätten, weniger zu Alkoholismus, Drogenabhängigkeit und Gewalt neigten und überdies die besseren Schulabschlüsse erzielten, bittet es den behandelnden Arzt, bei der Auswahl der befruchteten Embryonen deren Geschlecht zu ermitteln und darauf zu achten, nur weibliche Embryonen zu implantieren. Dies ist möglich, wenn drei Tage nach dem Verschmelzen von Ei- und Samenzelle im Reagenzglas dem Embryo im Vier- bis Achtzellenstadium eine Zelle entnommen und diese dann auf ihre Geschlechtschromosomen hin untersucht wird. Die Ehepartner begründen ihren Wunsch damit, dass sie ihrem Wunschkind die bestmöglichen Voraussetzungen für ein glückliches und erfolgreiches Leben schaffen wollen.

Fallbeispiel 2

Das Ehepaar S. hat drei Söhne und wünscht sich ein weiteres Kind. Da einer der Söhne an einer Muskeldystrophie vom Typ Duchenne leidet, die x-chromosomal rezessiv vererbt wird, wünscht sich das Ehepaar unbedingt ein Mädchen. Auf diese Weise möchten Herr und Frau S. vermeiden, ein weiteres unter Muskeldystrophie leidendes Kind zu bekommen, weil sie das Schicksal ihres kranken Sohnes sehr belastet. Sie suchen einen Reproduktionsmediziner auf, der eine Präimplantationsdiagnostik nach In-vitro-Fertilisation vornehmen und nur weibliche Eizellen implantieren soll.

Das geht Sie an!

Die humangenetische Beratung muss neutral erfolgen, d. h. der Arzt darf keinen eigenen Rat unterbreiten (z. B. „Ich in Ihrer Situation ...", „Ich denke, es ist am besten, wenn Sie ...").

14.1 Einführung

In aktuellen Debatten um genetische Forschung, Gentherapie, pränatale Diagnostik (PND) oder die genetische Testung von befruchteten Eizellen vor der Implantation (Präimplantationsdiagnostik; PID) fällt stets das Argument der drohenden **Gefahr einer neuen Eugenik.** Mit dem Blick auf die Geschichte warnen einige Stimmen vor der unbegrenzten Zulassung genetischer Testmöglichkeiten. Sie verweisen darauf, dass Forscher, Ärzte und Gesellschaften auf eine gefährliche schiefe Ebene geraten könnten, wenn unter der Prämisse der genetischen Aufwertung ungebremst Embryonen nach Testung ihres Erbguts selektiert oder gentherapeutisch manipuliert werden können. In letzter Konsequenz fürchten sie, dass derartige Praktiken zu Rassismus, Ausgrenzung, Stigmatisierung und letztendlich zu Verstümmelung oder Ermordung führen könnten, wie bei der radikalen Anwendung eugenischer und rassenhygienischer Theorien in der ersten Hälfte des 20. Jahrhunderts.

„What is immoral about eugenics?", fragen als Antwort einige Wissenschaftler und verweisen auf die Unterschiede zwischen der historischen eugenischen Bewegung und heutigen Bestrebungen zur Keimbahnverbesserung. Während die historische Bewegung als Konglomerat sozialer und politischer Vorstellungen gepaart mit simplifizierten Vorstellungen zur Vererbung die genetische Verbesserung ganzer Bevölkerungen im Blick gehabt habe, seien heutige Ansätze auf Individuen bezogen, nicht mit Zwang verbunden und die Verbesserungskriterien seien eher subjektiv als an irgendwelchen Standards orientiert. Folglich seien warnende Einwände übertrieben und freiheitsbegrenzend.

„Is a new eugenics afoot?", lautet hierauf die Replik von wissenschaftshistorischer Seite, die bei allen Unterschieden auf die Parallelen zwischen den Strategien zur genetischen Aufwertung hinweist: das stetige Versprechen einer biotechnologischen Lösung medizinischer und vor allem auch sozialer Probleme in Zeiten schwieriger werdender ökonomischer und gesellschaftspolitischer Umstände.

Ein Verständnis der Entwicklung der eugenischen Bewegung erleichtert die Teilnahme an derartigen Debatten und ist für einen verantwortungsbewussten Umgang mit neuen genetischen Technologien unerlässlich. Die Geschichte der Eugenik, die scheinbare Logik eugenischer Ideen und ihre Persistenz in unterschiedlichem Gewand während des gesamten 20. Jahrhunderts sowie ihre unheilvolle, aber entlarvende Allianz mit rassistischen Bestrebungen sind darum das Thema des vorliegenden Kapitels.

14.2 Eine Idee und ihre Entwicklung im gesellschaftlichen Kontext

Die Idee, Menschen – analog zu den Erfahrungen aus der Tierzucht – in ihren Qualitäten durch Züchtung über Generationen hinweg zu verbessern, ist keine Erfindung des 19. oder 20. Jahrhunderts. Bereits **Platon** formuliert in seinem „Staat" den Gedanken, dass staatliche Behörden Männer und Frauen mit „guten Eigenschaften" zusammenführen und dabei die Qualität der Nachkommen überwachen sollten. Auch wenn diese Utopie der Menschenzüchtung über die Jahrhunderte immer wieder neue Nahrung gewann, wurde sie doch erst zu Beginn des 20. Jahrhunderts zu einer „Wissenschaft" konzeptualisiert, als eine solche institutionalisiert und in eine breitere soziopolitische Bewegung eingebunden. Erst als internationale soziale Bewegung konnte sie damit Breitenwirkung erzielen.

Die westliche Welt des ausgehenden 19. und frühen 20. Jahrhunderts war durch eine Vielzahl von Umwälzungen geprägt. Politische, ökonomische und soziale Veränderungen brachten eine Reihe von gesellschaftlichen Problemen mit sich. Industrialisierung, Bevölkerungswachstum und Urbanisierung führten zu Zuständen, die Bevölkerung und Wohlfahrtssysteme auf eine harte Probe stellten. Die Arbeiterbewegung und etablierte politische Kräfte begannen einen harten Kampf um die gerechtere Verteilung von Macht und Kapital und ein sich immer stärker manifestierendes soziales Ungleichgewicht zog, so eine damals häufig anzutreffende Wahrnehmung, Alkoholismus, Kriminalität und andere gesellschaftliche Schwierigkeiten nach sich. Vor allem in gebildeten Kreisen entstand der Eindruck eines allgemeinen Niedergangs, der sich mit der Furcht paarte, die sich immer stärker vermehrenden „unteren Schichten" könnten eines Tages die Macht an sich reißen oder die mittlere Qualität der Bevölkerung so weit verringern, dass die sogenannten Kulturstaaten zugrunde gingen. Dekadenz, Degeneration und Entartung waren die Schlagworte des „Fin de siècle".

Aus dieser Stimmung heraus und in diese Stimmung hinein wuchs die **eugenische Bewegung** und lieferte mit einer Diagnose des Niedergangs auch gleich die ihrer Meinung nach notwendige Therapie. Diese Therapie konzentrierte sich ähnlich wie die seit der Mitte des 19. Jahrhunderts so erfolgreiche Hygiene (experimentelle Hygiene, Bakteriologie und Sozialhygiene) auf die Prophylaxe. Allerdings bezog sich die Stoßrichtung dieser Prophylaxe nicht auf die Umwelt, Bakterien oder Lebensumstände. Vielmehr zielte sie auf die für vererbbar gehaltenen Merkmale von Individuen und ganzen Populationen. Ihr Ziel war die **Verbesserung des „Erbguts".**

Eugeniker versuchten, die gesellschaftlichen Turbulenzen in den Staaten Westeuropas und den USA zu Beginn des 20. Jahrhunderts mit dem Zunehmen einer defekten Biologie zu erklären. Zentral war, dass sie eine Reihe sozialer Verhaltensweisen, Persönlichkeitsprofile, Kriminalität, Behinderungen und Krankheiten oder Eigenschaften wie Intelligenz für erblich hielten. Nach eugenischer Lehre war das soziale Verhalten eines Individuums wie eine große Zahl von Krankheiten durch Erbanlagen determiniert, weshalb nur eine Erbselektion effektiv soziale und gesundheitspolitische Probleme bekämpfen konnte. Folglich bestand das Ziel der Eugeniker darin, in ihrem Sinne defekte Gruppen von der Fortpflanzung und damit von Vererbungsprozessen auszuschließen, um auf diese Weise die Weitergabe degenerierter Erbanlagen an kommende Generationen zu verhindern (sogenannte **„negative" Eugenik**). Eine weitere Möglichkeit, einer vermeintlich zunehmenden Zahl krankhafter Erbanlagen zu begegnen, sahen sie in der Förderung der Vermehrung günstiger Anlagen (**„positive" Eugenik**). Mithilfe dieser beiden Strategien sollten Krankheiten eingedämmt und Gesellschaften sozial sowie moralisch aufgewertet werden.

14.3 Theoretische Grundlagen

Ihre wissenschaftliche Legitimation bezog die eugenische Bewegung aus vier Theorien des 19. Jahrhunderts. **Charles Darwins** (1809–1882) Evolutionstheorie, **August Weismanns** (1834–1914) Theorie „Über den Rückschritt in der Natur", Weismanns „Keimplasmatheorie" und zuletzt **Johann Gregor Mendels** (1822–1884) Versuche zu den Gesetzmäßigkeiten der Vererbung einzelner Merkmale bildeten die **Grundlagen eugenischer Beweisführung.** Die Argumentation der Eugeniker für ihr Programm folgte dabei einem einfachen logischen Schema: Da der von Darwin beschriebene „Kampf ums Überleben" durch die Zivilisation ausgeschaltet worden sei, komme es zu einer ungehemmten Vermehrung von „Untüchtigen", deren Defekte sich in Krankheiten und sozialen Devianzen äußern. (Diese Übertragung der Evolutionstheorie auf menschliche Gesellschaften wird gemeinhin als **Sozialdarwinismus** bezeichnet.) Die starke Vermehrung von „Untüchtigen" führe nun, wie Weismann es mit seiner Theorie eines möglichen, der aufstrebenden Evolution entgegenwirkenden Rückschritts in der Natur postulierte, zur kontinuierlichen Absenkung des „Durchschnittswerts" der Menschheit. Als Konsequenz sei der degeneratorische Einfluss der Zivilisation durch **biologische Planung** zu umgehen. Da die Keimplasmatheorie die Trennung von Körper- und Keimzellen postulierte, sei körperliche Ertüchtigung oder Schulbildung langfristig ineffektiv. Weil es keine Vererbung erworbener Eigenschaften (Lamarckismus) gebe, führe nur die Förderung der vorhandenen Erbanlagen zum Ziel. Die Wiederentdeckung der Versuche Mendels um 1900 erweiterte diese Logik um einen wichtigen praktischen Baustein. Mendels „Versuche über Pflanzenhybriden" aus dem Jahr 1865 und die daraus abgeleiteten mendelschen Regeln stützten Weismanns „Keimplasmatheorie" quantitativ und experimentell. Zusätzlich boten sie Modelle für die Gesetzmäßigkeiten der Vererbung einzelner Merkmale. Analog zu Mendels Versuchen sollte es nun möglich sein, vererbbare Merkmale genau auszudifferenzieren und damit gezielt erblich zu steuern.

Merke!

Die eugenische Bewegung bezog ihre wissenschaftliche Legitimation aus vier Theorien des 19. Jahrhunderts: Charles Darwins Evolutionstheorie, August Weismanns Theorie „Über den Rückschritt in der Natur", seine Keimplasmatheorie und Johann Gregor Mendels Versuche zu den Gesetzmäßigkeiten der Vererbung einzelner Merkmale.

14.4 Formulierung des eugenischen Programms und Nähe zum Rassismus

In der für Zeitgenossen gegebenen Plausibilität der Argumentation lag eine Stärke der eugenischen Theorie, die (zunächst noch in Unkenntnis von Mendels Versuchen) von Darwins Vetter Francis Galton (1822–1911) zusammengefasst worden war. Galton gilt als der Erste, der, auf dem darwinschen Gedanken des Selektionsprinzips fußend, praktische Vorschläge zur biologischen Verbesserung der Menschheit machte. Für sein Programm, das auf die langfristige Vermehrung geistig und körperlich herausragender Personen in England abzielte, führte er im Jahr 1883 den Begriff „**Eugenik**" ein (eu (gr.) = gut, normal; genein/genos (gr.) = werden; Geschlecht, ikä (gr.) = die Kunst). In diesem soziopolitischen Programm auf biologischer Grundlage empfahl er beispielsweise, die geistige Elite Englands durch staatliche Förderung zur vermehrten Reproduktion zu bewegen und die Fortpflanzung von Gewohnheitsverbrechern zu verhindern. Derartige Maßnahmen schienen Galton und seinen Sympathisanten sinnvoll. Nach ihren Beobachtungen bestimmten nicht die kinderarmen wirtschaftlich erfolgreichen Schichten, sondern die kinderreichen „Proletarier" die Bevölkerungsentwicklung und damit den „mittleren Wert" der Bevölkerung. In dieser sogenannten „differenziellen Fruchtbarkeit" der unterschiedlichen Gesellschaftsschichten sah man eine von der Zivilisation verursachte Gefahr, da man davon ausging, dass wirtschaftlich erfolgreiche Personen über besseres Erbgut verfügten als ärmere oder minderbemittelte Individuen (s. Abb. 14.1).

Neben diesen auf soziale Herkunft oder Devianzen bezogenen Kriterien der erblichen „Wertigkeit" von Menschen wurden auch schon früh rassistische Vorstellungen von der Ungleichheit der Menschenrassen in die eugenischen Diskurse eingeführt. Vor allem Rassenanthropologen propagierten die Reinhaltung der von ihnen postulierten Rassen aus eugenischen Gründen, da sie fürchteten, dass Rassenmischungen einen negativen Effekt auf die „Qualität" der Nachkommen hätten. Die Grundlage ihres Rassismus bildete die in der Mitte des 19. Jahrhunderts von **Joseph Arthur Gobineau** (1816–1882) veröffentlichte Schrift „Versuch über die Ungleichheit der Menschenrassen". In diesem Werk hatte Gobineau unter anderem eine an Kulturleistungen orientierte Werteinteilung der unterschiedlichen anthropologisch bestimmten und taxonomisch (d.h. nach einer biologischen Systematik) geordneten Rassen vorgenommen. Diese Strategie der Vermischung und Hierarchisierung von Kategorien wurde stilbildend für die Vorgehensweise der eugenischen Theoretiker.

Die **ersten eugenischen Gesetze** bezogen die rassistische Komponente der eugenischen Theorie ausdrücklich in ihre Zielsetzung mit ein. Allen voran gelang es zum Beispiel dem amerikanischen Eugeniker Harry H. Laughlin (1880–1943), der 1921 als „expert witness" das US-amerikanische „House Committee on Immigration and Naturalization" beriet, Politiker davon zu überzeugen, dass das „amerikanische Erbgut" von Einwanderern aus Osteuropa verschlechtert werde. Dies führte 1924 zum Johnson-Reed Act, der Einwanderung aus Osteuropa und anderen Regionen reduzieren sollte.

Merke!

Die Eugenik war ein – nicht auf Deutschland beschränktes – internationales Phänomen.

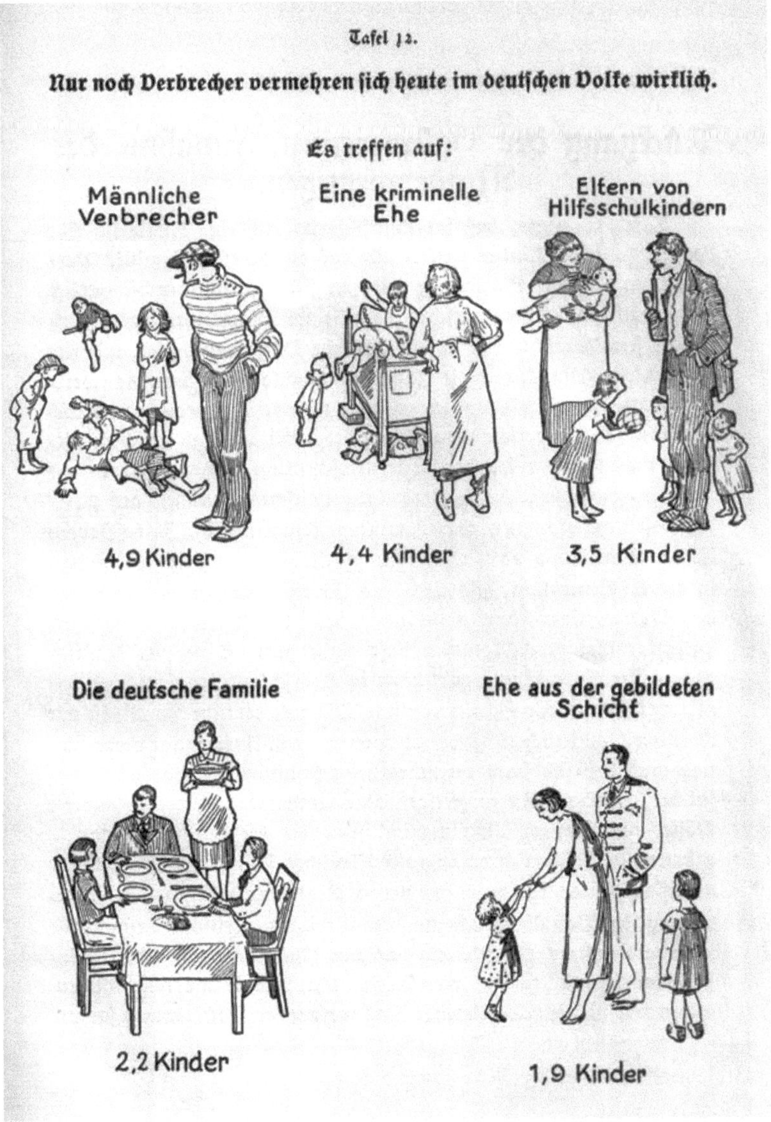

Abb. 14.1: Eugenische Aufklärung und Propaganda. [13]

14.5 Eugenische Gesetze

Eugeniker bemühten sich weltweit von Anfang an um Lobbyarbeit für eugenische Gesetze ähnlicher Art. Besonders nach dem Ersten Weltkrieg, als die Folgen des Krieges die bestehenden sozialen Probleme noch verstärkten, boten Eugeniker mit ihren Theorien technokratische Lösungen für eine Reihe von Problemen. Sie kämpften z.B. gegen Alkoholismus, Kriminalität, soziales Ungleichgewicht, die differenzielle Geburtenrate und als erblich angesehene Krankheiten. Dabei traten sie weltweit politisch klug als aktive soziale Bewegung auf. Auf diese Weise fanden sie Unterstützung in allen politischen Lagern. Die „positive Eugenik“ im Blick, betrieben sie Propaganda für Eheberatungsstellen oder die „richtige“ Partnerwahl. Im Sinne negativer eugenischer Maßnahmen bemühten sie sich um die Umsetzung von Sterilisationsgesetzen. Solche Gesetze wurden im Laufe der 1920er- und 1930er-Jahre dann auch parteienübergreifend z. B. in einigen Staaten der USA, in Deutschland und in Skandinavien diskutiert und umgesetzt. Auch wenn das Sterilisierungsgesetz in Deutschland von 1933 das erste nationalsozialistische Gesetz nach der Machtübernahme darstellte, so war es doch in den Jahren vorher schon im Reichstag von mehreren Parteien diskutiert worden. In Deutschland wurden bis 1945 auf der Grundlage dieses Gesetzes über 400 000 Menschen zwangssterilisiert.

Merke!

- Positive Eugenik: Förderung der Vermehrung von als günstig angesehenen Erbanlagen.
- Negative Eugenik: Verhinderung der Vermehrung von als schlecht angesehenen Erbanlagen.

14.6 Institutionalisierung und Professionalisierung

Der Erfolg der Eugeniker erklärt sich aus ihrer klugen **Propaganda,** einem plausiblen Programm und aus der Verflechtung ihrer systematischen wissenschaftlichen Institutionalisierung mit politischer Aktivität. Unter Berufung auf ihre Grundlagen als Wissenschaft konnten Einwände gegen die Eugenik als unwissenschaftlich abqualifiziert und zurückgewiesen werden. Durch Appelle an die herrschenden, vermögenden Klassen (die ja als genetisch „besser" und damit schützenswert erklärt wurden) konnten sie erfolgreich Geldmittel akquirieren, mit denen sie ihre Forschungen und vor allem die flächendeckende Popularisierung ihrer Ideen finanzierten. Die **Institutionalisierung der Eugenik** von einer politischen Bewegung zu einer universitären Wissenschaft verlief in Deutschland paradigmatisch und wird deshalb hier stellvertretend für ihre Institutionalisierung in anderen Ländern schematisch dargestellt.

- Eingeleitet wurde die Institutionalisierung durch die Gründung einer Fachzeitschrift. Der Eugeniker Alfred Ploetz (1860–1940), der Ethnologe Richard Thurnwald (1869–1954) und der Psychiater Ernst Rüdin (1874–1952) riefen 1904 das **„Archiv für Rassen- und Gesellschaftsbiologie"** ins Leben. Ein Lehrbuch folgte kriegsbedingt erst 1921.
- Bereits kurz nach der Begründung der Zeitschrift folgte im Jahr 1905 als zweiter Schritt der Aufbau einer Fachgesellschaft, der **„Gesellschaft für Rassenhygiene"** (wie die Eugenik in Deutschland genannt wurde).
- In einem dritten Schritt trat die Gesellschaft auf der Dresdener Hygieneausstellung 1911 das erste Mal öffentlich mit einem Katalog und einer Fachgruppe in Erscheinung.
- 1913 wurde die Gesellschaft für Rassenhygiene als Mitglied in der medizinischen Hauptgruppe der „Gesellschaft Deutscher Naturforscher und Ärzte" aufgenommen und damit im medizinischen Umfeld akademisch etabliert.
- Im politischen Diskurs konnte die Rassenhygiene vor allem in den frühen 1920er-Jahren Fuß fassen. Hier wurde beispielsweise im Jahr 1920 im preußischen Innenministerium ein **„Ausschuss für Rassenhygiene und Bevölkerungswesen"** gegründet. Dieser Ausschuss empfahl 1922 die Förderung rassenhygienischer Forschungsanstalten und die Gründung einer „Reichsanstalt für menschliche Vererbungslehre und Bevölkerungskunde".
- 1927 wurde diese Idee realisiert, indem das **„Kaiser-Wilhelm-Institut (KWI) für Anthropologie, menschliche Erblehre und Eugenik"** unter der Leitung des Mediziners und Anthropologen Eugen Fischer (1874–1967) gegründet wurde. Mit der Schaffung dieses Instituts der angesehenen Kaiser-Wilhelm-Gesellschaft wurde die Rassenhygiene endgültig in den Rang einer Wissenschaft gehoben.
- Nach der Gründung des KWI schien ein Damm gebrochen. Bis 1933 entstanden in Deutschland mehr als 30 universitäre und vor allem freie eugenische/rassenhygienische Forschungsinstitute.

14.7 Kritik und schwindende Unterstützung

Während in Deutschland der Nationalsozialismus und die Einbettung der Eugenik in die nationalsozialistische Gesundheits- und Rassepolitik der hier als **„Rassenhygiene"** bezeichneten Eugenik nach

1933 weitere Ressourcen und Foren bescherte, begannen ab circa 1930 in den USA Geldgeber, ihre Mittel aus dem eugenischen Umfeld abzuziehen und in andere Forschungs- und soziale Aktivitäten zu investieren. Diese Abwendung hatte mehrere Ursachen und war zu einem Teil auch auf die sich mehrende **wissenschaftliche Kritik an der eugenischen Forschungsweise** zurückzuführen. Orthodoxe (d. h. sich neueren Entwicklungen versperrende, an der klassischen Lehre festhaltende) Eugeniker hatten sich im Laufe der Jahre in ihren Ansichten und Methoden immer weiter von aktueller genetischer Forschung entfernt.

Zwar schienen sie in ihrem Glauben daran, dass jedes Merkmal durch genau ein Gen bestimmt und damit eugenisch kontrollierbar sei, zunächst bestätigt zu werden: Um 1910 waren mit den A-B-0-Blutgruppen, der Rot-Grün-Blindheit oder der Hämophilie Merkmale bekannt, deren Vererbung nach Mendels Regeln erklärbar waren. Eugeniker waren aber mehr an der Vererbung von sozialen Eigenschaften, Intelligenz oder Persönlichkeit interessiert. Der Leiter des amerikanischen Eugenics Records Office Charles B. Davenport (1866–1944) zum Beispiel stellte u. a. Forschungen zur „Thalassophilie", der Liebe zur See, an, die er häufig bei Seemannsfamilien zu finden glaubte, Harry Laughlin und viele andere forschten zur Kriminalität und zur Prävalenz geistiger Behinderung in unterschiedlichen ethnischen Gruppen. Auch arbeiteten Eugeniker eher mit Stammbaumanalysen als experimentell, sodass sie an ihren alten Vorstellungen auch noch festhielten, als um 1920 Genetiker erste Überlegungen zum Zusammenwirken mehrerer Gene bei der Ausbildung von Merkmalen anstellten, auf Gen-Umwelt-Interaktionen hinwiesen oder mathematisch zeigten, wie schwierig es sei, mit eugenischen Maßnahmen rezessive Gene aus Populationen zu eliminieren.

Kritische Wissenschaftler wie **Thomas Morgan** (1866–1945) oder **Jacques Loeb** (1859–1924) hatten schon früh darauf hingewiesen, dass viele der von den Eugenikern für erblich gehaltenen Merkmale sozial beeinflusst werden. Der Anthropologe **Franz Boas** (1858–1942) z. B. nannte die Eugenik in den 1920er-Jahren einen als Wissenschaft verkleideten Rassismus. Der Genetiker **Raymond Pearl** (1879–1940) bezeichnete sie als Mixtur aus unkritischer Soziologie, Ökonomie, Anthropologie und Politik. Diese Kritik führte aber erst zum Abzug von Ressourcen, nachdem während der großen Depression in den 1930er-Jahren viele Menschen in den westlichen Industriestaaten plötzlich arbeitslos geworden waren oder ihr Vermögen verloren hatten. Solche plötzlichen Veränderungen im sozialen und ökonomischen Status hatten offensichtlich weniger mit Erblichkeit als mit dem Sozial- und Wirtschaftssystem zu tun. Genetische Interpretationen sozialer Probleme mussten in der Folge naiver erscheinen als vor der Depression.

Am entscheidendsten für den Niedergang der klassischen Eugenik war aber das Bekanntwerden der Folgen der Eugenik/Rassenhygiene in Deutschland. Die nationalsozialistische eugenische Politik und ihre Paarung mit einer mörderischen, menschenverachtenden Rassenpolitik, die letztendlich zur Definition von „Feinden" und zur Ermordung von Millionen Menschen führte, machten das offene Eintreten für Eugenik unmöglich.

Direkt nach dem Krieg versuchten sich nichtdeutsche Eugeniker von ihren deutschen Kollegen zu distanzieren. Doch spätestens während des beginnenden Kalten Krieges lebten ihre kollegialen Verhältnisse und ihre alten Thesen in neuem, moderaterem Gewand wieder auf.

14.8 Eugenik nach 1945

Schien die Eugenik nach dem Zweiten Weltkrieg weltweit derart in Misskredit geraten zu sein, dass niemand ihre Zielsetzungen noch ernsthaft propagieren konnte, so zeigte sich bald, dass sie doch keineswegs erledigt war. Noch immer besaßen ihre Akteure Macht und Einfluss. Als die UNESCO 1950 eine Stellungnahme zur Rassenfrage veröffentlichen wollte, in der sie politischen Rassismus als unwissenschaftlich verurteilte, gelang es einer internationalen Gruppe alter Eugeniker zunächst, eine Revision der Erklärung und dann eine Publikation der Erklärung mit ihren Anmerkungen und Kritiken im Anhang durchzusetzen. In der Bundesrepublik Deutschland wurden die **führenden Rassenhygieniker** nach dem Krieg zu Professoren der Humangenetik ernannt:

Fritz Lenz (1887–1976), Otmar von Verschuer (1896–1969) und andere prominente Rassenhygieniker erhielten Lehrstühle und die Möglichkeit, Studierende zu unterrichten und ihre eugenischen Konzepte, wenn auch auf behutsamere Art als vor dem Krieg, weiter zu verfolgen.

Zwar wurde insbesondere die negative Eugenik nicht weiter vertreten. Dafür aber wurden in den 1950er-Jahren positive eugenische Maßnahmen unter anderem Namen als „Eugenik" beworben. Bewusst versuchten Eugeniker, sich dabei in öffentlichen Stellungnahmen vom Rassismus der Nationalsozialisten abzusetzen. So erklärte der amerikanische Eugeniker Frederick H. Osborn (1889–1981) 1956 vor der britischen Eugenics Society, dass viele Menschen nicht akzeptieren würden, wenn man ihnen sagte, dass ihr Erbgut zweitklassig sei und damit nicht weitergegeben werden dürfe. Vielmehr solle man eugenische Vorschläge damit begründen, dass Kinder in einer Umgebung der Zuneigung und verantwortungsvollen Pflege aufwachsen sollten. Insbesondere durch die Förderung eines „Mutterschaftsideals" und einer „Muttermoral" bemühten sich alte und neue Eugeniker um die Verbesserung des „Genpools". Gesunde Kinder bräuchten gesunde Mütter und ungesunde Mütter hätten die moralische Verpflichtung, keine Kinder zu bekommen. So lautete die in den westlichen Industrienationen über Frauenzeitschriften und andere Medien verbreitete Botschaft.

14.9 Is a new eugenics afoot?

Mit der aufstrebenden **Molekulargenetik,** die vor allem seit den 1960er-Jahren das Verständnis von Vererbungsprozessen erheblich veränderte, hat sich die klassische Eugenik endgültig überholt. Ihren Theorien ging mit den neuen Erkenntnissen über Vererbungsprozesse die wissenschaftliche Legitimation verloren. Auch wenn sich heute immer wieder rassistische Kreise auf die alte Eugenik berufen, so ist ihr Einfluss doch keineswegs mit dem der frühen Eugenik vergleichbar. Die eingangs aufgeworfene Frage: „Is a new eugenics afoot?" bezieht sich also nicht auf die klassischen eugenischen Theorien, sondern auf eine **andere Form der Eugenik,** die weniger durch eine politische Bewegung als durch gesellschaftliche Umstände gestützt oder geschwächt wird.

Stand in der klassischen Eugenik die erbliche Entwicklung einer wie auch immer gearteten Volksgemeinschaft im Zentrum des Interesses, so zielen aktuelle Entwicklungen wie **pränatale Diagnostik (PND)** oder **Präimplantationsdiagnostik (PID)** auf Individuen und ihre Entscheidungen. Heutige humangenetische Beratungsstellen fokussieren Wahrscheinlichkeiten und Interessen einzelner Akteure und nicht die eines Staates. Dennoch können gesellschaftliche Rahmenbedingungen zu einer „Eugenik von unten" führen: Die Entscheidung für oder gegen ein behindertes Kind wird von Familien zwar selbstbestimmt getroffen, doch wird sie auch von gesellschaftlichen Faktoren, wie z. B. sozialem Druck, beeinflusst. So gaben in einer Studie aus dem Jahr 2001 72 % der Mütter und 100 % der Väter von Kindern mit Down-Syndrom an, von Freunden oder Angehörigen gefragt worden zu sein, warum sie keine PND durchgeführt hätten. Gerade vor dem Hintergrund sich abzeichnender ökonomischer Krisen kommt es zu einer Eugenik ohne Eugeniker, die zwar nicht vordergründig die Verbesserung eines Genpools verfolgt, dennoch aber auf die eine oder andere Weise (z. B. Kostenreduktion im Gesundheitswesen) staatlichen oder „gemeinschaftlichen" Interessen dienen kann. Die Verbesserung bestimmter Eigenschaften „zum Wohle des Kindes" oder eine Anpassung an ein gewünschtes – weil gesellschaftlich akzeptiertes – Format kann dazu ebenso gehören wie die Wahl des Geschlechts oder die Verhinderung einer vermeintlichen Behinderung. Die Warnung vor einer schiefen Ebene scheint folglich nicht ganz unbegründet zu sein.

Denkanstöße

1. Welche Faktoren bedingten den Erfolg der eugenischen Bewegung?
2. Wo sehen Sie Unterschiede und Parallelen zwischen der „alten" Eugenik und der „neuen" Humangenetik?
3. Welche neuen Formen eugenischen Denkens können Sie in den aktuellen Medien beobachten?

Zusätzliche Lesehinweise

- Allen, Garland E.: Essays on science and society. Is a new eugenics afoot?, in: Science 294 (5540), 2001, 59–61
- Caplan, Arthur L. ; McGee, Glenn et al.: What is immoral about eugenics?, in: British Medical Journal 319 (7220), 1999, 1284f.
- Kevles, Daniel J.: In the Name of Eugenics. Genetics and the Uses of Human Heredity, Harvard University Press: Cambridge 1998.
- Kline, Wendy: Building a better race: Gender, Sexuality, and Eugenics from the Turn of the Century to the Baby Boom, California University Press: Berkeley 2001.
- Kühl, Stefan: Die Internationale der Rassisten: Aufstieg und Niedergang der internationalen Bewegung für Eugenik und Rassenhygiene im 20. Jahrhundert, Campus Verlag: Frankfurt a.M./New York 1997.
- Weindling, Paul: Health, Race, and German Politics between National Unification and Nazism, 1870–1945, Cambridge University Press: Cambridge, New York 1989.
- Weingart, Peter; Kroll, Jürgen; Bayertz, Kurt: Rasse, Blut und Gene: Geschichte der Eugenik und Rassenhygiene in Deutschland, Suhrkamp: Frankfurt a.M. 1988.

15 Medizin im Nationalsozialismus

THORSTEN NOACK

Zum Üben und Diskutieren

Im Folgenden werden Ihnen vier Texte vorgestellt, die alle auf unterschiedliche Weise dieselbe Begebenheit beschreiben. Sie schildern, was mit einem Teil der ermordeten Menschen geschah, die nach dem gescheiterten Attentat auf Adolf Hitler vom 20. Juli 1944 von Roland Freisler, dem vorsitzenden Richter und Präsidenten des Volksgerichtshofs, in Berlin zum Tode verurteilt und im Gefängnis Plötzensee hingerichtet wurden. Überlegen Sie, welche Gemeinsamkeiten und Differenzen zwischen den einzelnen Texten bestehen und wie sich diese möglicherweise erklären lassen.

Quelle 1

„Während einer Verhandlungspause am 8.7.1944 rief der Beauftragte des Volksgerichtshofs Freisler den Leiter des Anatomischen Instituts, Professor Stieve, Berlin, an. Er forderte ihn auf – *trotzdem noch kein Urteil gesprochen ist* [im Original hervorgehoben] –, das Leichenauto nach Plötzensee zu senden, um die Hingerichteten für die Anatomie abzuholen. Stieve weigert sich. Die Sektion der Leichen müsse anonym erfolgen. Das sei bei Feldmarschall von Witzleben und den anderen Offizieren nicht gegeben. Freisler weicht zornbebend zurück.“

(Wolfgang Müller: Gegen eine neue Dolchstoßlüge, Verlag Das andere Deutschland: Hannover 1947, S. 93.)

Quelle 2

„An dem Tag, an dem die Verhandlungen gegen die Männer des 20. Juli begonnen hatten, war der Leichenwagen des Anatomischen und Anatomisch-Biologischen Instituts in die Strafanstalt Plötzensee bestellt worden. Ich erfuhr aus der Zeitung, daß die gerichtliche Verhandlung an diesem Tag stattfand. Abends um 6 Uhr rief mich Generalstaatsanwalt Freisler an, daß der Kraftwagen des Instituts an diesem Tage nicht mehr benötigt werde. Er habe am nächsten Tage vormittags um 9 Uhr in der Strafanstalt Plötzensee zu sein. Ich fragte daraufhin, um was für Leichen es sich handle, worauf Freisler mir antwortete: „Um die Leichen des 20. Juli.“ Darauf sagte ich, daß ich diese Leichen nicht abholen lassen würde; wir hätten genug Leichen im Institut. Freisler antwortete darauf sehr scharf: „Sie haben die Leichen abholen zu lassen. Gegebenfalls können Sie diese ja sofort verbrennen lassen.“ Ich antwortete darauf, daß das Institut kein Beerdigungsinstitut sei und daß ich die Leichen nicht abholen lassen würde. Freisler wurde daraufhin sehr erregt. Besonders erregt war er über meine Bemerkung, daß die Verhandlung gegen die betreffenden Männer ja noch nicht abgeschlossen sei; man wisse ja überhaupt nicht, ob sie zum Tode verurteilt würden. Er beschimpfte mich in groben Worten, worauf ich den Hörer einhängte. Die betreffenden Männer sind dann am nächsten Tag hingerichtet worden. Die Leichen wurden in anderer Weise verwendet, und ich erhielt seit dieser Zeit nur noch [=handschriftlich gestrichen] weniger Leichen aus der Strafanstalt Plötzensee."

(Brief Hermann Stieves an Theodor Brugsch, Vizepräsident der Deutschen Verwaltung für Volksbildung in der sowjetischen Besatzungszone, Abteilung Hochschulen und Wissenschaft, vom 16.8.1948, Humboldt-Universität Berlin, Universitätsarchiv, Medizinische Fakultät, Anatomisches Institut, Handakte Hermann Stieve, unpaginiert.)

Quelle 3

„Am Mittag des 2. Tages, an dem die Verhandlungen gegen die sogenannten Verschwörer des 20. Juli stattfanden, rief mich Generalstaatsanwalt Freisler im Anatomischen und Anatomisch-Biologischen Institut an und sagte, der Kraftwagen des Instituts habe am Nachmittag um 4 Uhr in der Strafanstalt Plötzensee zu sein, dort würden die Verschwörer hingerichtet. Ihre Leichen müßten dann sofort in die Verbrennungsanstalt gebracht werden; sie dürften nicht in die Anatomie kommen und untersucht werden. Ich antwortete darauf, daß der Leichenwagen nur dazu benutzt werden dürfe, um Leichen zu wissenschaftlichen und Lehrzwecken ins Institut und nach der Untersuchung in die Verbrennungsanstalt zu bringen. Leichen, die nicht wissenschaftlich untersucht werden dürften, könne der Leichenwagen nicht befördern, da das Institut keine Leichenbeförderungsanstalt sei. Außerdem betonte ich, daß die Verhandlungen über die betreffenden Verschwörer ja noch gar nicht beendet seien und man gar nicht wissen könne, ob sie überhaupt zum Tode verurteilt würden. Diese Bemerkung erregte in höchstem Maße den Zorn des Generalstaatsanwalts Freisler. Er beschimpfte mich in groben Worten, weshalb ich den Hörer einfach auflegte und das Gespräch abbrach. Ich muß also ausdrücklich betonen, daß ich die Leichen der „Verschwörer des 20. Juli" nur deshalb nicht abholen ließ, weil mir verboten wurde, sie zu untersuchen. Wäre das Verbot nicht ausgesprochen worden, so hätte ich auch diese Leichen in der gleichen Weise wie alle anderen abholen lassen und untersucht, da für mich kein Grund vorlag, die Leichen der Verschwörer des 20. Juli anders zu behandeln als alle anderen Leichen, die der Anatomie überwiesen wurden."

(Brief Hermann Stieves an Paul Wandel, Präsident der Deutschen Verwaltung für Volksbildung in der sowjetischen Besatzungszone, vom 29.8.1949, Humboldt-Universität Berlin, Universitätsarchiv, Medizinische Fakultät, Anatomisches Institut, Handakte Hermann Stieve, unpaginiert.)

Quelle 4

„Die Leichen der Verschwörer des 20. Juli sollen dem Berliner Anatomischen Institut übergeben worden sein, dessen Leiter mit einigen Widerständlern befreundet gewesen war und der sie dann unangetastet einäschern ließ."

(Marion Yorck von Wartenburg: Die Stärke der Stille, München 1984, S. 148.)

15.1 Einführung

Ärztliches Denken und Handeln wird in Deutschland bis heute mit einer besonderen ethischen Verantwortung verbunden, die sich aus dem umfassenden menschlichen Versagen der Medizin während des Nationalsozialismus begründet. Ärzte entfernten sich so weit von der im traditionellen Arzt-Patient-Verhältnis verankerten Fürsorge für den einzelnen Patienten, dass in der historischen Aufarbeitung oftmals die Frage auftaucht, wie eine solche Abkehr von allgemein menschlichen und medizinethischen Prinzipien möglich sein konnte. Besonders drängend ist dieses Problem angesichts der Tatsache, dass es sich bei den von Ärzten begangenen Verbrechen nicht um die Taten einiger weniger Sadisten, Karrieristen oder Nazis handelte. Vielmehr war **ein großer Teil der deutschen Ärzteschaft** in die Ausgrenzung als jüdisch definierter Kollegen, in Zwangssterilisationen, in Patiententötungen und Menschenversuche eingebunden. Die Suche nach einer Erklärung für ihr Verhalten führt in die Vorgeschichte des Dritten Reichs zurück, da die Verbrechen ideologisch schon in den Jahrzehnten zuvor vorbereitet worden waren. Was sich vom Nationalsozialismus als Ganzem sagen lässt, gilt auch für die Medizin zwischen 1933 und 1945: Sie bedeutete Bruch und Kontinuität zugleich.

15.2 Ärzte im Nationalsozialismus

Wie nationalsozialistisch waren Ärzte?

Wie andere bürgerliche Funktionseliten teilte ein großer Teil der Ärzteschaft im Prinzip die antidemokratische, völkische, militaristische und antisemitische Grundeinstellung des Nationalsozialismus. Allerdings erschwerten die Radikalität und der proletarische Habitus der Nationalsozialisten vor allem vor 1933 eine Annäherung. Vorsichtigen Schätzungen zufolge waren etwa 70 % der Ärzte Mitglied in der NSDAP bzw. in einer anderen Parteigliederung. Ihr Organisationsgrad lag damit deutlich über dem einer sozialstrukturell vergleichbaren Berufsgruppe wie Lehrern (s. Tab. 15.1).

Welche Gründe lassen sich für die **hohe Affinität der Ärzteschaft zum Nationalsozialismus** anführen? Ihre gesellschaftliche Stellung wurde deutlich aufgewertet, da Ärzte für die Umsetzung eines zentralen Bestandteils des nationalsozialistischen Programms, einer radikalen Form der Rassenhygiene, eine zentrale Rolle spielten. Die materielle Situation verbesserte sich für die Ärzteschaft in den 1930er-Jahren wesentlich. Diese Entwicklung lässt sich auf den rüstungsbedingten wirtschaftlichen Aufschwung, auf die Ausgrenzung „jüdischer" und politisch missliebiger Kollegen und auf die Umsetzung einer Reihe alter berufspolitischer Forderungen der Ärzteschaft zurückführen.

Merke!

Der Organisationsgrad von Ärzten in einer der NS-Organisationen lag deutlich über dem einer sozialstrukturell vergleichbaren Berufsgruppe (z. B. NSDAP-Mitgliedschaft Ärzte 45 %, Lehrer bzw. Juristen 25 %).

Neues ärztliches Rollenverständnis

Entsprechend der völkischen Ausrichtung des Nationalsozialismus („Du bist nichts, dein Volk ist alles") sollte sich die ärztliche Tätigkeit nicht mehr gemäß der traditionellen Ethik und Berufsauffassung am individuellen Wohl des Patienten orientieren, sondern an der **„Volksgesundheit".** Wie sich an der Umsetzung des „Gesetzes zur Verhütung erbkranken Nachwuchses" ablesen lässt – Ärzte brachen ihre Schweigepflicht, sterilisierten 350 000 bis 400 000 Menschen, wobei 5000 bis 6000 Frauen und 600 Männer unter den Operationen verstarben –, gewann dieses neue Leitbild nach 1933 rasch Relevanz, besonders für Menschen, die am Rande oder außerhalb der Volksgemeinschaft standen. Das neue ärztliche Rollenverständnis als Hüter der „Volksgesundheit" führte natürlich auch zu einem Prestigegewinn.

Tab. 15.1: Der Organisationsgrad von Ärzten und Lehrern im NS im Vergleich. (Zahlen entnommen aus: Martin Rüther: Ärztliches Standeswesen im Nationalsozialismus 1933–1945, in: Robert Jütte (Hg.), Geschichte der deutschen Ärzteschaft. Organisierte Berufs- und Gesundheitspolitik im 19. und 20. Jahrhundert, Köln 1997, S. 143–194, hier: S. 166)

Mitgliedschaft	*Ärzte*	*Lehrer*
NSDAP	45 %	25 %
SA	26 %	11 %
SS	7 %	< 1 %

Verdrängung „jüdischer" und politisch unerwünschter Kollegen

Die **„arische" Ärzteschaft profitierte von der Ausgrenzung** „jüdischer" und politisch unerwünschter Kollegen wie wahrscheinlich keine andere Berufsgruppe. Innerhalb weniger Wochen nach der Machtübertragung entfernten Ärzteverbände ohne staatlichen Zwang „Juden und Marxisten" aus allen Vorständen und Ausschüssen. Bei der Umsetzung der Gesetze und Verordnungen, die in den nächsten Jahren zur weiteren Ausgrenzung von Juden aus dem Zivilleben folgten, nutzte die „arische" Ärzteschaft nicht die vorhandenen Handlungsspielräume zugunsten der Verfolgten, sondern zeigte sich im Vergleich mit anderen Akteuren und Institutionen übereifrig. Ihr Verhalten lässt sich aus einer Mischung aus materiellem Vorteilsdenken, vorauseilendem Gehorsam und Antisemitismus erklären.

Nach dem 1. April 1933, dem Tag des allgemeinen Judenboykotts, an dem SA-Angehörige die Eingänge von Praxen „jüdischer" Ärzte und Rechtsanwälte sowie von Geschäften jüdischer Kaufleute blockiert hatten, folgte eine Vielzahl staatlicher Eingriffe in die Berufsfreiheit „jüdischer" Ärzte. Seit ihrer rechtlichen Gleichstellung im 19. Jahrhundert hatten Juden oft den Weg in die Medizin eingeschlagen. Ihre Vorliebe für den ärztlichen Beruf begründete sich auch darin, dass ihnen ohne Konversion zum Christentum bis zur Weimarer Republik ein großer Teil der akademischen Berufe in Staatsdiensten verwehrt geblieben war und die ärztliche Tätigkeit einen gewissen gesellschaftlichen Status bot. So waren, legt man die NS-Rassekriterien zugrunde, 1933 bei einem Bevölkerungsanteil von 0,9 % ca. 16 % aller Ärzte Juden, in den Großstädten waren sie mit einem erheblich höheren Anteil vertreten, am höchsten in Berlin mit 43 %. Ab 1938 praktizierten nur noch 709 jüdische „Krankenbehandler" (Arzt durften sie sich nicht mehr nennen) und mussten sich auf die Behandlung „jüdischer" Patienten beschränken. Insgesamt 8000 bis 9000 „jüdische" Ärzte wurden aus ihrem Beruf gedrängt, 5000 von ihnen konnten in den 1930er-Jahren noch emigrieren. Die Hälfte von ihnen floh in die Vereinigten Staaten, nach Palästina gelangten 22,4 % und nach Großbritannien 12 %, wobei die Integration in das neue Umfeld und die Sicherung des Überlebens im fremden Land den wenigsten von ihnen leichtfiel.

Merke!

Frühzeitig wurden „jüdische" Ärzte ausgegrenzt und an ihrer Berufsausübung gehindert. Schätzungsweise 5000 von 9000 „jüdischen" Ärzten konnten noch rechtzeitig emigrieren.

Gesundheitspolitik

Keineswegs decken sich ärztliche Berufs- und nationalsozialistische Gesundheitspolitik. Zumindest in der Anfangszeit des Nationalsozialismus wurden jedoch eine Reihe lang gehegter berufspolitischer Wünsche der Ärzteschaft realisiert. Dies ist bemerkenswert, da die Vertretung gruppen-/berufsspezifischer „Sonderinteressen" unterbunden wurde und verpönt war. Einige der gesundheitspolitischen Veränderungen seien exemplarisch dargestellt:

- Die Krankenkassen mussten ihre eigenen medizinischen Einrichtungen, die mit den in Praxen niedergelassenen Ärzten um Patienten konkurrierten, aufgeben. Diese **Ambulatorien,** in denen Ärzte nicht als Selbstständige, sondern, wie im Krankenhaus, als Angestellte arbeiteten, ähnelten den späteren Polikliniken der DDR bzw. den heutigen Medizinischen Versorgungszentren (MVZ). Die Ambulatorien waren aufgrund der Konkurrenzsituation von den Ärzteorganisationen heftig bekämpft worden. In den häufig innovativ arbeitenden Institutionen waren zahlreiche jüdische und politisch eher links stehende Ärzte beschäftigt, sodass sich aufgrund ihrer Verfolgung ab 1933 aus Sicht der Ärzteverbände das „Problem" der Ambulatorien zum Großteil von selbst löste.
- Auf der Angebotsseite medizinischer Leistungen wurde 1934 durch die Schaffung der **Kassenärztlichen Vereinigung Deutschlands** (KVD) in der ambulanten Versorgung das – bis heute bestehende – Monopol zementiert. Krankenkassen schlossen nicht mehr direkt Verträge mit einzelnen Ärzten ab, sondern verhandelten mit der KVD als einzigem Ansprechpartner. Damit wurde die Position der Ärzteschaft gegenüber den Krankenkassen erheblich gestärkt.

- Die **Reichsärzteordnung** (1935) wertete die ärztliche Tätigkeit von einem Gewerbe zu einem **freien Beruf** auf und erfüllte so eine seit Jahrzehnten bestehende Forderung von Ärzten. Das Selbstverständnis, als Arzt einen freien Beruf auszuüben und damit keine eigennützigen Motive wie bei einem Gewerbe zu verfolgen, spielt auch heute noch eine erhebliche Rolle für die ärztliche Identität (s. Kap. 4).
- Eines der wichtigsten politischen Ziele der Ärzteschaft seit dem Kaiserreich stellte der weitgehende **Ausschluss von Laientherapeuten,** in der ärztlichen Rhetorik „Kurpfuscher" genannt, aus dem medizinischen Markt dar. Nur approbierte Ärzte sollten, ob schul- oder alternativmedizinisch, behandeln dürfen. Mit dem **„Heilpraktikergesetz"** (1939) erreichte die Ärzteschaft ein seit Jahrzehnten verfolgtes Ziel. Die Ausbildung von Laientherapeuten wurde untersagt, neue Heilpraktiker konnten nur „in besonders begründeten Ausnahmefällen" zugelassen werden.

Die Maßnahmen der NS-Gesundheitspolitik bewerteten Ärzte in der Vorkriegszeit allerdings zunehmend negativ, da sie für den einzelnen Arzt auch mehr Kontrolle, Zwang und Disziplinierung mit sich brachten, die die Vorstellung von einem freien Beruf konterkarierten. Beispielsweise schuf die Reichsärzteordnung eine einheitliche Ärztekammer, in der jeder Arzt Zwangsmitglied war (und dies bis heute ist), ärztliche Ehrengerichtshöfe erhielten erhebliche Machtbefugnisse und verhängten bei „nicht standesgemäßem" Verhalten teilweise drakonische Strafen.

15.3 Die Ermordung von Behinderten und psychisch Kranken

Vorbereitungen

Seit der Machtübertragung versuchte die NS-Regierung, die Bevölkerung auf eine „Vernichtung lebensunwerten Lebens" vorzubereiten, die in der Vergangenheit, insbesondere nach der Niederlage Deutschlands im Ersten Weltkrieg, bereits mehrfach gefordert worden war. Die verwendeten propagandistischen Strategien griffen verbreitete Vorstellungen auf. Zum einen wurde die ökonomische Belastung der Gemeinschaft durch die Kosten für behinderte und chronisch kranke Menschen herausgestellt, zum anderen versucht, die Stigmatisierung und Ausschließung dieser Menschengruppen aus der Volksgemeinschaft durch ihre Darstellung als bedrohliche, fremdartige und nicht-menschliche Wesen zu fördern.

Ein Beispiel bildet der Stummfilm „Erbkrank" (s. Abb. 15.1). Der NS-Propagandastreifen aus dem Jahr 1936 kontrastierte das Anstaltsleben umsorgter „Erbkranker" (obere Reihe) mit dem sozialen Elend Gesunder (untere Reihe) und stellt beide in einen Kausalzusammenhang. Vor der jeweiligen Filmsequenz wurden Lesetafeln mit folgenden Texten eingeblendet (im Uhrzeigersinn, oben links beginnend): (1) „Entgegen allen Naturgesetzen wurde das Ungesunde übermäßig betreut und gehegt, das Gesunde wurde vernachlässigt." Die Kamera zeigt gut gepflegte Anstaltsgebäude. (2) „Zwei Brüder, beide Sittlichkeitsverbrecher mit Klauenbildung." (3 und 4) „Alte Männer und Frauen mußten nach arbeitsreichem Leben darben. Junge Menschen fanden keine Arbeit und verkamen! Erbgesunde Familien mußten in lieblosen, halbverfallenen Wohnungen hausen."

Durchführung

Unmittelbar nach dem Überfall auf Polen begannen im Herbst 1939 die Morde an Patienten. Rechnet man die Opfer in den besetzten Gebieten mit ein, starben insgesamt 260 000 bis 300 000 Patienten, vorwiegend behinderte und psychisch kranke Menschen. Besonders gefährdet waren Personen, die nicht nur aufgrund ihres Krankseins oder ihrer Behinderung, sondern wegen anderer Merkmale nicht zur Volksgemeinschaft gehörten. So reichte das zusätzliche Kriterium „jüdisch" aus, um von der Selektion erfasst zu werden.

Sieht man von den von Deutschland besetzten osteuropäischen Ländern ab (hier mordeten meist SS-Kommandos), **entschieden stets Ärzte, welches Leben als „lebensunwert" galt und welches nicht.** Wie einige wenige Beispiele zeigen, führte die Weigerung, an der Selektion und an den Tötungen teilzunehmen, zu keinen Konsequenzen – außer zur Versetzung des Betreffenden. Dass Ärzte

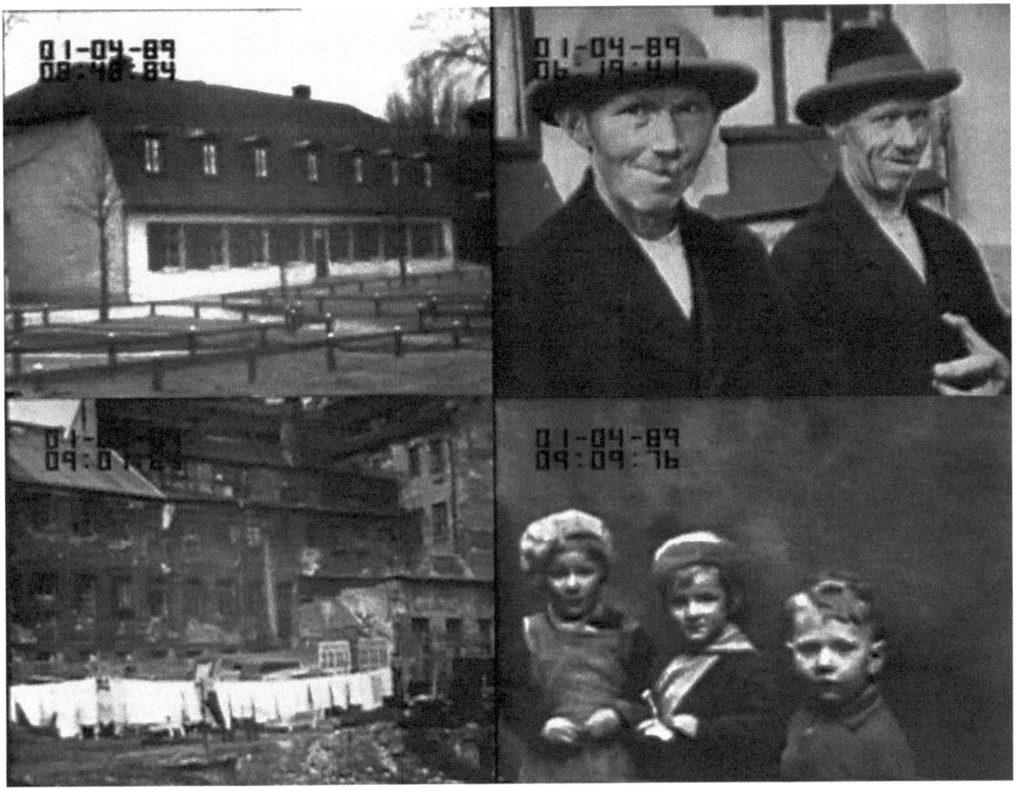

Abb. 15.1: Vier Aufnahmen aus dem Stummfilm „Erbkrank" (1936). [14]

gegen die von Kollegen durchgeführten Morde offen protestiert hätten, ist nicht bekannt.

Kindereuthanasie (1939–1945)

Im August 1939 wurden Hebammen, niedergelassene und Krankenhausärzte aufgefordert, Kinder mit neurologischen Erkrankungen und Behinderungen an die Gesundheitsämter zu melden. Diese leiteten die Daten an drei „begutachtende" Ärzte weiter, die nach Durchsicht der Bögen über Leben und Tod der Kinder entschieden. Den Eltern wurde empfohlen, ihr Kind in eine **„Kinderfachabteilung"** aufnehmen zu lassen, da hier moderne Therapien zur Verfügung stünden. Nach einer Beobachtungszeit erhielten die Kinder hier über mehrere Tage Schlafmittel (Barbiturate), sodass die bettlägerig gemachten Opfer schließlich an einer damals noch nicht behandelbaren Lungenentzündung verstarben. Einige wenige Kinderfachabteilungen betrieben eine umfangreiche Diagnostik und Therapie, die primär Forschungszwecken dienten.

Aktion T4 (1939–1941)

Alle Heil- und Pflegeanstalten hatten ab Ende 1939 für jeden Kranken ein besonderes Formular auszufüllen und an die Reichsarbeitsgemeinschaft für Heil- und Pflegeanstalten (eine Tarnbezeichnung für die Behörde, die die Morde organisierte) in der Berliner Tiergartenstr. 4 – daher der Name: Aktion T4 – zu schicken. Wie bei der Kindereuthanasie entschieden nun ärztliche „Gutachter" über Leben und Tod der gemeldeten Patienten. Ein wesentliches **Selektionskriterium** stellte dabei die **Arbeitsfähigkeit des Patienten** dar. In Sammeltransporten wurden die Ausgewählten entweder direkt in eine der sechs Tötungsanstalten verlegt oder über sogenannte Zwischenanstalten, um den Weg der Opfer zu verschleiern. An ihre Ankunft schloss sich unmittelbar eine ärztliche Untersuchung an. Patienten mit Goldzähnen erhielten eine Markierung auf ihrem Rücken. Dann brachten Ärzte die Kranken in Gaskammern, die als Duschräume getarnt waren, mit Kohlenmonoxid um.

Nach der Ermordung wurden den markierten Leichen die Goldzähne herausgebrochen, sämtliche Tote verbrannt und den Angehörigen fingierte Todesursachen mitgeteilt.

Obwohl die NS-Euthanasie im Geheimen geplant und durchgeführt wurde, ließ sie sich nur wenige Monate verheimlichen. Ab der zweiten Jahreshälfte 1940 kursierten innerhalb und schließlich auch außerhalb Deutschlands Gerüchte über die Tötungen. Ausländische Tageszeitungen, Radiosendungen für deutsche Zuhörer und Flugblätter berichteten teilweise detailliert über die Morde. Vereinzelt wandten sich (vor allem christlich geprägte) Personen an die Behörden, um gegen die Euthanasie zu protestieren. Dies erschien vor allem deshalb als gefährlich, weil immer wieder das Gerücht auftauchte, dass auch alte Menschen und kriegsverletzte Soldaten in die NS-Euthanasie einbezogen wurden bzw. erfasst werden könnten – verdiente Mitglieder der Volksgemeinschaft, die nicht wie psychisch Kranke und Behinderte aus ihr herausgefallen waren. In einer Predigt am 3. August 1941 wandte sich in der Gestalt des Bischofs von Münster **Clemens August Graf von Galen** zum ersten Mal eine bekannte deutsche Persönlichkeit an eine (begrenzte) Öffentlichkeit, um gegen die Patientenmorde zu protestieren. Schließlich beurteilte Hitler den Kriegsverlauf im Sommer 1941 pessimistisch, was ihn für die Stimmung an der „Heimatfront" sensibilisierte. Wahrscheinlich war es das Zusammenwirken dieser Faktoren, die zum Ende der Aktion T4 am 24. August 1941 führten. Einige Forscher schätzen diese innen- und außenpolitischen Faktoren jedoch eher als gering ein und betonen, dass die zu Beginn des Krieges angestrebte „Sollzahl" von 70 000 Ermordeten im August 1941 erreicht war und die Aktion T4 somit „planmäßig" beendet wurde.

Dezentrale/regionale Euthanasie (1942–1945)

Auch ohne die auffällige zentrale Organisationsstruktur wurden ab 1942 wieder Patienten ermordet. Ein wesentliches Motiv für diese sogenannte **dezentrale** oder **regionale Euthanasie** war, **Platz für verwundete Soldaten und für Verletzte der Städtebombardierungen** zu schaffen. Genaue Opferzahlen sind nicht bekannt, sicher ist, dass in dieser Phase des Krieges die weitaus meisten Patienten ermordet wurden. Für mehr als 30 Anstalten konnte bisher eine Beteiligung nachgewiesen werden. Dabei entschieden Ärzte vor Ort über Leben und Tod der Kranken. Als Selektionskriterium spielte neben der Arbeitsfähigkeit die Angepasstheit an das Klinikmilieu eine wesentliche Rolle. Die ausgewählten Kranken wurden durch Aushungern, Medikamente oder durch eine Kombination aus beidem getötet. Ähnlich wie in der ersten Phase entstanden Tötungszentren, etwa im westpolnischen Obrawalde, im hessischen Hadamar, im bayerischen Kaufbeuren und im österreichischen Hartheim. Die Morde dauerten unmittelbar bis zur Befreiung 1945 an.

Historische Einordnung

Betrachtet man die Theorie und Praxis der NS-Euthanasie, lassen sich Anknüpfungspunkte zu zwei sehr unterschiedlichen Bereichen finden:

1. Verbindungen zur Sterbehilfe

Theorie

Die bis in das 19. Jahrhundert zurückreichende Diskussion um die **fremdbestimmte Tötung „Minderwertiger"** war mit der um die Sterbehilfe auf Verlangen des Kranken, also einer Debatte um ein möglichst selbstbestimmtes Sterben, verbunden – so „unlogisch" und fremd dies heute erscheint.

Praxis

Die Morde wurden als medizinische Tätigkeit begriffen: Nicht SS-Kommandos, sondern Ärzte führten sie aus. Dem entsprach die Selbstwahrnehmung einer Reihe von Ärzten, die an der NS-Euthanasie beteiligt waren und die Morde als medizinische und durch Mitleid motivierte **Gnadenakte** empfanden.

2. Verbindungen zum Holocaust

Theorie

Nach dem Ersten Weltkrieg radikalisierten sich sowohl der **Antisemitismus** als auch die **Konzepte zur Tötung psychisch Kranker und Behinderter,** ohne sich allerdings gesellschaftlich durchsetzen zu können. Für die Radikalisierung war im Wesentlichen der durch die Niederlage 1918 enttäuschte Nationalismus in Deutschland verantwortlich. Die Entwicklung fand auch ihren Niederschlag in der Sprache. Begriffe wie „Menschenhülsen" und „Ballastexistenzen" für Behinderte und psychisch Kranke sowie „Untermenschen" und „Parasiten" für Juden entzogen den so Bezeichneten ihren Status als vollwertige Menschen. Für die NS-Propaganda galten beide Gruppen schließlich als **Gefahr für die Gesundheit des „Volkskörpers".**

Praxis

NS-Euthanasie und Holocaust stellten **„industrielle" Massenmorde in Gaskammern** dar, die ein aktives Handeln verhältnismäßig weniger Personen verlangten. Die Ähnlichkeit der beiden Vernichtungsprogramme zeigt sich auch in der personellen Kontinuität. So wechselte ein Teil des Personals nach Abbruch der Aktion T4 von den Vergasungsanstalten in die Vernichtungslager im Osten.

> **Merke!**
>
> Die NS-Euthanasie besitzt auf theoretischer und auf praktischer Ebene Verbindungen zur Sterbehilfe und zum Holocaust.

15.4 Verbrechen in Forschung und Lehre

Essenzielle Voraussetzung für die grausame Behandlung, die viele Menschen in der Medizin im Nationalsozialismus erfuhren, war, **ihnen ihren Status als Menschen abzusprechen.** Wie gezeigt, führten die Ideologien der Volksgemeinschaft, Nationalismus, Antisemitismus und eine radikale Form der Rassenhygiene zur Ausgrenzung einer ganzen Reihe von Personengruppen. Diese Menschen konnten leicht zu Opfern der Medizin werden, da für sie nicht die ethischen Standards wie für „normale" Volksgenossen galten. Dies galt besonders für die Häftlinge der Konzentrations- und Vernichtungslager. Hier führten Ärzte **Versuche** durch, die in eklatanter Weise Menschenrechte und medizinethische Prinzipien verletzten. Viele Experimente kalkulierten den Tod der Häftlinge mit ein. Unter Missachtung des Nicht-Schadens-Gebots (s. Kap. 1.5) trieben Ärzte ihre Forschungen voran, wobei rassenanthropologische und als kriegswichtig angesehene bakteriologische, luftfahrtmedizinische und wehrchirurgische Forschungen im Vordergrund standen. Die experimentierenden jungen Ärzte entstammten der SS, der Wehrmacht, angesehenen Forschungseinrichtungen und den Universitäten.

Auch wenn man die Welt der Lager beiseite lässt, die ein Stück weit außerhalb des Erfahrungshorizonts des „normalen" Deutschen lag und in der die Regeln des zivilen Lebens nicht galten, profitierte die Medizin in einem erheblichen Maße von den Verbrechen und wurde häufig zur Endstation in der nationalsozialistischen Vernichtungspolitik. So fiel im Nationalsozialismus durch den politischen Terror eine enorme Zahl an Leichen an, an denen medizinische Einrichtungen, vor allem anatomische Institute, ein großes Interesse zeigten. Die Leichen wurden für wissenschaftliche Zwecke und die studentischen Präparierkurse verwendet. Von keiner Universität ist bekannt, dass sie sich dieser Praxis verweigert hätte; im Gegenteil, häufig stritten die Institute um die Ermordeten. Diese **medizinische Verwertung von Leichen war,** wenn auch sicherlich in einem geringeren Maße als die Menschenversuche und die Euthanasie, ethisch verwerflich und verstieß gegen geltendes Recht.

15.5 Aufarbeitung der Verbrechen

Wie bei der Aufarbeitung des Holocausts fand eine Auseinandersetzung mit den medizinischen Verbrechen nach dem Krieg zuerst juristisch und auf Initiative der Alliierten statt. Im **Nürnberger Ärzteprozess,** dem ersten der Nachfolgeprozesse des „großen" Kriegsverbrecherprozesses, waren 1946/47 23 Personen vor dem Ersten Amerikanischen Militärgerichtshof angeklagt, darunter 20 Ärzte, die die verschiedenen in die Verbrechen involvierten Ebenen der ärztlichen Profession repräsentierten. Alle Angeklagten zeigten sich frei von Unrechtsbewusstsein und beriefen sich auf tradierte Praktiken des ärztlichen Forschens und Handelns.

Alexander Mitscherlich, ein damals unbekannter junger Neurologe aus Heidelberg, und seine studentische Hilfskraft Fred Mielke haben als Beobachter den Prozess und die verhandelten Verbrechen im Einzelnen dokumentiert. Ihre Publikation „Medizin ohne Menschlichkeit“ (1947) wie der gesamte Prozess wurden allerdings kaum rezipiert. Die Aufarbeitung wurde in den frühen Jahren der Bundesrepublik und der DDR nur in Ausnahmefällen vorangetrieben, sodass viele für Verbrechen verantwortliche Ärzte weiterhin ihren Beruf ausübten und bis zu ihrem natürlichen Tode einer Anklage entgingen.

Die Aufdeckung der Verbrechen hatte in anderen Bereichen allerdings weitreichende Konsequenzen. Patientenrechte wurden juristisch und medizinethisch gestärkt. So versuchte die medizinische Ethik nach 1945 über erstmals international festgelegte Kodifizierungen wie den **Nürnberger Kodex** (1947), der den Informed Consent bei Menschenversuchen forderte, die Wiederholung verbrecherischer Humanexperimente zu verhindern. Ökonomische und utilitaristische Argumentationen verschwanden weitgehend aus den Sterbehilfediskussionen, die in den westlichen Industrieländern unmittelbar nach Kriegsende wieder geführt wurden.

Angestoßen von der gesellschaftlichen Aufarbeitung des Holocausts setzte die Auseinandersetzung mit den medizinischen Verbrechen in Deutschland in den frühen 1980er-Jahren ein. Sie wurde von Fachleuten aus unterschiedlichen medizinischen Berufen, vor allem auch von jungen Ärzten, zunächst gegen Widerstände der eigenen Berufsverbände vorangetrieben.

Viele Hunderttausend Menschen wurden zu Opfern der NS-Medizin. Aufgrund personeller Kontinuitäten auf der Täterseite, einer fehlenden Lobby und der anhaltenden gesellschaftlichen Ausgrenzung der Opfergruppen fanden diese in der Bundesrepublik jedoch bis in die 1980er-Jahre keine Anerkennung. Ein Gedenken fand kaum statt (nur die Opfer der medizinischen Versuche erhielten rasch nach dem Krieg finanzielle Leistungen). Dies führte dazu, dass nur wenige Betroffene Ausgleichszahlungen erhalten haben (16 000 zwangssterilisierte Menschen und 300 Angehörige von Euthanasie-Opfern bis Ende 2005) und dass das Wissen um die medizinischen Verbrechen in der Bevölkerung nach wie vor kaum verankert ist.

Denkanstöße

1. Sind Ihnen aktuelle Debatten bekannt, für die die Entwicklungen der Medizin im Dritten Reich implizit oder explizit eine Rolle spielen?
2. Inwiefern lässt sich für die Patientenmorde von einem Missbrauch des Euthanasiebegriffs/-konzepts sprechen?
3. Wo sehen Sie Ähnlichkeiten und Unterschiede zwischen dem Nürnberger Kodex und den in Kap. 4 genannten Kodifizierungen?
4. Präparate von NS-Opfern oder Präparate unbekannter Herkunft aus der NS-Zeit wurden in den 1990er-Jahren weitgehend aus den Sammlungen entfernt. Doch werden heute immer noch vereinzelt Präparate entdeckt, von denen man nicht mehr weiß, als dass sie in der NS-Zeit hergestellt wurden. Viele Sammlungen besitzen (zum Teil künstlerisch wertvolle) Ausstellungspräparate (z. B. Organe, Feten) aus Zeiten, in denen es nicht üblich war, eine Einwilligung einzuholen. Wie sollte man mit diesen Objekten umgehen?

Zusätzliche Lesehinweise

- Bleker, Johanna; Jachertz, Norbert (Hg.): Medizin im „Dritten Reich“, 2. erweiterte Aufl., Deutscher Ärzte-Verlag: Köln 1993.
- Klee, Ernst: „Euthanasie“ im NS-Staat. Die „Vernichtung lebensunwerten Lebens“, 10. Aufl., Fischer: Frankfurt a.M. 2001.
- Mitscherlich, Alexander; Mielke, Fred: Medizin ohne Menschlichkeit. Dokumente des Nürnberger Ärzteprozesses, 16. Aufl., Fischer: Frankfurt a.M. 1995.
- Schmuhl, Hans-Walter: Rassenhygiene, Nationalsozialismus, Euthanasie. Von der Verhütung zur Vernichtung „lebensunwerten Lebens“ 1890–1945, 2. Aufl., Vandenhoeck und Ruprecht: Göttingen 1992.

16 Wissenschafts- und medizinhistorische Konzepte

Michael C. Schneider

Zum Üben und Diskutieren

Quelle

Die Entwicklung dieser einzelnen, vorwiegend praktischen Beobachtungen [d. h. dass bestimmte Erkrankungen wie die Tuberkulose ansteckend sind] zu einer neuen Wissenschaft ist weitgehend dem Genie eines Mannes, Louis Pasteur (1822–1895), zu verdanken (Abb. 34). Der Franzose Pasteur, als Sohn eines Gerbers in Dole im Juragebirge geboren, war allerdings nicht Arzt, sondern Chemiker. Dies mag erklären, warum er an die medizinischen Probleme mehr in grundlegender, naturwissenschaftlicher Weise als aus praktischen Erwägungen heranging. [...] Seine großen Erfolge auf diesen Gebieten führten ihn 1885 zu einer berühmten Leistung, der Schutzimpfung gegen die Tollwut. [...] Die dankbare französische Nation erbaute Pasteur 1889 ein besonderes Forschungsinstitut, das bis heute berühmte „Institute Pasteur" in Paris. Es war das erste dieser Art, die bald auch in anderen europäischen Ländern gegründet wurden. Pasteurs ruheloses, schöpferisches Genie und seine große Menschlichkeit, für die ihn die ganze Welt ehrte, sind bekannt. Doch besaß er noch eine andere Eigenschaft, die für den Sieg seiner Gedanken nicht weniger wichtig war – seine unermüdliche Bereitschaft, für das von ihm als wahr Erkannte zu kämpfen.

(Ackerknecht, Erwin H.: Geschichte der Medizin. Enke: 7. Auflage, Stuttgart 1992, S. 125 f.)

16.1 Einleitung

Naturwissenschaftliches Wissen und damit auch in seinen naturwissenschaftlichen Anteilen medizinisches Wissen kommt – so die verbreitete Vorstellung – durch die heroische Leistung einzelner Forscher zustande. Die Benennung wesentlicher Entdeckungen nach den jeweiligen Wissenschaftlern (Morbus Parkinson, Alzheimer etc., Wassermann-Reaktion, Bell'sches Phänomen etc.), weitaus seltener Wissenschaftlerinnen, unterstützt diese verbreitete Sichtweise. Auch in der Öffentlichkeit herrscht zumeist noch ein Bild von der Wissensproduktion, das sich an der einzelnen, **herausragenden Forscherpersönlichkeit** orientierte. Ob dieses Bild nur ein Klischee ist, das angemessenere Vorstellungen von der Realität der Forschung verdunkelt, oder ob es nicht doch einen wahren Kern enthalten könnte, ist eine der Fragen, mit denen sich dieses Kapitel beschäftigt.

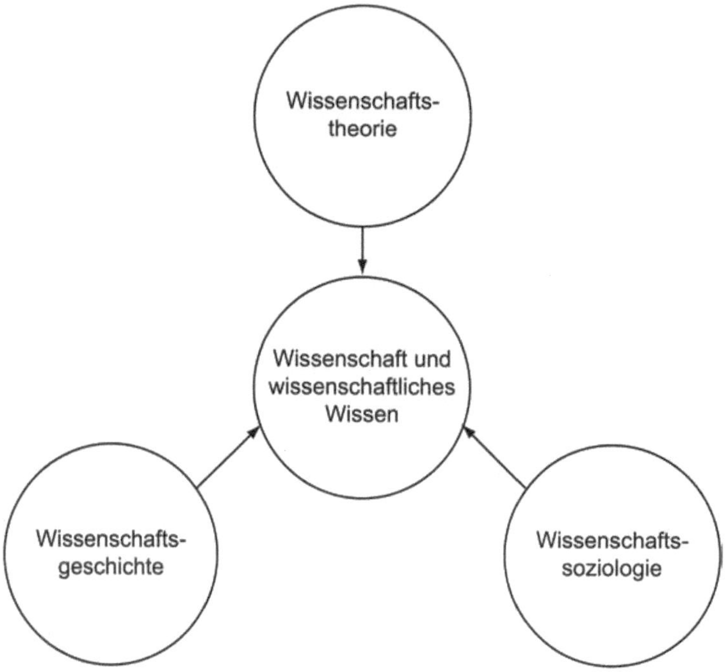

Abb. 16.1: Die drei Disziplinen Wissenschaftsgeschichte, -soziologie und -theorie untersuchen den Status wissenschaftlichen Wissens und die Funktionsweisen von Wissenschaft.

Zunächst aber ist der besondere Charakter wissenschaftlichen Wissens näher zu umreißen. Manches deutet darauf hin, dass wissenschaftliches Wissen einen besonderen Status gegenüber anderem Wissen – zum Beispiel dem Alltagswissen – besitzen könnte. Man vergegenwärtige sich zum Beispiel die Gebundenheit insbesondere der naturwissenschaftlichen Wissensproduktion an spezialisierte Laboratorien oder die eingespielten Regeln, die die wechselseitige Überprüfbarkeit des gewonnenen Wissens in allen Wissenschaftszweigen sicherstellen sollen, insbesondere über eine ausgefeilte Belegtechnik in wissenschaftlichen Publikationen. Verschiedene Disziplinen beschäftigen sich mit diesem Sonderstatus des wissenschaftlichen Wissens:

- einmal die **Wissenschaftstheorie,** die sich mit den erkenntnistheoretischen Grundlagen jeder wissenschaftlichen Erkenntnis befasst;
- sodann die **Wissenschaftssoziologie,** die wissenschaftliche Wissensproduktion nicht so sehr von der abstrakten und erkenntnistheoretischen Position aus beleuchtet, sondern sie in ihrer Gebundenheit an ein je spezifisches soziales, ökonomisches, kulturelles und politisches Umfeld untersucht, und
- schließlich gibt es die **Wissenschaftsgeschichte,** die ebenfalls letztere Aspekte thematisiert, jedoch die zeitliche Dimension weitaus stärker zur Grundlage der Analyse erhebt (s. Abb. 16.1). Denn mehr noch als die Wissenschaftssoziologie ist die Geschichtswissenschaft in der Lage, den Verlaufscharakter der Wissenschaftsentwicklung deutlich zu machen, die Prozesshaftigkeit der Wissenschaftsentwicklung und ihrer Rückbindung an die Gesellschaft.

Um diese historische Dimension soll es in diesem Beitrag vorrangig gehen.

Traditionell hat sich die Wissenschaftsgeschichte besonders den Naturwissenschaften, darunter auch der Geschichte der Medizin, zugewandt. Hier muss man zunächst zwei Stränge unterscheiden: Auf der einen Seite steht die Geschichte der Naturwissenschaften, wie sie von den verschiedenen Fächern selbst betrieben wurde. Entgegen dieser noch bis vor wenigen Jahrzehnten vorherrschenden „Errungenschaftsgeschichte", die „große

Entdeckungen" gerne der heroischen Tatkraft „großer Männer" zuschrieb, hat sich auf der anderen Seite die Wissenschaftsgeschichte (auch die der Medizin) seit einigen Jahrzehnten zu einem ausdifferenzierten und vielfältige Methoden anwendenden **Wissenschaftszweig eigenen Rechts** entwickelt.

Dieser Beitrag verfolgt dabei das Ziel, die Wissenschaftsgeschichte als einen besonders geeigneten Weg vorzustellen, sich über das eigene wissenschaftliche Tun Rechenschaft abzulegen – denn auch als Studierende/r der Medizin hat man (wenn auch zunächst vorrangig als Lernende/r) Teil am Prozess der wissenschaftlichen Wissensproduktion, sei es als Rezipient der wissenschaftlichen Literatur, sei es als Praktikant in einem Labor.

Merke!

Wissenschaftsgeschichte kann dazu beitragen,
- Aufklärung über die Bedingungen zu erlangen, unter denen wissenschaftliches Wissen produziert wird,
- eine geeignete Grundlage zur Reflexion über das eigene wissenschaftliche Arbeiten bereitzustellen.

16.2 Theoretische Grundlagen der Wissenschaftsgeschichte

Zunächst ist es sinnvoll, in einem knappen Überblick über eine Auswahl wichtiger Methoden, Modelle und Möglichkeiten der Wissenschaftsgeschichte zu informieren. Dass dabei die Medizingeschichte eine besondere Rolle spielt, hat seinerseits wieder historische Gründe: Denn es war ein Mediziner, der schon in den 1930er-Jahren eine Abkehr von den eingangs skizzierten, herkömmlichen Klischees der Wissensproduktion vollzogen hatte.

16.2.1 Denkstile und Denkkollektive

Ludwik Fleck, ein polnischer Arzt und Mikrobiologe, veröffentlichte 1935 in deutscher Sprache das Werk „Entstehung und Entwicklung einer wissenschaftlichen Tatsache. Einführung in die Lehre vom Denkstil und vom Denkkollektiv".

Schon der Titel seines Buches lässt erkennen, dass hier Abschied genommen wird von einer positivistischen Haltung gegenüber dem gewonnen Wissen: Tatsachen, wissenschaftliche Tatsachen zumal, sind gerade nichts Feststehendes, sondern sie entstehen, entwickeln sich, werden, modern gesprochen, konstruiert. Es gibt, folgt man Fleck, deshalb auch keine „absolute Wirklichkeit": Das wissenschaftliche Erkennen formt die Wirklichkeit mit seinem Fortschreiten wiederum selbst immer neu um.

In seinem Buch von 1935 geht Fleck der Entstehung einer wissenschaftlichen Tatsache am Beispiel des Begriffs der Syphilis nach – freilich hätte auch jedes andere Beispiel dazu dienen können, die Mechanismen deutlich zu machen, denen seiner Auffassung nach die wissenschaftliche Erkenntnis unterliegt. Diese Mechanismen kreisen im Wesentlichen um zwei zentrale Begriffe: den des **„Denkstils"** und den des **„Denkkollektivs".**

Besonders der zweite Begriff lässt erkennen, dass Forschung für Fleck kein individueller Vorgang war, sondern ein kollektiver. „Wissenschaft ist etwas, das von Menschen kooperativ veranstaltet wird. Deshalb müssen neben den empirischen und spekulativen Überzeugungen der Individuen vorrangig die soziologischen Strukturen berücksichtigt werden, und ebenso die Überzeugungen, die die Individuen verbinden".

So bezeichnet der „Denkstil" die Voraussetzungen des Denkens, auf denen eine Gemeinschaft von Wissenschaftlern ihr Wissensgebäude aufbaut. Wichtig ist der Zusatz, ihn als „gerichtetes Wahrnehmen" zu definieren, „mit entsprechendem gedanklichen und sachlichen Verarbeiten des Wahrgenommenen" (Entstehung und Entwicklung, S. 130, ohne Hervorhebungen des Originals). Die Gemeinschaft von Wissenschaftlern, die im Rahmen eines bestimmten Denkstils operiert, bildet das „Denkkollektiv". Dieses wiederum definiert Fleck als „Gemeinschaft der Menschen, die im Gedankenaustausch oder in gedanklicher Wechselwirkung stehen", und damit als „Träger geschichtlicher Entwicklung eines Denkgebietes, eines bestimmten Wissensbestandes und Kulturstandes, also eines besonderen Denkstiles" (Entstehung und Entwicklung, S. 55, ohne Hervorhebungen des Originals). Die Einführung in einen bestimmten wissenschaftlichen Denkstil, beispielsweise als Studierender der Medizin, geschieht dabei nicht ohne „sanften Zwang“ (vgl. Entstehung und Entwicklung, S. 137): Vermittelt durch in Lehrbüchern geronnenes Wissen, das freilich bereits im Moment der Drucklegung partiell veraltet ist, wird der wissenschaftliche Nachwuchs in jenen Denkstil eingeübt, der später auch die eigene wissenschaftliche Arbeit lenkt. Bei Fleck dominiert noch die Vorstellung der „Beharrung“, der Stabilität eines Denkstils. Bei alldem stellt sich jedoch nach wie vor die Frage, wie denn wissenschaftliche Erkenntnis, die ja auf der Infragestellung hergebrachten Wissens beruht, zustande kommen kann.

Merke!

Nach **Ludwik Fleck** („Entstehung und Entwicklung einer wissenschaftlichen Tatsache. Einführung in die Lehre vom Denkstil und vom Denkkollektiv", 1935) gibt es keine absolute und objektive Wirklichkeit. Wissenschaftliche Tatsachen werden vielmehr in einem vielschichtigen Prozess, an dem stets zahlreiche Menschen beteiligt sind, konstruiert.

16.2.2 Der Paradigmenbegriff

Fast drei Jahrzehnte später, 1962, entwickelte der Amerikaner **Thomas Kuhn** – auch unter Rückgriff auf die Arbeit Ludwik Flecks – seinerseits eine Theorie zur „Struktur wissenschaftlicher Revolutionen“. Kuhn ging es im Wesentlichen darum zu erklären, wie angesichts fest gefügter erkenntnisleitender Vorstellungen bei Forschern (in fleckscher Terminologie: „Denkstilen“) wissenschaftliche Veränderungen, Fortschritte oder sogar Revolutionen zustande kommen. Ausgangspunkt seiner Überlegung war, dass man sich wissenschaftlichen Erkenntniszuwachs nicht etwa so vorzustellen hat, dass Forschergeneration auf Forschergeneration dem bestehenden Wissen Neues hinzufügte. Vielmehr verläuft, so Kuhn, die Entwicklung wissenschaftlicher Erkenntnisse als **Abfolge verschiedener Phasen: zunächst** einer **vorwissenschaftlichen Phase**, gefolgt von einer Phase, in der die Wissenschaftler über ein **gemeinsames „Paradigma“** verbunden sind. Dieser Begriff lässt sich nun wegen seiner schon bei Kuhn nicht eindeutigen Verwendung, aber auch wegen seines Einsickerns in die Alltagssprache kaum noch sinnvoll verwenden. Wichtig in unserem Zusammenhang ist das „Paradigma“, so die Historikerin Ute Daniel, im Sinne von „Werten, Meinungen und Methoden, die von den Mitgliedern einer scientific community geteilt werden“ (hier ist die Verwandtschaft zum Begriff des „Denkstils“ nicht zu übersehen) und ferner im Sinne von „konkreten Problemlösungen, die als vorbildhafte Beispiele innerhalb einer solchen Wissenschaftlergemeinschaft dazu genutzt werden, um aus ihnen Regeln abzuleiten, wie bisher ungelöste Probleme angegangen werden sollen“. Bewegt sich die Wissenschaft in einer solchen Phase, so bezeichnet Kuhn dies als **„Normalwissenschaft“.**

Wenn nun die empirischen Beobachtungen mit den bisherigen Paradigmen nicht vereinbar sind, dann können wissenschaftliche Revolutionen die Folge sein: Das alte Paradigma wird durch ein neues ersetzt und es bildet sich eine neue „Normalwissenschaft“ heraus. Der entscheidende Punkt ist: Hier hat dann keine Entwicklung stattgefunden. Die Sprechweise der Vertreter des alten Paradigmas ist mit derjenigen der Vertreter des neuen Paradigmas nicht vereinbar (prominente Beispiele für die fehlende Kompatibilität zweier Paradigmen stellen das helio- und das geozentrische Weltbild dar). Aus diesem Grund kann die Wissenschaftsentwicklung auch nicht akkumulierend verlaufen, etwa gemäß einem naiven Fortschrittsmodell von mythenbelasteten Anfängen bis hin zum heutigen Stand des Wissens. Kuhn stellt sich mit seinem Paradigmenkonzept insbesondere dem Ansatz des englischen Philosophen und Wissenschaftstheoretikers **Karl Popper** (1902–1994) entgegen. Popper ging davon aus, dass die empirische Widerlegung (Falsifizierung) wissenschaftlicher Theorien, beispielsweise durch Experimente, zur Bildung neuer Theorien und damit zu einem Erkenntnisfortschritt führt.

Ludwik Fleck und Thomas Kuhn sind zwar zentrale und entscheidende Wegbereiter einer modernen „Wissenschaftsforschung“, aber auch nur zwei von vielen Wissenschaftsforschern, die in dieser Einführung nicht sämtlich vorgestellt werden können. Daher konzentriert sich der zweite Teil dieses Beitrags auf verschiedene methodische Ansätze, wie sie in einer Geschichte der Medizin, die mit dem Anspruch auftritt, Wissenschaftsgeschichte auf der Höhe der Zeit zu betreiben, gewinnversprechend angewendet werden können.

Merke!

Einen ähnlichen Ansatz wie Fleck verfolgt Thomas Kuhn mit seinem Konzept des Paradigmas. Die Entwicklung der Wissenschaften stellt beiden Autoren zufolge keine einfache Fortschrittsgeschichte im Sinne einer Akkumulation von Wissen dar.

16.3 Ausgewählte Methoden der Medizingeschichte

16.3.1 Die historische Biografie

Eine Möglichkeit, sich der Medizingeschichte als Wissenschaftsgeschichte zuzuwenden, besteht in der Anwendung einer der ältesten historischen Methoden: der **biografischen Methode.** Hier wird nun gerade das einzelne Forscherleben herausgegriffen, um an seinem Beispiel die Bedingungen für die Entstehung wissenschaftlichen Wissens zu verdeutlichen. Allerdings kommt es dabei zentral darauf an, nicht in eine naive Hagiografie (einer Beschreibung von Heiligenleben) zurückzufallen, vor der in den einleitenden Bemerkungen die Rede war. Vielmehr stellen sich gelungene Beispiele dieses Genres der Herausforderung, der vielschichtigen Vernetzung der jeweils untersuchten Persönlichkeit in ganz unterschiedliche wissenschaftliche, aber auch politische und gesellschaftliche Zusammenhänge gerecht zu werden (siehe Lesehinweise). Und gerade dies kann eine an den Methoden der modernen Geschichtswissenschaft orientierte medizinische Biografik sehr gut leisten. Denn ihr stehen – anders als gegenwartsnah operierenden Zweigen der Wissenschaftsforschung – oft auch Archive von Institutionen offen, die gerade diese Verflechtungen z. B. in den politischen Raum hinein dokumentieren können.

Aber nicht notwendig bedingt die Entscheidung für die biografische Methode die Konzentration auf nur eine Persönlichkeit: Gerade wenn man die vielfältige wechselseitige Verflechtung von Wissenschaftlern untereinander in den Blick bekommen will, bietet es sich an, anhand des Netzwerkbegriffs vorzugehen. Einer der methodischen Wege, solche Wissenschaftlernetzwerke freizulegen, wird im Folgenden skizziert.

16.3.2 Szientometrie/Bibliometrie

Wissenschaft ist nicht nur ein Teilsystem der Gesellschaft, eine soziale Institution zur Produktion von Wissen, sondern vor allem auch ein Kommunikationssystem. Sie funktioniert nur insofern, als – so das Ideal – der ungehinderte Austausch von Informationen, von neuen wissenschaftlichen Erkenntnissen stattfinden kann. Es war der Wissenschaftshistoriker **Derek de Solla Price,** der als erster quantitative Methoden auf die Wissenschaft selbst anwendete und den „Output" der Wissenschaft zählte, in erster Linie den publizierter wissenschaftlicher Artikel.

Ein solches Vorgehen ist, wie ausdifferenziert auch immer, heute nicht nur ein Weg der Wissenschaftsforschung, sondern auch unmittelbar der Bewertung wissenschaftlicher Produktion und damit eine Grundlage für die Vergabe von Forschungsgeldern. Für beide Zwecke liefert dieses Verfahren zwar einerseits erstaunliche Ergebnisse, läuft aber andererseits auch oft Gefahr, in einer quantifizierten Scheingenauigkeit zu münden. Diese Gefahr hat ihren Grund letztlich darin, dass wissenschaftliche Erkenntnis primär ein qualitatives, kein quantitatives Phänomen ist – die Qualität wissenschaftlicher Publikationen lässt sich nicht so einfach messen wie ihre Anzahl, wenn überhaupt.

Den wissenschaftlichen, in einer Fachzeitschrift publizierten Artikel wählte de Solla Price als **Indikator für die Produktivität des Wissenschaftssystems als Ganzes,** weil dieses System eben ein Kommunikationssystem sei, „in dem die Ergebnisse der Forschung zwischen den Mitgliedern der jeweiligen scientific community kommuniziert" werden und anschließend der Kritik der Fachkollegen unterliegen. „Nur solche Forschungsergebnisse, die in einer scientific community kommuniziert werden, gelten als anerkanntes, möglicherweise auch umstrittenes, aber der Auseinandersetzung für ‚wert' befundenes Wissen", so der Soziologe **Peter Weingart.** Nicht so jene Autoren, deren Produkte in wissenschaftliche Journale keinen Eingang finden – sie bleiben auch außerhalb des Wissenschaftssystems. Das Verfahren, das im Übrigen die „richtige" Wissenschaft der wissenschaftlichen Zeitschriften vor Scharlatanerie schützen soll, ist das „Peer-Review"-Verfahren: ein Mechanismus der Begutachtung, in dem gleichrangige Wissenschaftler darüber wachen, dass die eingereichten Artikel nach den Regeln der jeweiligen Wissenschaft verfasst worden sind.

In dieser Sichtweise verweist die schiere Zahl der Publikationen auf das Volumen der jeweiligen Wissenschaft insgesamt bzw. auf die Aktivität der Wissenschaftler. Die Zahl der Zitate wiederum verweist auf die Aufmerksamkeit, die Forschungsergebnissen entgegengebracht wird, sei diese Aufmerksamkeit nun kritisch oder zustimmend. Dieses Verfahren kann zugleich als Grundlage für eine Methode dienen, um die schon angesprochenen „Wissenschaftlernetzwerke" klarer zu identifizieren. Denn ist man an Beziehungen zwischen Wissenschaftlern interessiert sowie daran, wie und wann neue Erkenntnisse von Fachkollegen rezipiert werden, dann lohnt es sich, systematisch die wechselseitigen Zitationen zu untersuchen. Zwar sind damit mitunter aufwendige quantitative Analysen verbunden. Sie sind aber besonders dafür geeignet, beispielsweise die Herausbildung neuer Teildisziplinen zu verfolgen.

16.3.3 Ethnologischer Zugriff

Im Verlauf der letzten Jahrzehnte kristallisierte sich immer mehr ein Kerninteresse der neueren Wissenschaftsgeschichte heraus: Zunehmend ging es ihr darum zu untersuchen, wie die wissenschaftlichen Tatsachen in der tatsächlichen forschenden Praxis etabliert werden. Es war nicht mehr länger damit getan, die Ergebnisse der Forschung, also in erster Linie die Publikationen, zu untersuchen und beispielsweise Netzwerke zwischen den Forschern herauszupräparieren. Vielmehr interessierten sich Wissenschaftsforscher immer mehr dafür, wie diese Ergebnisse überhaupt zustande kamen. Nachdem die Wissenschaftsforschung zunächst primär an der Gegenwart interessiert war, ergab sich die Möglichkeit eines Zugangs, der einem anderen Fach, der **Ethnologie,** entlehnt war: die **teilnehmende Beobachtung.** Diese Wissenschaftsforscher interessierten sich v. a. seit den 1970er-Jahren zentral für eine Institution, die seit jeher als Hort der kontrollierten, rein sachbezogenen Forschung galt, ja fast mit einem Heiligenschein wissenschaftlicher Rationalität umgeben war: das **naturwissenschaftliche Labor.**

Spätestens seit dem Ende des 19. Jahrhunderts war das Labor diejenige Institution, in der sich die Naturwissenschaften von der gewissermaßen „rohen" Natur unabhängig machen konnte, die Gegenstände je nach Fragestellung umformte und zurichtete und sie den jeweiligen Fragestellungen und Beobachtungsmethoden unterwarf. Insbesondere können die Naturwissenschaftler im Labor diese untersuchten Gegenstände so isolieren, dass Experimente nur auf eine bestimmte Fragestellung hin durchgeführt werden. Momentan nicht Interessierendes wird auf diese Weise ausgeblendet. (Auch das ist freilich eine Idealisierung: Die Separierung von der umgebenden Welt kann nur mithilfe aufwendiger Schwellen erreicht werden, die – wie jede Grenze – porös sein können.)

Indem die Autoren gleichsam als Ethnologen am Forschungsprozess im Labor teilnahmen, konnten sie – ohne Naturwissenschaftler zu sein – den Gang des Forschungsprozesses begleiten und dabei beobachten, in wie starkem Maß die „Stabilisierung von Tatsachen" beispielsweise Gegenstand von Aushandlungsprozessen zwischen den beteiligten Forschern war. Fragen der Hierarchie spielten in starkem Maße hinein, strategische Überlegungen kamen hinzu, etwa: Welches konkrete Vorhaben hat am meisten Aussicht, in einer Fachzeitschrift publiziert zu werden, und welche Vorhaben werden demgegenüber eher zurückgehalten? Welche Vorhaben dienen der Karriere mehr als andere?

Ziel dieser Laborstudien war es einmal, die Institution „Labor" zu entzaubern und deutlich zu machen, dass auch hier Einflüsse auf die Wissensproduktion wirken, die eigentlich mit der Wissenschaft nichts zu tun haben. Dies nicht nur in dem Sinne, dass exogene Faktoren wie Politik und Wirtschaft auf den Forschungsprozess einwirken, sondern auch in dem Sinne, dass etwa die Natur, die im Labor untersucht wird, keineswegs unberührte „Natur" ist, sondern in hohem Maße aus zugerichteten Gegenständen besteht, die häufig auch selbst wieder von Labor-Zulieferfirmen in Massenproduktion hergestellt werden. Letztlich war es das Ziel dieser Laborstudien zu zeigen, dass sich wissenschaftliches Wissen, blickt man auf seine Entstehung, kaum oder gar nicht vom „Alltagswissen“ unterscheidet. Dies ist nun diskutierbar: Denn ein wesentlicher Bestandteil dieses wissenschaftlichen Wissens ist ja gerade, dass es in einen Kommunikationsprozess eingespeist wird, der wiederum eigenen Gesetzen gehorcht, also z.B. dem Begutachtungsverfahren. Hier, so könnte man argumentieren, liegt eine Spezifik des wissenschaftlichen Wissens. Gerade in Bezug auf medizinisches Wissen wird diese Methode interessant, wenn man an ihre Anwendung nicht nur im Labor, sondern auch im Bereich klinischer Studien denkt.

Das geht Sie an!

Wie kommt wissenschaftliches Wissen zustande? Diese Frage versucht die Wissenschaftsgeschichte zu beantworten, die damit auch eine zentrale Frage der Medizin thematisiert. Auf der Basis der Erkenntnis, dass die Produktion auch wissenschaftlichen Wissens immer externen Einflüssen unterliegt und zugleich eine soziale Angelegenheit ist, bieten sich verschiedene methodische Zugriffe an, um wissenschaftshistorische Fragen zu bearbeiten. Neben der historischen Biografie sind dies beispielsweise Zugänge, die die netzwerkartige Organisation wissenschaftlicher Forschung freilegen oder die Spezifik und die Eigenart der Laborforschung untersuchen.

Denkanstöße

1. Wie lässt sich die Entstehung wissenschaftlicher Fakten (nach Ludwik Fleck und Thomas Kuhn) erklären?
2. Fallen Ihnen historische und zeitgenössische Beispiele für die traditionelle Darstellung von Wissenschaftsgeschichte als der Geschichte der Entdeckungen einzelner Forscher ein?
3. Wodurch kommt es zu den Entdeckungen? Welches Bild von Geschichte (oder allgemeiner: von Wissenschaft und Gesellschaft) wird implizit vorausgesetzt?

16

Zusätzliche Lesehinweise

- Daniel, Ute: Kompendium Kulturgeschichte. Suhrkamp: Frankfurt a.M. 2001.
- Fleck, Ludwik: Entstehung und Entwicklung einer wissenschaftlichen Tatsache. Einführung in die Lehre vom Denkstil und vom Denkkollektiv, Suhrkamp: Frankfurt a.M. 2002.
- Goschler, Constantin: Rudolph Virchow. Mediziner, Anthropologe, Politiker, Böhlau: Köln 2002.
- Gradmann, Christoph: Krankheit im Labor. Robert Koch und die medizinische Bakteriologie, Wallstein: Göttingen 2005.
- Kuhn, Thomas S.: Struktur wissenschaftlicher Revolutionen, 2. Aufl., Suhrkamp: Frankfurt a.M. 2002.
- Weingart, Peter: Wissenschaftssoziologie. Transcript: Bielefeld 2003.

17 Naturwissenschaftlich orientierte Medizin

Heiner Fangerau

Zum Üben und Diskutieren

Fallbeispiel 1

Eine 20 Jahre alte Medizinstudentin im dritten Semester hat von ihrer Tante ein Wellness-Wochenende in einer Beauty-Farm geschenkt bekommen. Hier lässt sie sich von einer Kosmetikerin gegen Hautunebenheiten auf ihrem Oberschenkel Ägyptos-Wickel anlegen. Die Kosmetikerin erklärt, dass es sich um Bandagen handle, die mit Heilerde, Salzen aus dem Toten Meer und Mineralien getränkt seien. Sie verspricht, die Wickel würden die vom Prüfungsstress belastete junge Frau entgiften, entschlacken, ihr Energie und Aktivität schenken und zuletzt ihre Haut straffen. Als die Medizinstudentin nach dem genauen Wirkmechanismus der Wickel fragt, erklärt die Kosmetikerin geheimnisvoll, dass es sich um ein altbewährtes Verfahren handle, das die Lebensgeister im Körper aktiviere. Mehr könne sie nicht sagen. Die Medizinstudentin seufzt: „Und ich muss für das Physikum all die Physik und Chemie lernen, wo es doch auch so einfach geht!"

Fallbeispiel 2

Eine Assistenzärztin einer psychiatrischen Klinik bekommt einen Anruf von einer Patientin, der sie am Vortag wegen einer mittelgradigen Depression ein trizyklisches Antidepressivum verordnet hatte. Die Patientin ist verunsichert, weil ihr Hausarzt ihr empfohlen hat, auf dieses Medikament zu verzichten und besser ein Johanniskrautpräparat einzunehmen. Dieses habe weniger Nebenwirkungen und sei ebenso wirksam. Die Assistenzärztin vereinbart mit der Patientin einen Termin und befragt ihren Oberarzt, der ihr mitteilt, man habe immer trizyklische Antidepressiva verordnet. Die Ärztin gibt sich mit dieser Aussage nicht zufrieden und betreibt eine Literaturrecherche in der Krankenhausbibliothek. Das neueste hier zur Verfügung stehende Buch über psychiatrische Pharmakologie ist fünf Jahre alt und sagt, dass die Studienlage zu Johanniskraut bei Depressionen uneinheitlich sei. Daraufhin unternimmt die Ärztin eine Recherche in der Internet-Literaturdatenbank Pubmed/Medline. Hier findet sie unter anderem eine systematische Übersichtsarbeit über verschiedene randomisierte Studien zur Effektivität von Johanniskraut in der Behandlung von Depressionen, die sie als valide einschätzt. Die Studie kommt zu dem Schluss, dass es genug Evidenz für eine Überlegenheit von Johanniskraut in der Therapie von Depressionen gegenüber einem Placebo gebe und Johanniskraut dabei wenig Nebenwirkungen aufweise. Zur Gleichwertigkeit oder Überlegenheit von

Johanniskraut gegenüber trizyklischen Antidepressiva wird in der Arbeit keine Aussage getroffen, weil nicht genügend Daten vorlägen. Die Ärztin teilt der Patientin am nächsten Tag ihr Rechercheergebnis mit und die Patientin beschließt, zunächst auf ihren Hausarzt zu hören und bei Nichterfolg der Therapie auf ein trizyklisches Antidepressivum umzusteigen. Als der Oberarzt von der Recherchearbeit der jungen Ärztin hört, teilt er ihr mit, dass sie, wenn sie so viel Zeit habe, ihre Ergebnisse in der nächsten Fortbildungsveranstaltung vorstellen solle.

(Fallschilderung nach M.M. Berner, A. Rüther, R.-D. Stieglitz, M. Berger: Das Konzept der „Evidence-based Medicine" in der Psychiatrie, Nervenarzt 71 (3) 2000, S. 173–180.)

17

17.1 Einführung

Die moderne Medizin lässt sich am besten durch einen Blick in das Untersuchungszimmer eines Arztes charakterisieren. In erster Linie fallen hier **technische Apparate und Instrumente** ins Auge, mit deren Hilfe der Arzt seine Diagnosen erstellt, auf deren Basis er dann Therapieentscheidungen fällt. Zum Erheben von Befunden nimmt der Arzt – nach der Anamnese – Messungen physikalischer Erscheinungen (wie z. B. die Messung der elektrischen Erregungsleitung im Herzen im Rahmen der Elektrokardiografie – EKG) und Bestimmungen chemischer Vorgänge im Körper (wie z. B. das Bestimmen von Stoffwechselprodukten in Blut und Urin) vor. Während des Untersuchungsprozesses abstrahiert er in mehreren Schritten den komplexen Organismus des Patienten zu Zahlen, Skalen oder Grafen, aus deren Gesamtschau sich dann im zeitlichen Verlauf der Beobachtung eine Diagnose ergibt. Der Arzt versucht dabei, Lebensvorgänge und pathologische Prozesse **so standardisiert wie möglich, vergleichbar und quantitativ** zu interpretieren.

Nach Erstellen einer Diagnose bemüht sich der naturwissenschaftlich orientierte Arzt, möglichst kausal – wie ein Techniker bei einer Maschine – durch seine Therapie in gestörte Prozesse einzugreifen, indem er ebenfalls mittels physikalischer und chemischer Mittel die ermittelte Krankheitsursache bekämpft.

Viele Ärzte wenden neben einem derartigen diagnostischen und therapeutischen Verfahren, das sie an der Universität erlernt haben, **alternative Diagnose- und Heilverfahren** an, die Patienten gelegentlich nachfragen. In der modernen Arztpraxis gibt es dabei ein **Nebeneinander unterschiedlichster Krankheits- und Therapiekonzepte** (Naturheilkunde, Homöopathie, traditionelle chinesische Medizin etc.), die dem Modell der naturwissenschaftlich orientierten Medizin allerdings widersprechen.

Merke!

In der ärztlichen Praxis herrscht eine methodische Vielfalt, die gelegentlich Methoden und Zugänge beinhaltet, die nicht dem naturwissenschaftlich-technischen Paradigma in der medizinischen Forschung entsprechen.

17.2 Das Konzept der Iatrotechnik

Das Ziel der medizinischen Ausbildung an der Universität ist nach § 1 der Approbationsordnung für Ärzte vom 27. Juni 2002 „der wissenschaftlich und praktisch in der Medizin ausgebildete Arzt, der zur eigenverantwortlichen und selbstständigen ärztlichen Berufsausübung, zur Weiterbildung und zu ständiger Fortbildung befähigt ist [...] Die Ausbildung zum Arzt wird auf wissenschaftlicher Grundlage und praxis- und patientenbezogen durchgeführt." **Die Gesellschaft vertritt also das Ideal, dass Medizin wissenschaftlich betrieben werden solle.** Da viele alternative Heilverfahren den meisten wissenschaftlichen Methoden nicht zugänglich sind, werden sie folglich nicht an der Hochschule unterrichtet.

An der Universität werden die Studenten besonders im vorklinischen Studienabschnitt an das naturwissenschaftlich-technische Ideal der Medizin herangeführt. Dieses versucht, physiologische und pathologische Körperprozesse durch Forschung wissenschaftlich nachvollziehbar zu machen und den Erfolg medizinischer Behandlungen nach wissenschaftlichen Kriterien zu objektivieren. Der Medizinhistoriker **Karl Rothschuh** (1908–1984) hat für dieses Konzept der Medizin aufgrund der naturwissenschaftlich-technischen Vorgehensweise den Begriff der **Iatrotechnik** geprägt.

Das die aktuelle Medizin prägende iatrotechnische Konzept, das von verschiedenen Protagonisten ab der Mitte des 19. Jahrhunderts in einem zeitlichen Prozess entwickelt und formuliert wurde, geht nach Rothschuh von folgenden aufeinander aufbauenden Grundsätzen aus, die für alle Lebewesen gelten:

- Es gibt keine besonderen Vitalkräfte („Lebenskräfte") im Organismus.
- Lebensvorgänge sind physikalisch-chemische Prozesse. Der Organismus als Ganzes ist aufgrund seiner Komplexität allerdings nur bedingt durch das Verständnis der in ihm stattfindenden physikalischen und chemischen Prozesse durchschaubar.
- Physiologische und pathologische Prozesse folgen deterministisch Kausalgesetzen, die erforscht werden müssen.
- Dafür ist die Zergliederung des Organismus in einzelne morphologische und physiologische Elemente nötig.
- Die Methode zur Ermittlung der in den Gliederungselementen wirkenden Kausalgesetze ist analog zur Forschung in der Physik und Chemie das Experiment (das vom Tierversuch bis hin zur statistischen Analyse von Vitaldaten reichen kann).
- In der Forschung kommen Apparate zum Einsatz. Mit ihrer Hilfe erfolgt eine kleinschrittige, kausalanalytische Fragmentierung der untersuchten Lebensprozesse.
- Die Kenntnis von den Bedingungen der Wirkweisen der Lebensprozesse erlaubt deren zielgerichtete Beeinflussung und Lenkung.
- Quantitative Ergebnisse werden für die Anwendungspraxis als zuverlässiger erachtet als rein qualitative und daher stets angestrebt.
- Die in den Punkten 4 bis 8 geleistete Abstraktion von Lebensprozessen liefert zwar ein verkürztes Menschenbild, führt aber zur Zuverlässigkeit bei der Wahl der Mittel im diagnostischen und therapeutischen Bereich.
- Krankheit ist eine Störung der Lebensprozesse, die sich morphologisch und/oder funktionell äußert. Beides kann sich gegenseitig bedingen. (Beispielsweise führt die funktionelle Schädigung des Kniegelenks durch Arthrose zur morphologischen Deformation, eine dauernde Schonhaltung des Knies wiederum kann zu Arthrosen in anderen Gelenken führen etc.)
- Prozessstörungen sind Ausgangspunkt für Symptome des Kranken. Sie beruhen auf naturgesetzlichen Zusammenhängen, die sich nachweisen lassen. Die Diagnostik hat die Abweichungen durch geeignete Mittel zu lokalisieren, zu objektivieren und zu quantifizieren.
- Die therapeutische Lenkung ist umso zuverlässiger, je besser die Kausalzusammenhänge von Störungen bekannt sind. Therapeutisches Ideal ist es, kausal die Störungsquelle zu beseitigen. Gelingt dies nicht, werden palliativ Symptome als Folgen der Störungsquellen ebenfalls mechanistisch-kausal behandelt. Es wird ein aktives Eingreifen in Organismen und in ihnen stattfindende funktionelle Zusammenhänge angestrebt.
- Die Analyse der gesetzlichen Zusammenhänge von gesunden und kranken Körpern darf nicht aufgegeben werden, bevor man nicht über eine lückenlose Kenntnis zur Reparatur der Kausalzusammenhänge verfügt. Die Reaktivität des zerlegten und manipulierbaren Maschinenmodells des Organismus wird als eher gering eingeschätzt.

Merke!

Die heutige naturwissenschaftlich-technisch geprägte Medizin lässt sich mit dem Konzept der Iatrotechnik beschreiben. Sie geht davon aus, dass sich physiologische und pathologische Prozesse quantitativ mit Mitteln der Physik und der Chemie darstellen und erklären lassen. Eine eigene Lebenskraft, die über physikalische und chemische Erklärungsmuster hinausgeht, erkennt sie nicht an.

17.3 Beginn der naturwissenschaftlich orientierten Medizin

Ihre Anfänge nahm diese Konzeption der Medizin etwa in der Mitte des 19. Jahrhunderts. Damals wurden herrschende humoralpathologische und vitalistische Konzepte nach und nach durch Auffassungen vom Leben und den Lebenserscheinungen ersetzt, die sich vor allem an den naturwissenschaftlichen Kerndisziplinen Physik und Chemie orientierten. Das humoralpathologische Konzept ging davon aus, dass es im Körper vier Säfte gebe, deren Mischung in einem Gleichgewicht stehen müsse, damit die „Gesundheit" des Körpers gewährleistet sei. Blut, gelbe Galle, schwarze Galle und Schleim bildeten die Säfte, denen wiederum Qualitäten wie heiß, kalt, feucht und trocken und Elemente wie Luft, Feuer, Wasser und Erde zugeordnet waren. Im Lauf der Jahrhunderte wurde dieses Konzept, dessen Ursprünge bis in die Antike zurückreichen, zu einem umfangreichen und komplizierten Zeichensystem ausgebaut. In der Therapie ging es immer darum, das Gleichgewicht zwischen Säften und Qualitäten wiederherzustellen. In vitalistischen Konzepten wurde stets die Existenz einer irgendwie gearteten Lebenskraft vorausgesetzt, die Existenz eines Geistes, eines Stoffes oder einer Kraft, die das Leben determinieren sollte.

Anstelle dieser dogmatischen Konzepte trat eine **dynamische Vorstellung medizinischer Erkenntnis auf naturwissenschaftlicher Grundlage.** „Vorurteilsfreie" Beobachtung und das Experiment sollten die Methoden des Erkenntnisgewinns werden. Nach der Physik und der Chemie sollte sich auch die Medizin am während der 1830er-Jahre vom Franzosen **Auguste Comte** (1798–1857) formulierten erkenntnisleitenden Programm des **„Positivismus"** orientieren, an einer „positiven Denkweise" in den Wissenschaften, die, auf exakte Methoden gestützt, auf Spekulation und Metaphysik verzichten sollten.

In der Medizin vertraten zunächst vor allem Physiologen diese Form der Forschung, ehe andere Disziplinen folgten. Unter den Protagonisten der ersten Generation, die dieses naturwissenschaftlich

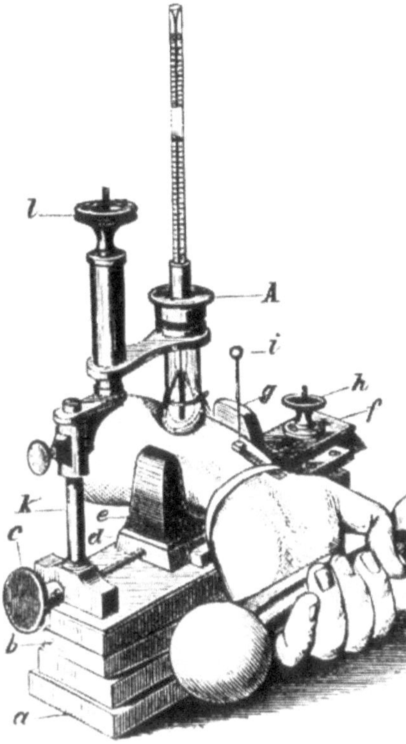

Abb. 17.1: Sphygmomanometer nach Samuel von Basch: Zur Blutdruckmessung am Menschen. [15]

orientierte Konzept der Medizin ausformulierten, indem sie die in diesem Kapitel dargestellten Grundsätze entwickelten, sind **Johannes Müller** (1801–1858), **Rudolf Virchow** (1821–1902), **Hermann v. Helmholtz** (1821–1894), **Emil du Bois-Reymond** (1818–1896) und **Carl Ludwig** (1816–1895) hervorzuheben.

Müllers Arbeiten bildeten die Grundlage, auf der seine Schüler Virchow, Helmholtz und du Bois-Reymond ihre physiko-chemischen, iatrotechnischen und lokalistischen Theorien von Gesundheit und Krankheit entwickelten. Carl Ludwig, der in engem Austausch mit Helmholtz und du Bois-Reymond stand, zeichnete sich dadurch aus, dass er als einer der Ersten mithilfe von Apparaten physiologische Vorgänge in ihrem zeitlichen Verlauf grafisch aufzeichnete und somit abstrahierte (s. Abb. 17.1).

Auf diese Weise wurde die zusammenfassende Verkürzung und Standardisierung komplizierter Lebenserscheinungen in Form von **Kurven, Grafen und Zahlen** ermöglicht. Statt zum Beispiel die Pulserscheinungen bei einem Patienten mit dem Tastsinn zu messen und dann mit Worten zu beschreiben, standen dem Arzt nun Mittel zur Verfügung, unabhängig von der subjektiven Empfindung Pulsdaten zu ermitteln, die nun auch nicht mehr zwischen unterschiedlichen Pulsprüfern differierten. Zusätzlich wurden durch diese neuen Methoden, die schon damals von einigen Ärzten abschätzig als **„Apparatemedizin"** bezeichnet wurden, gemessene Erscheinungen zwischen Patienten vergleichbar. Die Vergleichbarkeit wiederum erlaubte **statistische Analysen** der Daten und damit **Gruppenbeschreibungen.**

Der Gedanke, biologische Erscheinungen nicht nur auf Individuen, sondern in statistischer Form auf Gruppen von Lebewesen bezogen zu betrachten, geht bis ins 17. Jahrhundert zurück. Den Durchbruch einer statistischen Betrachtungsweise im medizinischen Kontext leiteten die Arbeiten von **Pierre Charles Alexandre Louis** (1787–1872) ein, die er ab 1825 zu Tuberkulose und zu Typhus veröffentlichte. Auf der Grundlage der Überlegungen des französischen Mathematikers **Pierre-Simon Laplace** (1749–1827), der überzeugt davon war, dass sich die Wahrscheinlichkeitstheorie auf alle Bereiche menschlichen Wissens übertragen ließe, schuf Louis seine **„numerische Methode".** Unter der Prämisse, wissenschaftliche Erkenntnisse über Krankheiten nicht durch philosophische Betrachtungen oder das Festhalten an klassischen Systemen und Theorien gewinnen zu können, sondern nur durch Beobachtungen und deren statistische Erfassung, bemühte er sich darum, systematisch so viele krankheitsbezogene Merkmale wie möglich in einer Vielzahl von Patienten zu erfassen. Auf diese Weise hoffte er, durch Korrelationen Rückschlüsse auf Symptome, Prognosen und auch Therapien gewinnen zu können.

Etwa zeitgleich wendete der Belgier **Lambert Adolphe Jacques Quetelet** (1796–1874) statistische Methoden für die **Erfassung und Untersuchung von Gesellschaften** an. Explizit versuchte er, mithilfe der Statistik die Gesetze zu ergründen, denen die biologischen und moralischen Äußerungen individuellen und sozialen Lebens folgen. Dabei bemühte er sich, aus möglichst hohen Fallzahlen den „Durchschnitt" für untersuchte Merkmale zu ermitteln, um so eine Annäherung an das „Normale", Gesetzmäßige zu erhalten.

Diese Ideen wurden nun auch auf „gemessene" und mithilfe von Physik und Chemie erklärbare Lebensäußerungen übertragen und eine quantitative Betrachtungsweise der Lebensprozesse wurde forciert.

Merke!

Humoralpathologische Vorstellungen prägten seit der Antike bis weit ins 19. Jahrhundert die europäische Medizin (und bestehen heute in der sog. **Alternativmedizin** fort). Sie gehen davon aus, dass die vier Körpersäfte in einem Gleichgewicht stehen müssen, damit Gesundheit gewährleistet ist. Blut, gelbe Galle, schwarze Galle und Schleim bilden die Säfte, denen Qualitäten (heiß, kalt, feucht und trocken) und Elemente (Luft, Feuer, Wasser und Erde) zugeordnet sind. Diese Vorstellungen wurden seit dem 16. Jahrhundert nach und nach durch das „iatrotechnische Konzept" ersetzt.

17.4 Das Experiment in der therapeutischen Forschung

In der Forschung zur Wirksamkeit verschiedener Medikamente und anderer Therapieformen spielt die quantitative Betrachtungsweise eine herausragende Rolle. Hier stellen **randomisierte klinische Studien (RKS),** die statistisch ausgewertet werden, den sogenannten „Goldstandard" dar. Sie ersetzen an Individuen durchgeführte Einzelfallbeschreibungen oder Einzelexperimente.

Folgende Punkte charakterisieren diese Art von Studie:

- Probanden werden per Zufall zwei oder mehr Gruppen zugeordnet. Die Gruppen sollten hinsichtlich wichtiger prognostischer Faktoren möglichst ähnlich sein, damit die Ergebnisse miteinander verglichen werden können.
- Eine Gruppe erhält eine Experimentalbehandlung (die auf ihre Wirksamkeit hin untersucht werden soll), die anderen erhalten eine Kontrollbehandlung. Dies kann keine Behandlung, eine Placebobehandlung oder die bisher bekannte Standardbehandlung sein. In der **„Doppel-**

blindstudie" wissen dabei weder Arzt noch Patient, welcher Proband welche Therapie erhält. So sollen z.B. Suggestiveffekte durch entsprechende Fragen, aufmunterndes Lächeln bei der Medikamentengabe etc. vermieden werden.
- Ziel ist es, therapeutischen Nutzen und wissenschaftliche Erkenntnis zu maximieren. Dabei muss darauf geachtet werden, dass für Probanden eine realistische Aussicht auf einen medizinischen Nutzen besteht und nicht erst für zukünftige Patientengenerationen. Der wissenschaftliche und der medizinische Nutzen müssen in ausgewogenem Verhältnis zueinander stehen.
- Nach Ablauf der Untersuchung werden die Therapieerfolge, Nebenwirkungen etc. in beiden Gruppen miteinander verglichen. Da eine RKS einem Experiment von der Logik der Untersuchung her nahekommt, werden die Ergebnisse **kausal interpretiert.** Wenn sich Unterschiede zwischen den Gruppen ergeben, so führt man diese auf die unterschiedlichen Behandlungen zurück.

Vor dem Hintergrund des ethischen Benefizienz-Gebots (s. Kap. 1), dass sich klinisch-therapeutische Versuche an den Heilungsaussichten für den Patienten orientieren sollen, erschließt sich unmittelbar ein ethisches und unaufhebbares Dilemma der RKS: Einer Patientengruppe wird eventuell bei einer Placebobehandlung eine notwendige oder wirksame Therapie vorenthalten, einer anderen eventuell durch unbekannte Nebenwirkungen geschadet, sodass Lasten und mögliche Heilungserfolge ungerecht verteilt sind.

17.5 Evidenzbasierte Medizin („Evidence Based Medicine")

Klinische Studien sind auch das wichtigste Standbein der sogenannten **evidenzbasierten Medizin** („Evidence Based Medicine", EBM) des beginnenden 21. Jahrhunderts. Die evidenzbasierte Medizin wird oft als ein neues Paradigma bezeichnet. Doch steht sie vollständig in der Tradition des Konzepts der Iatrotechnik der naturwissenschaftlich orientierten Medizin. Sie ist im Grunde eine Forderung an den Arzt bzw. die Ärztin nach **ständiger Fortbildung unter Nutzung der Ressourcen unserer Informationsgesellschaft** (Internet, Literaturdatenbanken).

Die zentrale Forderung der EBM lautet, dass Ärzte ihre medizinischen Entscheidungen auf der Basis der besten zurzeit verfügbaren externen Forschungsergebnisse (Evidence) in Kombination mit der eigenen klinischen Erfahrung fällen sollen. Die Frage der Bewertung der jeweils „besten zurzeit verfügbaren externen Forschungsergebnisse" wird von den Vertretern der EBM mit einer fünfstufigen Wertigkeit der Evidence beantwortet. Diese Stufen der Evidence sind in der Wertigkeit abnehmend folgendermaßen charakterisiert:

1. Wenigstens eine systematische Übersichtsarbeit auf der Basis methodisch hochwertiger randomisierter, kontrollierter Studien
2. Wenigstens eine ausreichend große, methodisch hochwertige randomisierte, kontrollierte Studie
3. Methodisch hochwertige Studien ohne Randomisierung (Kohorten, Fall-Kontroll-Studien)
4. Mehr als eine methodisch hochwertige nichtexperimentelle Studie
5. Meinungen von respektierten Autoritäten (aus klinischer Erfahrung), Expertenkommission, beschreibende Studien

(nach Canadian Task Force on the Periodic Health Examination 1994, Berner et al. 2000)

Ohne statistische Basiskenntnisse jedoch kann auch mit diesem Schema kein Arzt die Wertigkeit von Studien richtig einschätzen. Die Wichtigkeit statistischer Methodik in der medizinischen Ausbildung wird folglich in den nächsten Jahren wachsen.

Die zentrale Forderung impliziert, dass sich Ärzte unter Nutzung der Ressourcen unserer Informationsgesellschaft (Internet, Literaturdatenbanken) ständig fortbilden und sich nicht auf das Wissen verlassen, das sie während des mehr oder weniger weit zurückliegenden Studiums erworben haben.

Entwickelt und formuliert wurde das Programm der EBM um 1972 vom Epidemiologen **Archibald Cochrane** (1909–1988). Seit 1992 wird es unter dem Namen „Evidence Based Medicine" popularisiert. Die eigene Abgrenzung von EBM zu Non-EBM, die natürlich die EBM als das „bessere" Konzept hervorhebt, ist schematisch in Tab. 17.1 aufgelistet.

Tab. 17.1: Grundannahmen der „Non-EBM" und der EBM (aus Sicht der EBM; modifiziert nach Evidence Based Medicine Working Group 1992, Berner et al. 2000).

Non-EBM	*EBM*
Unsystematische Beobachtungen der jeweiligen klinischen Erfahrung sind die geeignete Methode, klinisches Wissen aufzubauen und zu erhalten.	Klinische Erfahrung stellt ein unverzichtbares und entscheidendes Rüstzeug eines kompetenten Arztes dar. Systematische Beobachtung erhöht jedoch das Vertrauen in Aussagen zu Prognose, Diagnose und Therapie. Klinische Erfahrung ist nicht frei von Fehlschlüssen.
Studium und Verständnis grundlegender pathophysiologischer Mechanismen und Prinzipien liefern eine ausreichende Anleitung für die klinische Praxis.	Studium und Verständnis grundlegender pathophysiologischer Mechanismen und Prinzipien ist notwendig, sie liefern jedoch keine ausreichende Anleitung für die klinische Praxis. Entscheidungen auf dieser Grundlage können falsch und unpräzise sein.
Die Kombination aus traditioneller Medizinerausbildung und gesundem Menschenverstand reicht aus, um die Wertigkeit neuer Testverfahren und Behandlungsstrategien zu beurteilen.	Die Kenntnis gewisser Prinzipien der klinischen Epidemiologie und Statistik ist nötig, um medizinische Literatur hinsichtlich diagnostischer, prognostischer und therapeutischer Aussagen adäquat zu beurteilen.
Große klinische Erfahrung stellt eine ausreichende Autorität zur Erstellung von Behandlungsrichtlinien für die klinische Praxis dar.	Austausch unter Kollegen und Experten ist ein wichtiger Bestandteil des klinischen Alltags, doch können auch Autoritäten irren.

Neben den positiven Effekten von EBM, wie der Notwendigkeit der permanenten Fortbildung zum Wohle der besten Entscheidung für die Patienten, ergeben sich aus dem Programm auch einige **Schwierigkeiten:**

- Die Wichtigkeit von internetbasierten Literaturdatenbanken und Volltextzugriff auf Fachzeitschriften nimmt zu. Krankenhäuser bzw. Ärzte, denen diese Ressourcen nicht zur Verfügung stehen, sind nicht in der Lage, adäquate EBM durchzuführen. Ihren Patienten kommen die positiven Effekte nicht zugute.
- Ferner birgt die konsequente Umsetzung von EBM die Gefahr der „Kochbuchmedizin" ohne theoretische Grundlage, denn der Arzt verlässt sich darauf, „schon irgendwie" die richtige Studie für seine Fragestellung zu erwischen. Dies zieht die ethische Forderung nach sich, jede Form von Studie nur nach Erstellung einer kausaltheoretischen Hypothese durchzuführen.
- „Versuch-und-Irrtum"-Studien sollten vermieden werden. Denn in Studien erzielte statistische Effekte ohne kausaltheoretische Hypothese können irreführend sein.

Die EBM ist kein neues Medizinkonzept, sondern ein rationales Therapie- und Fortbildungsprogramm, sofern die sie betreffende Forschung entsprechend den Grundaussagen des iatrotechnischen Konzepts theoriegeleitet ist. Der letzte Grundsatz des „iatrotechnischen Konzepts von Rothschuh" besagt, dass die Analyse der gesetzlichen Zusammenhänge von gesunden und kranken Körpern nicht aufgegeben werden darf, bevor man nicht über eine lückenlose Kenntnis zur Reparatur der Kausalzusammenhänge verfügt. Dieser Grundsatz bleibt also für die EBM ebenso wie auch alle anderen Grundsätze der naturwissenschaftlich orientierten Medizin aktuell.

Das geht Sie an!

Die evidenzbasierte Medizin (EBM) ist kein neues Medizinkonzept, sondern ein rationales Therapie- und Fortbildungsprogramm. Sie orientiert sich an den Zielsetzungen der naturwissenschaftlich orientierten, technisch denkenden Medizin. Sie ersetzt keine theoriegeleitete Forschung, sondern hat das Ziel, stets die neuesten Ergebnisse dieser Forschung in die klinische Praxis zu überführen.

Denkanstöße

1. Auf welchen Grundsätzen fußt die naturwissenschaftlich orientierte Medizin? Welchen dieser Grundsätze sind Sie bisher in ihrem Studium begegnet? Welche Grundsätze finden Sie überzeugend, welche Grundsätze werden – aus der Erfahrung Ihres Studiums – in der klinischen Praxis nicht durchgängig eingehalten?
2. Was ist die numerische Methode? Wo liegen ihre Stärken und Schwächen?
3. Wo liegen die Stärken und Schwächen des Fortbildungsprogramms der Evidence Based Medicine?

Zusätzliche Lesehinweise

- Ashcroft, R. E.; Ter Meulen, R.: Editorial: Ethics, philosophy, and evidence based medicine, Journal of Medical Ethics 30, 2004, 119.
- Berner, M. M.; Ruther, A.; Stieglitz, R. D., et al.: Das Konzept der „Evidence-based medicine" in der Psychiatrie. Ein Weg zu einer rationaleren Psychiatrie?, Nervenarzt 71 (3), 2000, 173–180.
- Hagner, M.: Scientific Medicine, in: Cahan, D. (Hg.): From Natural Philosophy to the Sciences. Writing the History of Nineteenth-Century Science, The University of Chicago Press: Chicago 2003, 49–87.
- Rothschuh, K. E.: Konzepte der Medizin in Vergangenheit und Gegenwart, Hippokrates: Stuttgart 1978.

18 Alternative Konzepte der Medizin

UWE HEYLL

Zum Üben und Diskutieren

Fallbeispiel

Eine 45-jährige Patientin klagt über Gelenk- und Muskelschmerzen, die seit einigen Jahren in wechselnder Intensität bestehen. Der konsultierte Arzt führt nach Erhebung der Anamnese eine körperliche Untersuchung durch und ordnet eine Labor- und Röntgendiagnostik an. Nach Vorlage der Befunde stellt er die Diagnose „Fibromyalgie". Zur Behandlung werden physikalische Therapiemaßnahmen sowie ein nichtsteroidales Antirheumatikum verordnet. Da die Beschwerden weiter anhalten, beschließt die Patientin, einen Arzt mit naturheilkundlichem Schwerpunkt aufzusuchen. Dieser Arzt lässt sich erheblich mehr Zeit mit der Befragung. Schließlich gelangt er zu der Schlussfolgerung, dass eine Symptomkonstellation vorliegt, die dem Arzneimittelbild von Pulsatilla (Hahnenfußgewächs) entspricht. Er verordnet eine homöopathische Arzneizubereitung in der Potenz D6 und empfiehlt die Einnahme als Tropfen dreimal am Tag. Wenige Wochen später sucht dieselbe Patientin einen weiteren Arzt auf, der über eine Qualifikation in traditioneller chinesischer Medizin verfügt. Dieser erhebt die Anamnese, fühlt den Puls und inspiziert anschließend die Zunge. Auf der Grundlage dieser Informationen stellt er die Diagnose einer „Yang-Schwäche" und empfiehlt Akupunktur, Moxibustionen und die Einnahme eines Dekokts aus chinesischen Heilpflanzen.

Drei verschiedene Formen der Krankheitsfeststellung, drei voneinander abweichende Diagnosen und drei unterschiedliche Therapieempfehlungen: Wie lässt sich diese Vielfalt verstehen? Welcher Arzt hat recht? Stimmt nur eine Diagnose oder treffen alle drei zu? Wie kommt es, dass in der Medizin gleiche Krankheiten völlig unterschiedlich interpretiert und behandelt werden?

18.1 Einführung

Um zu verstehen, was sich hinter der Vielfalt der Medizin verbirgt, ist es notwendig, die theoretischen Grundlagen der medizinischen Praxis zu betrachten. Alles, was in der Medizin geschieht, folgt bestimmten **Grundannahmen** oder **„Konzepten"**. Solche Konzepte entscheiden darüber, welche Störungen überhaupt als Krankheiten gelten können, wie sie diagnostisch zu erfassen sind und welche Behandlungen als angemessen und wirksam anzusehen sind. Das medizinische Konzept, das heute an Universitäten gelehrt wird und dort als unumstritten gilt, ist das der naturwissenschaftlich fundierten **„Schulmedizin".** Daneben gibt es jedoch eine Reihe weiterer Ansätze und Methoden, die unter wechselnden Begriffen wie **„Naturheilverfahren"**, **„Alternativmedizin"**, **„Komplementärmedizin"** oder **„Ganzheitsmedizin"** zusammengefasst werden. Diese Ausformung von zwei parallelen Entwicklungssträngen tritt historisch erst mit der Entstehung der wissenschaftlichen „Schulmedizin" in Erscheinung. In anderen praktischen Wissenschaften lassen sich vergleichbare Polaritäten nicht beobachten. Somit handelt es sich um einen Sonderfall, der mit der Funktion und Bedeutung der Medizin in modernen Gesellschaften zu tun haben muss. In der Wahl der Begriffe drücken sich dabei Ansprüche, Überzeugungen oder auch der Wunsch aus, sich von bestimmten Positionen abzugrenzen. Der Begriff „Schulmedizin" wurde beispielsweise ursprünglich von homöopathischen Ärzten zur Diskreditierung des wissenschaftlichen Gegners und seines angeblichen Dogmatismus geprägt.

18.2 Das Konzept der „klassischen" Naturheilkunde

Eine Schlüsselstellung für das Verständnis des Konflikts zwischen Schul- und Alternativmedizin nimmt das Konzept der ursprünglichen oder **„klassischen" Naturheilkunde** des 19. Jahrhunderts ein. Denn dieser Ansatz lässt sich in vielerlei Hinsicht als genaue Entgegensetzung des heute akzeptierten Modells der wissenschaftlichen Medizin verstehen. Zugleich vermittelt die Beschäftigung mit der Naturheilkunde einen Einblick in die grundsätzliche Funktion und Struktur medizinischer Konzepte. Daher erscheint es lohnenswert, sich ausführlicher mit dieser Heilform zu befassen. Ausgangspunkt der Naturheilkunde war eine besondere, von der Lehre des Philosophen **Jean-Jacques Rousseau** (1712–1778) beeinflusste Naturauffassung. Danach wies die Natur in ihrer ursprünglichen Beschaffenheit ein Höchstmaß an Vollkommenheit auf und bot den Menschen eine Heimstätte, die alle Bedürfnisse, Wünsche und Erwartungen in der denkbar besten Weise befriedigte. Diese naturgegebenen Verhältnisse wurden als Optimum für alle Lebensvollzüge betrachtet, was den Menschen eine dauerhafte Gesundheit und eine lange Lebensspanne ohne Leid und Gebrechen garantieren sollte. Nach naturheilkundlicher Vorstellung endete diese ideale Ordnung erst mit dem Einsetzen der Zivilisation, die eine Änderung der Lebensbedingungen herbeiführte und dadurch einen schleichenden Prozess der körperlichen Degeneration und des chronischen Siechtums einleitete.

Von der Mitte des 19. Jahrhunderts an entstanden über den gesamten deutschen Sprachraum hinweg in rasch zunehmender Zahl **Naturheilvereine,** in denen sich die Anhänger der neuen Lehre zusammenschlossen. Ihr Ziel lag keineswegs in der Rückkehr zu vorzivilisatorischen Lebensbedingungen. Was die Anhänger des Naturheilgedankens umtrieb, war die Idee, die **zivilisierten (Stadt-)Menschen** wieder in Kontakt mit den Wirkstoffen und Reizen der **„unverfälschten" Natur** zu bringen. Zu diesem Zweck wurden „Licht-Luft-Bäder" errichtet, in denen sich die Besucher unbekleidet bewegen und körperliche Übungen verrichten konnten. Morgens pflegte man in aller Frühe barfuß über die taubedeckten Wiesen zu gehen. Zudem standen Duschen, Wannen und Bäder zur Verfügung, um die Heilkräfte des Wassers auf den Körper einwirken zu lassen. In Vorträgen wurden die Vereinsmitglieder über die Regeln einer naturgemäßen Lebensweise unterrichtet, beispielsweise die richtige Art der Bekleidung, der Ernährung und der Bewegung. Außerdem wurden medizinische Ratschläge in Fragen der Hygiene, der Sexualität, Verhütung und Kindererziehung erteilt.

Die „klassischen" Naturheilverfahren

Wenn es gleichwohl zum Auftreten von Krankheiten kam, wurde versucht, diese durch möglichst einfache Behandlungsformen zu kurieren. Dabei kamen nur „natürliche" Faktoren in Betracht, die auch unter normalen Bedingungen die Abläufe im Körper unterstützten und damit dem Leben dienten. Im Grunde, so die naturheilkundliche Überzeugung, gab es keine besonderen „Heilmittel", sondern nur **„Lebensmittel".** Diese allerdings mussten im Krankheitsfall mit besonderer Intensität zur Anwendung kommen. Packungen, Wickel, Teil- und Vollbäder zählten zu den wichtigsten Instrumenten der naturheilkundlichen Wassertherapie (s. Abb. 18.1). Darüber hinaus kamen Dampfbäder, gymnastische Übungen, Massagen und Sonnenkuren zum Einsatz. Ergänzt wurden diese Behandlungen durch besondere Diäten, deren extremste Ausprägung die Fastenkur darstellte. „Künstliche" Heilmittel, allen voran Arzneimittel, durften demgegenüber nicht angewendet werden, weil sie aus naturheilkundlicher Sicht die Symptome lediglich unterdrückten, ohne die Ursachen der Krankheit zu beseitigen. Die Naturheilkunde hatte – so das Selbstverständnis ihrer Anhänger im 19. Jahrhundert – eine komplett „arzneilose" Heilkunst zu sein, was auch den Einsatz homöopathischer Arzneien oder spezieller Heilkräuter ausschloss.

Um in dieser Weise naturgemäß behandeln zu können, bedurfte es nach Überzeugung der Anhänger des Naturheilgedankens keiner Ärzte oder wissenschaftlich ausgebildeter Experten. Jedem Menschen sollte es möglich sein, die Gesetze und Forderungen der Natur zu erkennen und danach zu handeln. Dementsprechend wurde die Naturheilkunde nicht als eine neue Disziplin nach dem Vorbild der tradierten Medizin gesehen. Vielmehr entsprach es dem naturheilkundlichen Selbstverständnis, sich als **Laienbewegung** zu organisieren, um so das Wissen der naturgemäßen Lebens- und Heilweise zum Allgemeingut aller Bevölkerungsschichten zu machen. Wenn dies erreicht war, sollte eine dramatische Verbesserung des allgemeinen Gesundheitszustands erwartet werden dürfen. Man glaubte, dass Krankheiten nur noch eine absolute Seltenheit sein würden, die natürliche Lebensspanne der Menschen mehr als 100 Jahre

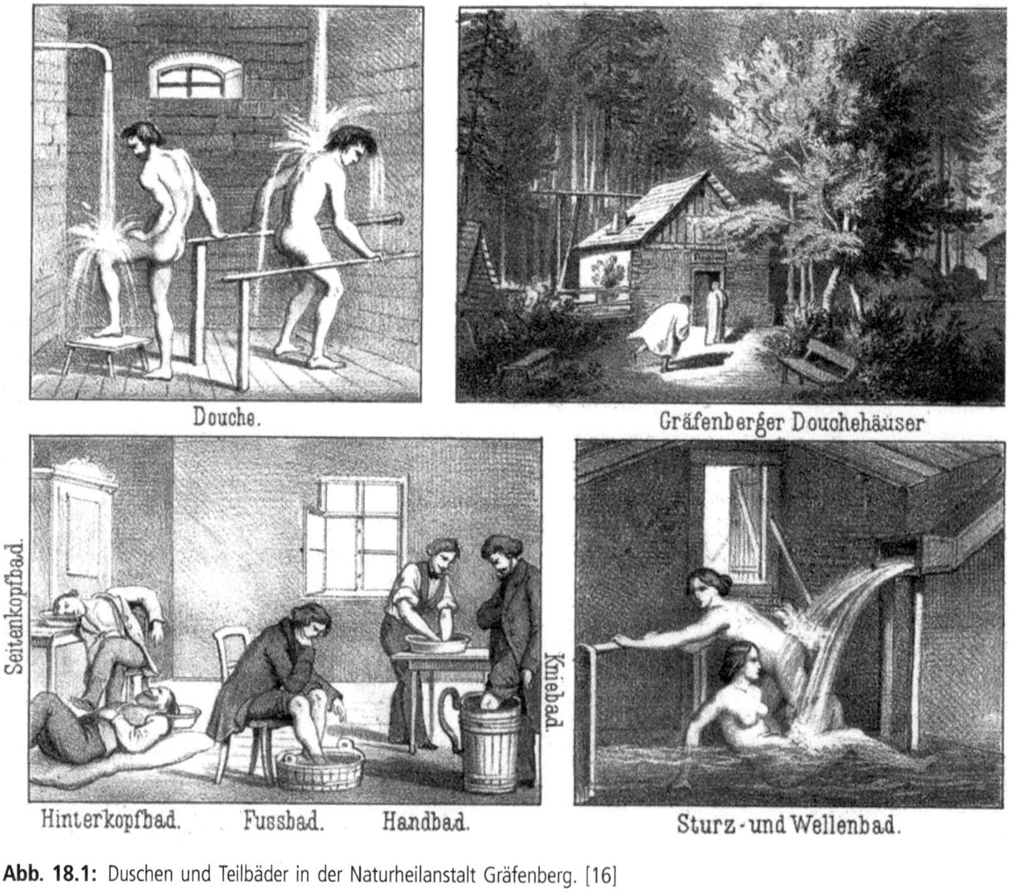

Abb. 18.1: Duschen und Teilbäder in der Naturheilanstalt Gräfenberg. [16]

ausmachen würde und die Genügsamkeit der Ansprüche zu einem Verschwinden von Armut und Elend beitragen könnte. In dieser Hoffnung lag die optimistische Vision, die wesentlich zum Erfolg der Naturheilkunde im 19. Jahrhundert beitrug.

Merke!

Die **„klassische" Naturheilkunde** des 19. Jahrhunderts gründete auf der optimistischen Überzeugung einer vollkommenen und durchweg zweckmäßig gestalteten Welt. Bei Beachtung der Regeln des naturgemäßen Lebens sollten eine dauerhafte Gesundheit und eine lange Lebenszeit garantiert sein. Im Krankheitsfall war die **ausschließliche Anwendung natürlicher Reize** unter striktem Ausschluss apparativer Verfahren und spezieller Arzneimittel geboten. Organisiert in Naturheilvereinen versuchten die Anhänger der Bewegung das naturheilkundliche Gedankengut zu einem Gemeingut hygienischer Praxis zu machen. Jede Form von **Expertenmedizin wurde rigoros abgelehnt.**

18.3 Naturheilverfahren und physikalische Therapie

Vergleicht man die „klassischen" Naturheilverfahren mit den Behandlungsmethoden der wissenschaftlich fundierten **physikalischen Therapie,** wird deutlich, in welcher Weise theoretische Konzepte die Richtung und Fortentwicklung der medizinischen Praxis steuern. Wenn – wie in der Naturheilkunde – von der Existenz eines idealen Naturzustands ausgegangen wird, dann erscheint es vernünftig, so wenig wie möglich in die natürlichen Abläufe einzugreifen. Man wird eher versuchen, sich der Natur anzugleichen oder sie zu imitieren. Dementsprechend haben sich naturheilkundliche Behandlungen immer durch äußerste Einfachheit ausgezeichnet. Wasserbehandlungen wurden mit Gießkannen, Eimern und Wannen vorgenommen. Zur Therapie mit Dampf genügten ein Rohrstuhl mit geflochtener Sitzfläche, ein Eimer mit siedendem Wasser und eine Wolldecke. Die Nutzung von Luft, Licht und Sonne war ohnehin überall in der freien Natur möglich und erforderte lediglich ein Ablegen der Kleidung. „Einfachheit", erklärte der naturheilkundliche Laientherapeut Theodor Hahn, „ist das Signum der Wahrheit".

Ganz anders stellte sich dies für Mediziner mit wissenschaftlicher Orientierung dar. Zwar rief der Erfolg der Naturheilverfahren ein verstärktes Interesse an natürlichen Heilfaktoren wie Licht, Wasser, Luft und Bewegung hervor, vor dem sich auch die wissenschaftliche Medizin nicht verschließen konnte. Aber aus wissenschaftlicher Perspektive mussten die einfachen Behandlungsformen der Naturheilkunde als völlig unzureichend oder „laienhaft" gelten. Anders als in der Naturheilkunde ist die Zielsetzung wissenschaftlich-technologischer Interventionen nicht darin begründet, ein als „naturgemäß" empfundenes Ideal zu imitieren. Vielmehr bezweckt der Wissenschaftler die **Nutzung natürlicher Ressourcen und Vorgänge zur Erreichung beliebiger und selbst gesteckter Ziele.** Um hier erfolgreich zu sein, muss die Natur zunächst erforscht und durchschaut werden. Dies geschieht mithilfe akribischer Beobachtungen, exakter Messungen, chemischer Analysen und der Überprüfung von Hypothesen im Experiment. Auf der Basis der so gewonnenen Erkenntnisse lassen sich dann Maßnahmen planen, um Effekte in prognostizierbarer Art und Stärke hervorzurufen. Hierzu ist es erforderlich, Apparate und technologische Hilfsmittel zu konstruieren, um die geplanten Eingriffe exakt steuern und kontrollieren zu können.

Ausgehend von diesem wissenschaftlichen Medizinkonzept nahmen die Verfahren in der physikalischen Therapie, die sich als wissenschaftliches Pendant zur Naturheilkunde ausbildete, eine gänzlich andere Form an (s. Abb. 18.2). Überall dort, wo die physikalische Therapie die natürlichen Heilfaktoren für sich entdeckte, kam es zu einer **Technisierung der ursprünglich einfachen und unkomplizierten Anwendungen.** An die Stelle von Eimern und Schläuchen traten in der wissenschaftlichen **Hydrotherapie** besonders konstruierte „Duschkatheter", die eine exakte Einstellung von Druck, Temperatur und Verteilung des Wasserstrahls erlaubten. Zur Bewegungstherapie entwarf der schwedische Orthopäde **Gustav Zander** (1835–1920) **„medikomechanische Apparate",** die ein gezieltes Training einzelner Muskelgruppen in wählbarer Intensität gestatteten. Und während die Naturheilkundler allein das Sonnenlicht zur Lichtbehandlung zuließen, wählten die Vertreter

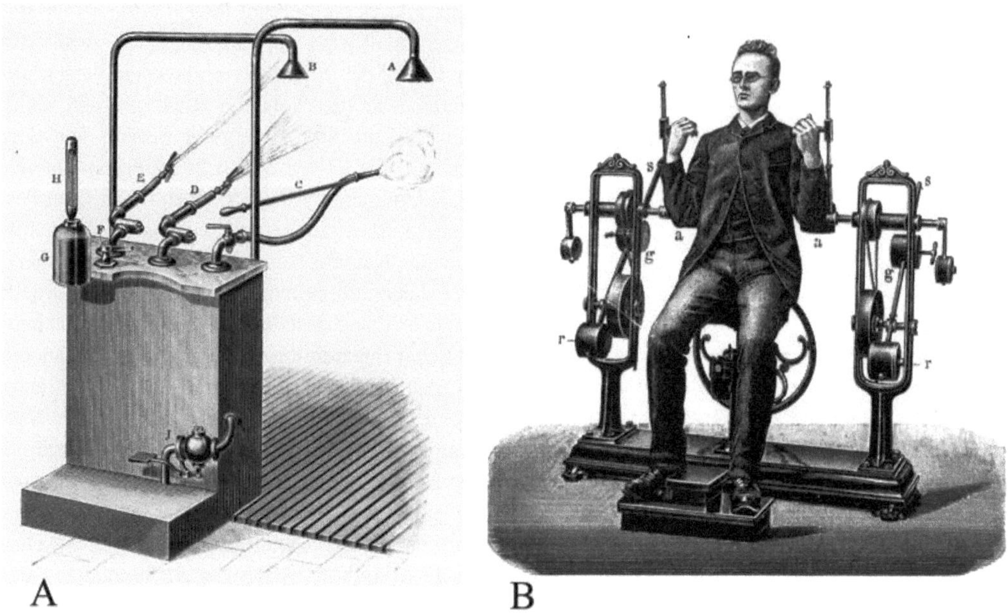

Abb. 18.2: Verfahren der physikalischen Therapie: A = Duschkatheter nach Winternitz; B = Apparat zur „medikomechanischen" Behandlung nach Zander. [17]

der physikalischen Therapie **künstliche Lichtquellen** und konstruierten Therapiegeräte mithilfe von Linsen, Filtern und Spiegeln. Zudem wurden Faktoren in die medizinische Therapie eingeführt, zu deren Erzeugung es komplizierterer Technologien bedurfte, darunter Elektrizität und Röntgenstrahlung. Das Resultat war eine **hochtechnisierte, apparative physikalische Therapie,** die zwar die gleichen Heilfaktoren wie die Naturheilkunde nutzte, ansonsten aber keine Ähnlichkeiten erkennen ließ.

Merke!

Die **physikalische Therapie** nutzt natürliche Heilfaktoren unter den Prämissen einer wissenschaftlichen Medizin. Im Gegensatz zur **klassischen Naturheilkunde**, deren Vorstellungen von Natürlichkeit möglichst **einfache Anwendungsformen** favorisieren, führt der wissenschaftliche Ansatz in die entgegengesetzte Richtung und fördert den Einsatz von **Technik und Apparaten.**

18.4 Das Scheitern der Naturheilkunde

Die Naturheilkunde bietet auch deshalb ein anschauliches Beispiel für die Beschaffenheit medizinischer Konzepte, weil ihre Entwicklung zeigt, wie es zur Ablösung derartiger Leitvorstellungen kommt. Falsch wäre es zu glauben, alte Konzepte werden preisgegeben, sobald neue, „bessere" Konzepte erkennbar werden. So vermochte der Aufstieg der wissenschaftlichen Medizin die Grundannahmen der Naturheilkunde zunächst nicht zu erschüttern. Zwar registrierten die Anhänger der Naturheilkunde sehr genau, zu welchen neuen Erkenntnissen die wissenschaftliche Medizin in den Bereichen der Bakteriologie, der Chirurgie und Arzneitherapie gelangte. Diese Entdeckungen wurden jedoch nicht zum Anlass genommen, bisherige Überzeugungen zu revidieren. Stets gelang es, die Widersprüche und Ungereimtheiten durch zusätzliche Annahmen, Argumente oder Ad-hoc-Hypothesen zu entschärfen und mit eigenen Ansichten in Einklang zu bringen. Insgesamt, da war man sich in der Naturheilbewegung sicher, bedeuteten die Entdeckungen der wissenschaftlichen Medizin nur einen scheinbaren Fortschritt. Früher oder später würde sich zeigen, dass die Schäden viel größer als der erhoffte Nutzen waren.

Reaktionen dieser Art belegen, dass grundlegende Konzepte nicht deshalb untergehen, weil sie durch unbezweifelbare Fakten widerlegt oder „falsifiziert“ werden. Entscheidend für die Überlebensfähigkeit eines Konzepts ist, in welchem Umfang es erwünschte Lösungen und Erklärungen anbietet und sich als kongruent mit der alltäglichen Lebenspraxis erweist. Erst wenn es kaum mehr in Einklang mit allgemeinen Erfahrungen und Überzeugungen zu bringen ist und sich damit als nicht mehr „lebbar“ herausstellt, wird ein Konzept keinen Zuspruch mehr finden. Was den Anhängern der klassischen Naturheilkunde weitaus stärker zusetzte als der Fortschritt der wissenschaftlichen Konkurrenz, war der **Verlust des Vertrauens der eigenen Gefolgschaft.** Dies hing zum einen damit zusammen, dass es immer schwieriger wurde, die Vorstellung des „Naturzustands“ oder den Begriff des „Naturgemäßen“ zu bestimmen und in allseits akzeptierter Weise auszulegen. Zum anderen wollten sich die Heilerfolge nicht in einem Umfang einstellen, wie dies erwartet und vorhergesagt worden war. Dies alles ereignete sich vor dem Hintergrund eines dramatischen Wandels der Lebensverhältnisse durch Industrialisierung, Verstädterung und gesellschaftlicher Umbrüche. Im Zuge dieser Entwicklungen verblassten die alten Bezüge und Überzeugungen, sodass selbst innerhalb der Naturheilbewegung die Rede vom „Naturzustand“ schließlich auf Kritik und Unglauben stieß.

Diese **innere Krise** zwang die Leitung der Naturheilbewegung Anfang des 20. Jahrhunderts zu einer Kurskorrektur. Unter Preisgabe bisheriger Grundsätze und Prinzipien sagte man sich von der Laienbehandlung los und versuchte, Ärzte zur Mitarbeit in den Vereinen zu gewinnen, um so eine **neue, professionelle Naturheilkunde** zu begründen. Zwar erwies sich der eingeschlagene Weg zunächst als erfolgreich. Ärzte wie **Heinrich Lahmann** (1860–1905), Besitzer und ärztlicher Direktor der bekannten Naturheilanstalt „Weißer Hirsch“ in Dresden, **Ernst Schweninger** (1850–1924), Leiter der ersten naturheilkundlichen Abteilung eines Krankenhauses in Berlin Groß-Lichterfelde, **Franz Schönenberger** (1865–1933), erster Ordinarius für das Fach Naturheilkunde an der Berliner Friedrich-Wilhelms-Universität, **Maximilian Bircher-Benner** (1867–1936), Schweizer Naturarzt und Ernährungsreformer, sowie **Emil Klein** (1873 – 1950), Naturarzt und Professor an der Universität Jena, formten aus der Naturheilkunde eine respektierte und weithin anerkannte medizinische Disziplin. Diese Erfolge verdeckten die anhaltende Unsicherheit über die theoretische Basis der Naturheilkunde jedoch nur für kurze Zeit. Eine neue und tragfähige Theorie der Naturheilkunde war, trotz zahlreicher Neuinterpretationen und Vorschläge, nicht in Sicht.

Was die Naturheilkunde in dieser Zeit weiterhin für viele ihrer Anhänger attraktiv machte, war ihre wissenschaftskritische, gegen die offizielle Schulmedizin gerichtete Tendenz. Allerdings ließ sich jetzt, ohne Rückbindung an frühere Vorstellungen von „Natürlichkeit“, die Ausgrenzung apparativer Therapieformen oder „chemischer“ Arzneibehandlungen nicht länger begründen. Auch Ärzte, die sich grundsätzlich der naturheilkundlichen Richtung verpflichtet fühlten, sahen keinen Grund mehr, andere Verfahren als „künstlich“ zu diskreditieren und auf deren Einsatz zu verzichten. Nach und nach stießen immer mehr Methoden, Ansätze und Heilmittel zur Naturheilkunde. Als Erstes gelang es der **Homöopathie** und der **Kräutertherapie** in den Kreis der „Naturheilverfahren“ aufgenommen zu werden. Hierzu gesellten sich im weiteren Verlauf **Aderlässe, Schröpfbehandlungen,** die Methode des **Mandelabsaugens nach Heinrich Roeder** und die **therapeutische Hyperämie,** die der Chirurg **August Bier** entwickelt hatte. Heute werden auch neuraltherapeutische Injektionen, Akupunktur, Hildegard-Medizin, angewandte Kinesiologie oder Bioresonanztherapie ganz selbstverständlich zu den „Naturheilverfahren“ gerechnet. Zahl und Art alternativmedizinischer Therapieverfahren scheinen keine Grenzen gesetzt. Von der „klassischen“ Naturheilkunde hingegen ist im Verlauf dieser Entwicklung wenig übrig geblieben. Sie hat sich im breiten Spektrum nichtwissenschaftlicher Methoden verloren und spielt als eigenständiges Konzept in der klinischen Medizin keine Rolle mehr.

Merke!

Die „klassische" Naturheilkunde scheiterte an der **Auszehrung ihres Leitbilds einer idealen Natur.** Losgelöst von diesen Vorstellungen geriet der Begriff „Naturheilverfahren" zu einem **Allgemeinplatz für beliebige, nichtwissenschaftliche Methoden und Ansätze.**

18.5 „Wer heilt, hat recht"

Wollte man die höchst unterschiedlichen Verfahren der heute üblichen Alternativmedizin einem einheitlichen Konzept zuordnen, so müsste das Stichwort der **Therapiefreiheit** an erster Stelle stehen. Die Alternativmedizin gründet auf der Überzeugung, dass die Erfahrungen und Kenntnisse des Therapeuten, der mit dem jeweiligen Krankheitsfall befasst ist, die verlässlichste Basis für therapeutische Entscheidungen liefern. Einzig der behandelnde Arzt – so die in der Alternativmedizin verbreitete Meinung – wisse um die individuellen Aspekte, persönlichen Hintergründe und spezifischen Besonderheiten, die für eine Krankenbehandlung maßgeblich sind. Wenn ein Arzt nach sorgfältiger Prüfung eine Behandlung anordne und damit eine Besserung erziele, sei diese Maßnahme in jeder Hinsicht berechtigt. Von alternativmedizinischer Seite wird hervorgehoben, dass die Medizin keine theoretische, sondern eine praktische Disziplin ist, in der es einzig um die Hilfeleistung für den erkrankten Menschen geht. Alles, was hierzu beiträgt und als hilfreich empfunden wird, müsse auch eingesetzt werden – gleichgültig welche Theorie oder welcher Behandler dahintersteht.

Die Alternativmedizin repräsentiert eine postmoderne Strömung, die sich von der Idee der Einheit des Wissens verabschiedet hat. In dieser Perspektive erscheint die Natur nicht länger als eine objektiv gegebene Tatsache, die sich durch eine umfassende, wissenschaftlich erforschbare Ordnung auszeichnet. Vielmehr werden verschiedenartige, auch widersprüchliche Erklärungen für zulässig erachtet. Der Wert theoretischer Erklärungen bemisst sich weniger an Kriterien der Wahrheit als an ihrem praktischen Gebrauchswert. Dies ermöglicht es der Alternativmedizin, nahezu beliebige Therapieverfahren aus unterschiedlichen Zeiten, kulturellen Zusammenhängen und theoretischen Kontexten in ihre Praxis zu integrieren. Der Umstand, dass die theoretischen Hintergründe von Homöopathie, Neuraltherapie und Akupunktur weder miteinander in Übereinstimmung zu bringen sind noch den Erkenntnissen der Wissenschaft entsprechen, wird unter diesen Umständen nicht als problematisch empfunden. Was zählt ist ihre Verwendbarkeit in der ärztlichen Praxis gemäß der Devise: **„Wer heilt, hat recht".** Diese Haltung liefert die Grundlage für eine therapeutische Vielfalt, wie sie in dem eingangs dargestellten Fallbeispiel zum Ausdruck kommt.

18.6 Begriff und Funktion der Komplementärmedizin

Als Resultat der dargestellten Entwicklungen ist festzuhalten, dass die heutige Medizin wesentlich durch die Konkurrenz zweier gegenläufiger Konzepte geprägt wird. Auf der einen Seite steht die **Schulmedizin,** die auf der naturwissenschaftlichen Analyse der biochemischen und physikalischen Prozesse des menschlichen Organismus gründet. Diese Kenntnisse gestatten gezielte therapeutische Interventionen zur Beseitigung krankhafter Läsionen und Prozesse. Durch Objektivierung der Behandlungsfolgen in kontrollierten klinischen Untersuchungen wird die Prognostizierbarkeit von Heilerfolgen auf der Basis statistischer Wahrscheinlichkeitsberechnungen gewährleistet. Die strenge Orientierung an objektiven, messbaren Parametern fordert jedoch das Eingeständnis der Begrenztheit therapeutischer Möglichkeiten, wenn keine Resultate vorliegen, die einen Behandlungserfolg als denkbar erscheinen lassen. Dieser Umstand eröffnet der **Alternativmedizin** ein weites Feld. Dort, wo es keine Behandlungen mit objektiv belegbaren Erfolgschancen mehr gibt, bieten sich immer noch Methoden an, von denen – zumindest nach Überzeugung ihrer Verfechter – eine Heilwirkung ausgehen könnte.

Der hohe Stellenwert, der in der Alternativmedizin den subjektiven Überzeugungen des Therapeuten zugemessen wird, bringt es jedoch mit sich, dass eine Abgrenzung zu rein spekulativen oder gar esoterischen Ansätzen kaum gelingen kann. Einige Anhänger der Alternativmedizin halten ein solches Bemühen auch gar nicht für erforderlich, da die therapeutische Erfahrung bereits eine hinreichend sichere Unterscheidung von brauchbaren und unbrauchbaren Behandlungsverfahren gestatte. Gemäßigtere Vertreter hingegen sehen das Ansehen ihrer Richtung durch eine allzu große Nähe zu fragwürdigen Methoden in Gefahr und fordern deshalb, die Wirksamkeit alternativmedizinischer Behandlungen in klinischen Studien nach wissenschaftlichem Vorbild zu prüfen. Die systematische Umsetzung dieses Ansatzes würde, so die verbreitete Vorstellung, zu einer Vereinheitlichung der Medizin beitragen, in der nicht mehr die Grenzziehung „wissenschaftlich – unwissenschaftlich", sondern „wirksam – unwirksam" zählt. Tatsächlich aber muss bezweifelt werden, dass singuläre Wirksamkeitsnachweise unmittelbar zur schulmedizinischen Anerkennung führen, wenn die theoretischen Grundlagen ansonsten dubios erscheinen. Umgekehrt empfinden viele Alternativmediziner das Ansinnen einer systematischen wissenschaftlichen Prüfung als inakzeptabel, da es den eigenen Intentionen und Überzeugungen zuwiderläuft.

Insgesamt ist deshalb nicht davon auszugehen, dass eine Synthese oder Vereinheitlichung der Medizin zustande kommt. Beide Konzepte werden so lange fortbestehen, wie sie eine Funktion erfüllen und in den Augen der Bevölkerung erwünschte Problemlösungen im Krankheitsfall offerieren. Offensichtlich vermag eine rein wissenschaftlich verfasste Heilkunde den Bereich, der in modernen Gesellschaften der Medizin zugewiesen wird, nicht vollständig auszufüllen. Es bleiben Lücken, die durch das Konzept der Alternativmedizin geschlossen werden. In dieser Hinsicht lässt sich der Begriff der **„Komplementärmedizin"** tatsächlich sinnvoll verwenden. Denn die Alternativmedizin bietet in der Weise eine Ergänzung zur Schulmedizin, als sie enttäuschte Erwartungen und verlorene Hoffnungen bedient. Ob sie darüber hinaus eine objektivierbare Wirksamkeit entfaltet und tatsächlich zusätzliche Heilungschancen eröffnet, die über rein suggestive Effekte hinausreichen, lässt sich hingegen kaum entscheiden.

Das geht Sie an!

Die Kontroverse um wissenschaftliche Medizin und Alternativmedizin lässt sich als Konkurrenz gegenläufiger Konzepte beschreiben. Grundlage der wissenschaftlichen Medizin sind die Resultate der naturwissenschaftlichen Forschung, die gezielte therapeutische Interventionen gestatten. Die Effekte solcher Eingriffe werden in kontrollierten klinischen Studien statistisch evaluiert und damit objektiviert. Demgegenüber wird in der Alternativmedizin den subjektiven Erfahrungen und Überzeugungen der behandelnden Ärzte ein höherer Stellenwert zuerkannt.

Denkanstöße

1. Was macht alternative Heilverfahren in den Augen vieler Menschen attraktiv und begründet ihre anhaltende Popularität?
2. In welchen Situationen kann die Anwendung alternativer Heilverfahren sinnvoll oder sogar geboten erscheinen?
3. Worin liegen die grundlegenden Differenzen zwischen der wissenschaftlichen „Schulmedizin" und den alternativen Heilverfahren?

Zusätzliche Lesehinweise

- Heyll, Uwe: Wasser, Fasten, Luft und Licht. Die Geschichte der Naturheilkunde in Deutschland, Campus: Frankfurt a. M. 2006.
- Jütte, Robert: Geschichte der Alternativen Medizin. Von der Volksmedizin zu den unkonventionellen Therapien von heute, C.H. Beck: München 1996.
- Lienert, Marina: Naturheilkundliches Dresden, Elbhang-Kurier-Verlag: Dresden 2002.
- Rothschuh, Karl Eduard: Naturheilbewegung, Reformbewegung, Alternativbewegung, Hippokrates: Stuttgart 1983.
- Wiesing, Urban: Wer heilt, hat recht? Über Pragmatik und Pluralität in der Medizin, Schattauer: Stuttgart, New York 2004.

Quellenverzeichnis der Abbildungen

[1] © Bibliothèque royal de Belgique (Ms. 9392, fol. 42).

[2] © Robert Lindenberg, Düsseldorf.

[3] Maygrier, Jacques Pierre: Nouvelles démonstrations d'accouchemens: avec des planches en taille-douce, accompagnées d'un texte raisonné, propre à en faciliter l'explication, Paris 1822.

[4] Riecher-Rössler, Anita; Bitzer, Johannes [Hrsg.]: Frauengesundheit, Elsevier Urban & Fischer, 1. Aufl., München 2004, S. 621.

[5] Mit freundlicher Genehmigung des Instituts für Anatomie der Charité, Berlin.

[6] Holzschnitt links: Rueff, Jakob: Ein schoen lustig Trostbuechle von den empfengknussen und geburten der menschen. Zürich 1569 (montiert); Holzschnitt rechts: Pinaeus, Severinus: De virginitatis notis, graviditate et partu. Leiden 1639 (montiert).

[7] © Bibliothek des Instituts für Geschichte der Arbeiterbewegung, ehemals Institut für Marxismus/Leninismus beim ZK der SED/Zentrales Parteiarchiv, BA Berlin, SAPMO (Bild Y 1 – 11781).

[8] Titelbild des Stern vom 6. Juni 1971.

[9] © New York Times.

[10] © Bogisch, Markus; Kunsthistorisches Institut, Kopenhagen.

[11] Mit freundlicher Genehmigung des Instituts für Geschichte der Medizin der Charité, Berlin.

[12] Gottstein, Adolf: Die Lehre von den Epidemien, Springer: Berlin 1929, S. 182.

[13] Helmut, Otto: Volk in Gefahr, Lehmanns: München, 4. Auflage 1937, S. 29.

[14] © Bundesarchiv-Filmarchiv Berlin.

[15] Zeitschrift für klinische Medizin 2 (1880), S. 93.

[16] Der Wasserfreund 1861/62; Beilage zu Heft 4.

[17] Bum, Anton: Lexikon der Physikalischen Therapie, Urban und Schwarzenberg: Berlin/Wien 1904.

Stichwortverzeichnis

A

B

C

D

E

F

G

H

I

J

K

L

M

N

T

U

V

W

Z

FSC
www.fsc.org
MIX
Papier | Fördert
gute Waldnutzung
FSC® C083411

Kolibri 360 GmbH
Ferdinand-Jühlke-Straße 7
99095 Erfurt, Deutschland
produktsicherheit@kolibri360.de